Q&Aと事例でわかる訪問看護

小児・重症児者の訪問看護

公益財団法人日本訪問看護財団=監修
田中道子・前田浩利=編著

中央法規

発刊に寄せて

　これからの地域では、認知症高齢者や医療ニーズのある中重度要介護者に限らず、重症心身障害児者など、医療も介護も必要な方、つまり、看護の必要な方がますます増えていきます。

　訪問看護師は、地域において、あらゆる年齢層の人々に対して、疾病や障害を問わず、療養生活の支援、急変時対応、さらに本人が希望すれば看取りも行います。また、重要なことですが、本人・家族の日常生活や生活環境のなかから健康を阻害する要因を見出し、健康の維持・回復を図るなど予防的なかかわりも行います。このような予防と医療と介護を一体化して提供できる看護が、地域でますます必要とされています。

　我が国では2025（平成37）年以降の問題を穏やかにクリアするために、「地域包括ケアシステム」の構築が各自治体で始まっています。"訪問看護がその要"とまでいわれるようになってきましたが、期待に応えるためには、訪問看護師を増やし質の向上を図ることが喫緊の課題です。

　実際、訪問看護ステーションの数は2010（平成22）年以降、右肩上がりで増えている状況にあります。在宅医療に対するニーズの高まりから、訪問看護ステーションの開設が急激に進んでいます。また、訪問看護ステーションだけでなく、病院・診療所の訪問看護部門も訪問看護を提供しています。近年、病院・診療所の訪問看護は漸減傾向にありますが、介護報酬の誘導による経営上のメリットや在宅復帰率を強化する目的などから、今後増えていくことが考えられます。しかし現在、訪問看護ステーション数も訪問看護師数もまだまだ不足している状況にあり、訪問看護を担う人材の確保と育成が急務となっています。訪問看護ステーション等で、生き生きと専門性を発揮して地域で活躍できる訪問看護師が地域包括ケアの整備には欠かせません。一人でも多くの方に、訪問看護に従事していただきたいと願っています。

そこで今般、訪問看護の現場で非常にニーズの高いテーマである「小児・重症児者の訪問看護」「精神科訪問看護」「訪問看護のフィジカルアセスメントと急変対応」「緩和ケアと看取りの訪問看護」「認知症訪問看護」をトピックスとして取り上げ、シリーズとして順次発刊していくこととしました。

　本シリーズでは、訪問看護の実践にあたって欠かせない知識と技術をまとめています。これから訪問看護を始めるという方も困ることがないよう、わかりやすい解説を心がけ、写真やイラストも多く使って、イメージ化しやすいように工夫しました。

　また、各巻とも基本的に、「基礎知識」「Q&A」「実践事例」の3部構成とし、関連資料もそろえていますので、現場での困り事を解決する際に、参考にしていただけると思います。

　特に、「実践事例」では、現場でよく出会う事例を紹介していますので、新人からベテランまで、すぐに看護に役立てられることでしょう。

　本シリーズでは、現場の実践者や学識経験者など、テーマごとに第一線の先生方にご執筆いただいております。ご多用のなか、ご協力賜りました諸先生方に深謝申し上げます。そして、本書が訪問看護の現場でご活躍されている皆様方の実践の一助となれば幸いです。

　2015年4月吉日

　　　　　　　　　　　　　　　　　公益財団法人 日本訪問看護財団

はじめに

　本書を発行するにあたり、最も大切にしたことは、実践者の目の前にいる子どもたちとその家族の姿が、ありのまま記されるということでした。そこで、構成においては事例を多くし、訪問看護師のみならず、NICUを有する病院や療育施設、相談支援事業所、24時間の対応をする在宅支援診療所など、さまざまな機関のさまざまな職種の方々に、写真を交えてよりリアルに表現していただきました。また当事者であるご家族にも、今の子どもたちの生きる姿やこれまでの経過、親御さんの思いを執筆していただきました。小児訪問看護を実践しようとしている方、現在実践している方は、本書を開くことで、「あっ、そういうことか」「こうすればできるんだ」と思っていただけると思います。

　私が初めて地域で生活する障害をもった子どもとその家族に出会ったのは、一本の電話からでした。「今度そちらの地域に引っ越しをするのですが、訪問看護をしてくださるステーションを探しています。そちらで10か所目ですが、どうかお願いできないでしょうか？」というお母さんの悲痛な叫びでした。そのときに驚いたのは、当事者である家族自身が必死に訪問看護提供事業者を探しているという現状と、小児訪問看護の提供ができないとする訪問看護ステーションの多さでした。この経験は今でも私自身の心に残っており、障害をもつ子どもとその家族に対する脆弱な地域の支援基盤を改善するための多職種連携に関する活動や、地域において小児訪問看護の提供を拡大する活動の根幹になっています。

　また、実践において直接ケアを行いながら子どもに触れ、その家族の思いを聞いて見えてきた現状は、障害をもった子どもたちとその家族はさまざまな制約のなかで生活しているということです。とりわけ、重度

の障害をもつ子どもたちは常時体調に気を配る必要があり、日常的に高度な医療ケアを家族が担っています。このような現状や障害をもつ子どもとその家族の声を伝えるのも、訪問看護師の重要な役割であると考えています。

　以前、往診をしている医師が「私たちは子どもたちの声なき声に耳を傾けるんですよ」と話されました。私はその言葉を常に大切にしながら、訪問看護の実践をしています。

　見て、聞いて、触れて、五感を使って看護ケアを実践し、多職種の支援を見て、話を聞いて理解を深める。これは訪問看護実践の基本的なことだと思います。しかし、いざ小児訪問看護となると、多くの看護師がハードルが高いと感じています。子どもの疾患やその症状が多岐にわたること、高齢者とは異なった子ども独自の制度があること、連携する専門職も高齢者に対するよりも多く、学ぶことが山のようにあると感じることもあるでしょう。そのような不安や疑問を解消できるよう、本書はわかりやすく、イメージしやすく書かれています。

　そして、不安や疑問が解消されたら、次は実践です。初めての実践は誰もが不安です。そのようなときは、自分たちの地域で小児訪問看護を実践している訪問看護ステーションの門戸を叩いてみるのも一つでしょう。また現在、小児訪問看護を実践している訪問看護ステーションは、是非そのようなステーションが門戸を叩いてきたら、協働してください。そして訪問看護師が、一人でも多く、障害をもつ子どもたちとその家族が笑顔でいられる地域をつくる担い手となっていただきたいと思います。

　2015年7月

　　　　　　　　　　　　　　　　　　編者を代表して　田中道子

目次 CONTENTS

発刊に寄せて
はじめに

第1章 基礎知識

1 **在宅ケアを要する小児の理解** ……002
　■ 小児在宅療養をめぐる社会的動向と課題 ……002
2 **在宅ケアを要する小児の病態と必要となる医療ケア** ……005
　1 ■ 小児在宅医療の対象 ……005
　2 ■ 在宅療養において高度な医療ケアが必要な小児 ……006
　3 ■ 小児の終末期ケア ……015
　4 ■ 小児の訪問看護はどこまでできるか ……016
3 **在宅ケアを要する小児への看護ケア** ……018
　1 ■ 症状とケア ……018
　2 ■ 医療ケア ……037
　3 ■ 日常生活支援 ……053
　4 ■ リハビリテーション ……065
4 **小児を自宅でみるための支援──退院支援** ……071
　1 ■ 施設からの退院 ……071
　2 ■ 退院の受け入れ──在宅側からの退院支援 ……078
5 **小児在宅療養を支えるチームケア** ……081
　1 ■ 在宅支援チーム ……081
　2 ■ 連携に必要な視点と連携の実際 ……085
6 **家族看護** ……092
　1 ■ 小児在宅看護における家族への理解 ……092
　2 ■ 家族に対するアセスメント ……094

3 ■ アセスメントのポイント……099
4 ■ 暮らしに密着したサービスで家族看護を実践する……101

第2章 Q&A

1 **退院前・時の準備**……104
　1 ■ 退院時に用意するもの……104
　2 ■ 退院前の環境整備……110
　3 ■ 役所への申請……114
　4 ■ 病院などとの連携……122
2 **在宅におけるケア**……127
　5 ■ 吸引チューブ類の保管・消毒……127
　6 ■ 気管カニューレの交換……129
　7 ■ 人工呼吸器の設定……132
　8 ■ 経鼻経管栄養チューブの挿入……137
　9 ■ 経管栄養の内容の変更……142
　10 ■ てんかん発作があったとき……146
　11 ■ 予防接種……152
　12 ■ 緊急時の対応……155
　13 ■ 自宅での入浴の工夫……158
　14 ■ ショートステイ……162
　15 ■ 自宅での長時間の見守り……165
　16 ■ 外出したいときの準備……169
　17 ■ 医療的配慮が必要な子どもの通所……174
　18 ■ 室温や湿度の管理……177
3 **リハビリテーション**……181
　19 ■ 福祉用具……181
　20 ■ 大人と子どものリハビリテーションの違い……185
　21 ■ 補装具の種類……189

4 制度・教育……193
 22 ■ ホームヘルパーの利用……193
 23 ■ 特別支援学校に必要な手続き……197
 24 ■ 高校を卒業したら………201

第3章 実践事例

1 育児不安のある家族とその子どもへのケア……206
2 多くの医療的管理を求められる子どもと親へのケア……212
3 生活指導を行いながら子どもと家族を支えるケア……219
4 進行性で重篤な障害を抱えた子どもの看取りと親へのかかわり……225
5 家族関係が不安定な子どもと親へのケア……234
6 強い反り返りのため安楽に過ごせない青年へのリハビリテーション……240
7 療養通所介護での子どもの預かりの実践と家族へのかかわり……244
8 医療的なケアが必要な子どものセルフケア確立までの支援
 ──普通小学校への訪問看護を通して……251
9 循環器疾患の子どもへのケア……261
10 痰の吸引を中心とした子どものケアと親への指導……265
11 成人になった脳性麻痺患者とその家族への支援……271
12 訪問看護ステーション間の連携──ステーション連携の取り組み実践……277
13 多職種連携──地域連携の取り組み実践……283
14 母親の手記──先天性の脳性麻痺の子どもをもつ母親の思い……287

第 4 章 資料

1 **手帳制度**……292
2 **医療費助成**……293
3 **手当**……304

索引／監修・編集・執筆者一覧

第 1 章

基礎知識

1. 在宅ケアを要する小児の理解
2. 在宅ケアを要する小児の病態と必要となる医療ケア
3. 在宅ケアを要する小児への看護ケア
4. 小児を自宅でみるための支援
5. 小児在宅療養を支えるチームケア
6. 家族看護

1 在宅ケアを要する小児の理解

小児在宅療養をめぐる社会的動向と課題

　我が国における周産期、新生児医療の発展は顕著であり、世界でもトップ水準であるといわれています。そのため、重度の疾患や障害のある子どもの救命が可能となっています。厚生労働省の人口動態統計によれば、2500ｇ未満の出生数の増加や新生児死亡率の減少が報告されています。

　命を救われた子どもたちですが、元気に生活ができる子どもと、慢性的で長期の障害をもち、高度な医学的管理を必要とする子どもが存在します。在宅における20歳未満の超重症児、準超重症児は5000～7000人といわれています。また、重症児の加齢に伴う重症化も着目すべき点があります。「平成23年生活のしづらさなどに関する調査」（厚生労働省）では、60歳以上の障害者の増加が顕著です（**表1-1**）。これからの小児在宅療養においては、医療ケアの必要な重度の障害をもつ子どもの存在と、現在地域で暮らす重症児の高齢化の問題があります。地域における子どもたちの安全とその家族の安心の確保には、地域の支援が欠かせません。しかしながら、現在の子どもを取り巻く在宅支援には、さまざまな問題が存在しており、社会資源の整備や多職種間の連携の促進が課題となっています。

　医療ケアの必要な重度の障害をもつ子どもたちを支える支援において

表1-1 身体障害者手帳所持者数、年齢階級別(年次推移)

(単位：人)

	総数	0～9歳	10～17歳	18～19歳	20～29歳	30～39歳
平成23年	3,863,800	39,800	32,900	10,300	57,000	109,600
平成18年	3,576,100	40,800	52,300	12,000	65,000	114,000
対前回比	108.0%	97.5%	62.9%	85.8%	87.7%	96.1%
平成23年内訳 視覚障害	315,500	1,500	3,400	1,000	3,900	9,800
聴覚・言語障害	323,900	7,400	4,400	2,000	7,400	14,300
肢体不自由	1,708,800	23,600	18,700	5,400	33,900	44,700
内部障害	930,300	6,400	3,400	1,000	5,900	19,200
障害種別不詳	585,300	1,000	2,900	1,000	5,900	21,600
(再掲)重複障害	176,400	5,400	3,400	1,000	3,900	3,900

	40～49歳	50～59歳	60～64歳	65～69歳	70歳以上	不詳
平成23年	168,100	322,900	442,800	438,900	2,216,400	25,100
平成18年	182,000	470,000	394,000	436,000	1,775,000	35,000
対前回比	92.4%	68.7%	112.4%	100.7%	124.9%	71.7%
平成23年内訳 視覚障害	18,200	28,000	30,500	33,900	183,800	1,500
聴覚・言語障害	12,300	22,600	23,100	29,500	197,600	3,400
肢体不自由	85,500	150,400	221,600	197,100	919,500	8,400
内部障害	32,400	69,300	106,200	112,500	569,600	4,400
障害種別不詳	19,700	52,600	61,400	65,900	346,000	7,400
(再掲)重複障害	10,300	14,700	13,300	19,200	101,200	—

厚生労働省「平成23年生活のしづらさなどに関する調査」

は、医療的側面では往診や訪問看護の少なさや、日中の活動の場が限られていること、レスパイトケアを提供する施設の整備が進まないことなどがあげられます。特に、医療と生活の両側面から支援ができる訪問看護の存在は、小児在宅療養で要となるべき支援にもかかわらず、小児訪問看護を提供している訪問看護ステーションは少ないのが現状であり、平成22年度厚生労働省障害者総合福祉推進事業のなかの「医療ニーズの高い障害者等への支援策に関する調査」の報告によれば、小児訪問看護

を提供しているステーションは、全国の訪問看護ステーションの37.1％となっています。訪問看護を受ける子ども（0〜9歳）の数は増加傾向にありますが（図1-1）、さらに小児訪問看護が実践できるステーションが増えていくことが求められています。

　職種間連携においては、個々の支援機関の連携は十分といえず、コーディネート機能が十分に確立していないといわれています。さまざまな部署との連絡や調整を、家族が自身で行っていることが多いのも現状です。2012（平成24）年には障害者自立支援法（現・障害者の日常生活及び社会生活を総合的に支援するための法律）および児童福祉法の一部改正に伴って相談支援事業が変わり、総合支援体制の充実・障害児支援の強化がなされるようになりました。一括したマネジメント機能の質の向上と拡大が進められていますが、始まったばかりの制度であり、すべての障害児に相談支援専門員がいる状況には至っていません。

　小児在宅療養にかかわる支援者たちは、各々、課題をもって取り組んでいます。それらを地域において有機的な動きに変えるには、まず実態を把握し、自地域における課題を整理し、医療、福祉、教育機関等が相互に理解を深め、連携を強めていく仕組みづくりが必要です。

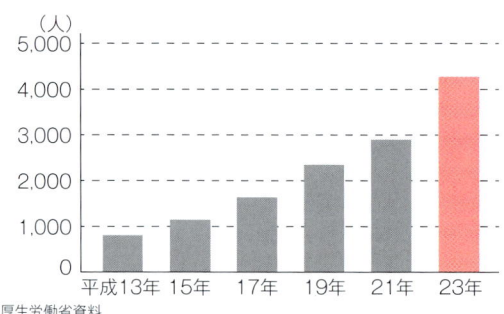

図1-1　訪問看護を受ける小児（0〜9歳）の利用者数

厚生労働省資料

2 在宅ケアを要する小児の病態と必要となる医療ケア

1 小児在宅医療の対象

　一般的に在宅医療の対象は、継続的に医療が必要であるが通院困難な患者、または在宅療養を希望する終末期の患者です。成人の場合、高齢になって脳血管疾患や運動器の障害でADL障害がある患者や、がんおよび非がん（老衰、神経筋疾患）の終末期の患者になります。

　一方、小児では、成人と同じ枠組みで在宅医療の対象を理解するのが難しくなります。子どもの場合は、身体が小さく移動が容易であるので、本人が寝たきりであっても、厳密な意味では通院困難とは言い難く、実際に退院後も専門的治療を受けるために、大学病院などに通院している子どもがほとんどです。しかし、経管栄養や気管切開、人工呼吸器など自宅で医療ケアを行う必要のある子どもは、実際に訪問看護などの在宅支援のニーズが高いものがあります。また、思春期以降の患者は身体も大きく、通院困難な状況は成人と同様です。したがって、小児在宅医療の対象は、①在宅療養において高度な医療ケアが必要な患者、②継続的に医療が必要であるが体重が一定に達し寝たきりであるために通院困難な患者、③在宅療養を希望する終末期の患者となるでしょう。ここでは、①と③を中心に述べます。

2 在宅療養において高度な医療ケアが必要な小児

　小児在宅医療の実践において、医療ケアは極めて重要になります。小児在宅医療の対象は、その多くが医療機器と医療ケアを必要としています。しかも、必要とする医療機器が複数ある場合も多くあります。また、希少疾患も多く、その病名は非常に多岐にわたります。しかし、在宅医療の主なミッションは、診断を突き詰めていくことよりも、家庭のなかで、病気や障害をもちながら、安全安心に、そして豊かな生活を送れるように支援することです。したがって、在宅医療の対象となる子どもは、その病名よりも、病態、必要となる医療ケアによって分類したほうが実際的です。

　近年、在宅療養において高度な医療ケアが必要な子どもの病態が著しく変化してきています。数年前は、人工呼吸器、気管切開、経管栄養などの重い医療ケアを必要とする子どもは超重症児と呼ばれ、低酸素性虚血性脳症などで寝たきりで、ほとんど動かない状態が多くありました。しかし最近、重症の先天性心疾患や食道閉鎖症の術後などに、気管切開、人工呼吸器、経管栄養などを必要とする子どもが増え、このような子どもは、歩けますし、話せますので、寝たきりの子どもたちとは必要なケアが異なってきます。そのことも含め、以下に必要な医療機器、医療ケアに沿って子どもたちの病態やケアについて述べます。

1 在宅人工呼吸療法の種類とよく用いられる人工呼吸器

　人工呼吸療法には、マスクを装着して行うNPPV（noninvasive positive pressure ventilation）と、気管切開をして気管カニューレに人

工呼吸器を接続して行うTPPV（tracheostomy positive pressure ventilation）があります。子どもの生活の質を考えると、できる限り気管切開は避けたいですが、病態によってはTPPVを選択せざるを得ないこともあります。

　NPPVのことをバイパップともいいますが、これはマスク型の人工呼吸器として、フィリップス社製のBiPAP（バイパップ）が非常に有名で、在宅の人工呼吸療法の考え方を変えるほど影響を与えたので、その通称が一般的に使われるようになったものです。現在、NPPV専用機として、BiPAP A40（図1−2）、BiPAP AVAPS（フィリップス・レスピロニクス社）、NIPネーザルⅢ（帝人ファーマ）等があります。

　一方、TPPVで最もシェアが大きいのが、フィリップス・レスピロニクス社製のTrilogy（トリロジー、図1−3）です。これはNPPVにも使用でき、操作性にも優れ、バッテリーの持続時間も6時間以上あります。ほかにも、レジェンドエアー（IMI）がNPPV、TPPVの両用機としてよく使われています。TPPVの専用機としては、HT70（東機貿）、パピーテン（オリジン医科工業）があります。これらの人工呼吸器は、静粛性、バッテリーの持続時間、操作性などが著しく向上しており、その管理も容易になりました。人工呼吸器をリースする業者のサポート体制もおおむね良好であり、24時間対応する業者がほとんどです。子どもの場合、人工呼吸器の軽量化とバッテリー駆動時間の延長により、人工呼吸器を装着しながら、学校に通ったり、旅行に行くなど、さまざまな

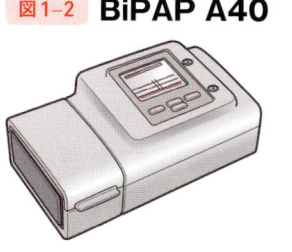

図1-2 **BiPAP A40**

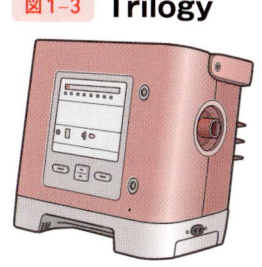

図1-3 **Trilogy**

活動を行うことも可能です。

　また、子どもの気管内挿管、あるいは気管切開の人工呼吸管理は、新生児、乳児では従圧式が一般的で、通常体重15kg程度を境に従圧式から従量式へと変更することが多いのですが、これらの呼吸器はほとんど従圧式、従量式のいずれにも対応できます。

2 小児の在宅人工呼吸療法の対象となる病態

　在宅人工呼吸管理の対象となるのは、一般的には、神経筋疾患あるいは肺疾患に伴う低換気で、成人のALS（筋萎縮性側索硬化症）などの人工呼吸管理がイメージされます。しかし、子どもの場合は、それらの低換気以外にも、中枢性の無呼吸から気道軟化症などの気道狭窄に至る幅広い疾患、病態が対象になり、どの病態で人工呼吸器を必要としているのかを理解することが重要です。子どもの人工呼吸器使用の病態を整理すると、①中枢性の無呼吸、換気不全、②気道の閉鎖あるいは狭窄、③胸郭変形に伴う換気障害、④唾液の気道への垂れ込み防止となります。

1 ■ 中枢性の無呼吸、換気不全

　中枢性の無呼吸をきたす疾患の代表的なものが、先天性中枢性肺胞低換気症候群です。これは睡眠時に無呼吸になる先天性の疾患であり、関連した遺伝子異常も同定されています。ほかにアーノルド・キアリ奇形や脳炎、あるいは重度な低酸素性脳症やその他の脳症でも中枢性の無呼吸を起こします。また、脊髄性筋萎縮症、筋ジストロフィーなど先天性のミオパチーは、呼吸筋の機能低下による換気不全になり、人工呼吸器を必要とします。特に脊髄性筋萎縮症の呼吸管理は、呼吸筋が弱く、胸郭が小さく、排痰ケアが難しいため、その管理に難渋することが多くあります。

2 ■ 気道の閉鎖あるいは狭窄

　気道狭窄による呼吸不全、人工呼吸管理が多いのも子どもの特徴です。脳性麻痺等、筋緊張の強い子どもに気道狭窄が出現しやすく、新生児期から幼児期までの幅広い時期に出現する可能性があります。気道狭窄といえば、18トリソミーの頑固な上気道の狭窄、また、上気道から下気道に至る広範囲の気道軟化症は印象的です。さらに、気道狭窄は舌根沈下、アデノイドなどの咽頭部の狭窄、喉頭軟化症、気管、気管支の軟化症と狭窄部位がどこにあるかによって異なった病態を示すことにも注意を要します。すなわち、上気道の狭窄は吸気時に喘鳴があり、下気道の狭窄は呼気時に喘鳴を認めます。また、上気道の狭窄でも、舌根沈下、アデノイドなど咽頭部の狭窄では、覚醒時も睡眠時も同様に吸気性喘鳴を認めますが、喉頭軟化症では睡眠時には喘鳴が改善するのが特徴です。下気道の狭窄は、声帯麻痺、声門下狭窄など声門付近に多い固定された狭窄と、気道の軟化に伴うような胸腔内圧によって変化する狭窄とがあります。気道軟化症の重症のものでは、啼泣などで胸腔内圧が上がると気道がつぶれてしまい、重度のチアノーゼ発作を起こし死に至る場合もあり、それをdying spellと呼びます。

　このような気道狭窄の治療として有効なのが、High PEEP（High positive end expiratory pressure；高終末呼気圧）療法です。これは、マスク換気のNPPVでも、気管切開を介したTPPVでも行うことができます。前述した、歩ける、話せるにもかかわらず人工呼吸療法を必要とする子どもたちの多くが、先天性心疾患の術後の気管軟化症などの気道の問題によることも理解しておきたいところです。

3 ■ 胸郭変形に伴う換気障害

　胸郭変形に伴う呼吸障害は、重症心身障害児の成長に伴う側彎の悪化によって起こることが多くあります。これは思春期以降に起こり、気道の変形、狭窄も合併していることが多く、管理に難渋し、結局、気管切

開、人工呼吸器管理になることが多いです。また、側彎がそれほど重くなくても、長期間の寝たきりで、深呼吸や、大きな声を出すこともない生活によって、呼吸筋の発達が不十分で、胸郭が固縮してしまうことによって呼吸不全をきたすこともあります。

4 ■ 唾液の気道への垂れ込み防止

　嚥下機能障害がある場合、唾液の気管内への垂れ込みが起きます。その予防にも人工呼吸器は有効です。特に気管切開をした子どもでは、気管切開孔と肺とで空気が出入りするので、気管切開孔から口腔に至る空気の流れがなくなります。したがって、気管切開をすると唾液の垂れ込みが増えます。気管切開をして、覚醒時に数分おきともいえるほど頻回に吸引を必要とする場合は、ほとんどが唾液の垂れ込みです。その場合は、睡眠時は唾液の分泌が減るので、睡眠時の吸引回数は減ります。そこで、人工呼吸器を装着すると、気管カニューレと気管の隙間から空気の流れが肺から口腔へと起こり、唾液の垂れ込みが減り、吸引回数が激減します。同様の効果は、TPPVのみではなくNPPVでも認められます。したがって、唾液の垂れ込みの予防に人工呼吸器を装着します。

　また、スピーチバルブも人工呼吸器と同様に、気管カニューレと気管の隙間を通る肺から口腔に向かう空気流をつくるので、唾液の垂れ込み予防に有効です。しかし、スピーチバルブは気道の乾燥の問題があり、長時間の装着は勧められず、人工呼吸器と併用するべきです。

3　小児在宅医療における排痰補助装置

　排痰補助装置とは、強制的に気道に陽圧をかけ、その後陰圧をかけることで、咳を補助し、排痰を促す機器です。この装置による排痰補助のことをMAC（mechanically assisted coughing）といい、在宅人工呼吸療法を行っているときに保険診療の適応となります。自力咳の最大呼気

流量（peak cough flow；PCF）が270mL/分以下で、徒手排痰や体位排痰では十分に排痰できないときに、MACの医学的適応となります。現在、保険上使用可能な排痰補助装置は、フィリップス・レスピロニクス社のカフアシストや、エア・ウォーター社のミニペガソなどです。NPPV、マスク型の人工呼吸器とセットで導入することで、NPPVの効率を上げ、よい呼吸状態を長く維持できます。慣れると、家族が実施可能です。

4 小児在宅医療における気管切開の管理

　気管切開を行い、自宅で気管カニューレの管理を行う子どもも増えています。気管切開術には、単に気管に孔を開け、皮膚から気管に気管カニューレを通す単純気管切開と、喉頭気管分離術を行い、食道と気管を完全に分離し、永久気管孔にする手術があります。気管切開をしている子どもを見たら、いずれかを確実に把握しておく必要があります。管理方法とケアのポイントが異なるからです。

　単純気管切開術は、気管カニューレを挿入、留置しておかないと、気管切開孔が数時間で縮小してしまいます。また、気管と食道が喉頭で交通するため、唾液の垂れ込みや誤嚥が起こり得ます。しかしそのために、気管切開していても、カフなしの気管カニューレとスピーキングバルブ、スピーキングカニューレを用いることによって発声することができます。また、気管切開を実施したことによって肺の呼気圧（PEEP）が低くなり、浅くて速い気管切開患児独特の呼吸になり、胸郭の成長が不十分になり漏斗胸などの胸郭変形をきたします。さらに、浅くて速い呼吸は空気嚥下を起こし、嚥下した空気により腹部膨満、便秘傾向、頻回の嘔吐などの原因となります。気管の乾燥も気管切開後に注意するべきポイントです。乾燥した冷たい空気が直接気管に入ることによって気管の粘膜を傷つけ、気管壁の粘膜上皮の繊毛細胞の運動を阻害し、喘息

発作のような呼吸障害を起こします。最悪の場合は、気管出血から気管支炎、肺炎に至ることもあります。

　喉頭気管分離術を行った場合は、唾液の気管内への垂れ込みや、唾液の誤嚥、空気の嚥下はありません。しかし、気道の乾燥は単純気管切開よりはなはだしいものです。単純気管切開の際には、唾液が気道内に垂れ込むことによっていくらかでも乾燥を防げますが、唾液の垂れ込みがなくなるため、さらに乾燥が深刻な問題となります。

　前述したように、近年、歩けるにもかかわらず気管切開をしている子どもが増えています。これらの子どもは、容易に気管カニューレの計画外抜去を起こします。その場合は、気管カニューレのバンドが外れて抜けることは少なく、ほとんどがカニューレバンドは着いたまま、気管カニューレだけが気管切開孔から抜け、首元にぶら下がっていることが多いようです。気管切開孔をYガーゼで覆っている施設が多いですが、Yガーゼをすると抜けた気管カニューレが見えず、対処が遅れ、非常に危険です。また、Yガーゼは、付着した痰が体温で温まり、菌が増殖することにもなり不潔です。Yガーゼは積極的に外すべきです。

　気管切開の管理には、以下の気管切開の副作用あるいは合併症ともいえる事象を理解し、起こる問題を予測、予防することが重要です。①気道の乾燥（喉頭気管分離術のほうが強い）、②胸郭の成長の遅れ、変形（喉頭気管分離、単純気管切開ともに起きる）、③唾液の垂れ込み（単純気管切開のみ）、④空気嚥下（単純気管切開のみ）、⑤気管腕頭動脈瘻からの出血、⑥計画外抜去と閉塞などです。これらの気管切開の合併症のなかで、気道の乾燥、唾液の垂れ込みは人工呼吸器の装着で予防できます。また、計画外抜去も、人工呼吸器に適切にアラーム設定をしておくことで予防できることに留意します。

　気管カニューレには、①カフの有無、②単管式と複管式、③吸引ラインの有無、④発声用の側孔の有無、⑤素材として固いプラスチックと柔らかいシリコン製などの種類があり、患者の年齢や発声、唾液の誤嚥の

有無、肉芽の有無などの状態によって、適正なカニューレを選択します。子どもの気管カニューレは気管腔が狭いため、カフのないタイプを使用することが多くあります。カフなしのカニューレのほうが交換や日常の管理は容易であり、カフによる気管壁の圧迫、瘻孔形成の危険は少なくなります。また、頸髄損傷や気管軟化症など発声に必要な筋、神経の機能が保存されている子どもは、カフなしの気管カニューレなら、人工呼吸療法中でも会話ができます。したがって、できるだけカフなしのカニューレを使用することを勧めたいのですが、唾液などの気管内への誤嚥が多い場合など、カフ付きのカニューレを使用せざるを得ない場合もあります。カフ付きのカニューレは、内径が大きなサイズの製品しかありませんでしたが、近年、スミスメディカル社のビボナなど、新生児にも使用できる小さなサイズでもカフが付いているカニューレが販売されています。

気管内カニューレの交換頻度は、1か月に1回から週に1回まで、施設によってまちまちであり、明らかなエビデンスは今のところないようです。筆者の病院では、2週間に1回の交換が基本ですが、閉塞が多い場合には交換頻度を多くするなど、子どもの状態に合わせて交換頻度を決めるのが実際的だと思われます[1]。

5 小児在宅医療における経管栄養

子どもの栄養についての専門家は少なく、特に重症児に必要な栄養とその適切な摂取に関しては知見の蓄積がないため、標準的な方法は確立されておらず、それぞれの医療機関、医師が、経験と直感で対応しているのが実情です。しかし、いくつかの重要な原則はあります[2]。重症児であっても、できるだけ標準的な「成長曲線」に近い成長ができるよう、栄養を与える必要があるということです。「身長が全く伸びていない」「体重が減っている」ということがみられたら、栄養障害をきたし

ている可能性を考え、対応を行う必要があります。

　栄養所要量は厚生労働省発表の「日本人の食事摂取基準」を参照してください。しかしこれは、健常者が基本であり、重症児には必ずしもあてはまりません。例えば、1日の必要カロリーは、基礎代謝量に活動量を加えて計算しますが、寝たきりの子どもでは、必要なカロリーは基礎代謝とほぼ同じです。また、人工呼吸器を装着していると、基礎代謝のうち呼吸によるエネルギー消費がないため、基礎代謝を目安にしてもカロリーの過剰摂取になることに注意する必要があります。

　また、子どもではさまざまな栄養素の欠乏症に注意が必要です。成人では特定の栄養素や微量元素の欠乏症をきたすことはまれですが、子どもでは経管栄養剤の特性などから、亜鉛、銅、セレン等の欠乏症をきたすことがあります。皮膚の状態や舌の状態、頭皮の異常などに留意するとともに、定期的に採血を行い、評価する必要があります。

　なお従来、重症児で経管栄養を行っている場合にはカロリーを制限するよう指導されていることがありましたが、これはナンセンスなことです。低栄養になり、感染を起こしやすくなるのみならず、その子どもが成長の段階に応じて獲得できる種々の機能を低下させることになります。

　子どもでは成人に比べ、胃瘻を造設しているケースは少なく、一般に、6週間を超えて経管栄養を要する場合は、胃瘻または腸瘻を造設するべきであるとされています。しかし、子どもでは、胃瘻造設の技術的困難さと、経鼻胃管に慣れている家族が子どもの身体に傷をつけることに抵抗を示し、胃瘻の造設が困難なことが多くあります。さらに、小児科医の胃瘻への理解が十分でないことも大きな壁になっています。しかし、経鼻胃管は呼吸障害などさまざまな合併症があるうえ、ボディーイメージの障害にもなっています。何より、挿入時の苦痛が大きいものです。今後は、子どもにおいても積極的に胃瘻造設を行うべきです。

　重症児では、胃食道逆流のある子どもは多く、痙攣に伴う腹圧の上昇や脊椎の側湾に伴う胃噴門部の変形などが理由として考えられます。一

般的には、内科的治療が第一義ですが、内科的治療で効果が認められない場合や内科的治療から離脱できない場合、発育障害、反復する肺炎や瘢痕性食道狭窄、慢性の貧血などがある場合には、外科的な「噴門形成術」の適応となります。噴門形成術は、開腹もしくは腹腔鏡下で実施され、腹部食道の全周を胃でラッピング（wrapping）するNissen法と、部分的にwrappingするToupet法、Thal法などがあります。いずれの術式でも効果はほとんど差がないようです。

3 小児の終末期ケア

　成人と小児の緩和ケアで異なる点として極めて重要なことが「子どもの死がまれなこと」です。現在、我が国では年間約120万人以上が亡くなっていますが、20歳未満の死亡者数は年間約5000人です。そのなかで、死因として目立つのは不慮の事故です。ちなみに悪性新生物では、年間約500人が亡くなっています。つまり、病気で亡くなっている子どもは少なく、子どもの死は医療現場にあってもまれなのです。したがって、症例蓄積が起こりにくく、小児医療に携わる医師や看護師にとっても、子どもの終末期にどんな問題が起こり、それにどう対応するべきかを経験を通して学ぶことは困難です。さらに、緩和ケアの対象となる子どもの疾患の種類が多く、稀少疾患も多く、経過も個人で全く異なり、予後の予測が困難です。

　家族へのケアのニーズと重要性は極めて高いのですが、そのケアは困難です。子どもを亡くす、あるいは子どもに重い障害があり、その人生が限られているとわかった家族の悲嘆は深いものです。子どもを亡くすことは未来の喪失であり、不条理そのものです。その痛みや苦しみは、そのような状況で生きる意味があるのか、というスピリチュアルな苦しみにつながります。さらに、小児では成人に比べ、ケアするべき家族が

多くいます。子どもの死に直面したときに、苦しみ、悲嘆のなかに置かれるのは両親のみでなく、祖父母、同胞も同様です。特に同胞は、自分のきょうだいを失う苦痛のみでなく、その存命中のケアの期間にも、両親の関心が自分に向かないが、それを求めることもできないという葛藤を経験します。不登校、抑うつなどの精神的、社会的問題を抱える同胞は多くいます。そのような同胞のケアも欠くことができません。

　小児緩和ケアにおける倫理的問題の重要性は、我が国ではあまり認識されていません。しかし、子どもの自己決定権の問題や延命治療の差し控えと中止の問題など、日常診療でしばしば直面する問題でもあります。我が国でも、子どもに対する病名告知、正確な情報提供の重要性が認識されるようになってきました。しかし、治癒不能となった際、治療をどこまで行うのか、また、最期に過ごす場を病院にするのか自宅にするのかについて、子ども自身の意思が問われることはほとんどないままです。また、自分の意思を表明できないような幼い子どもや、知能や精神面に障害のある子どもの意思決定をどのように支援するのかも課題です。さらに我が国では、人工呼吸器の装着など延命のための医療処置を、どこまで、誰の判断で行うのかに関しての議論が不十分で、社会的コンセンサスも醸成されていません。それぞれの現場で個々の医師が、家族と相談しながら決めているのが実情なのです。

4 小児の訪問看護はどこまでできるか

　2012（平成24）年の診療報酬の改定で、小児訪問看護の可能性はかなり広がりました。医療ケアが必要な多くの場合、連日訪問できるうえに、1日に3回まで訪問することができます。また、訪問看護師と、看護師やホームヘルパーの資格のないスタッフの2人での同行訪問の場合

にも、制度的に報酬が評価されるようになりました。また、退院調整会議も2回まで診療報酬を算定できます。前述してきたような、人工呼吸器、気管切開などの重い医療ケアを必要とする子どもや、在宅で終末期を迎えようとする子どもも、1日3回の訪問看護を計画的に実施することで、かなり密度の高いケアを行い状態を安定させることができます。退院前にも、訪問看護として2回は病院を訪問できます。

　また、要件を満たせば、2か所または3か所の訪問看護ステーションからの訪問看護も可能になりました。複数か所の事業所から訪問看護を行うことで一事業所の負担は軽減できるというプラス面もある一方で、事業所によってシステムや理念、看護方法が異なることで利用者である子どもが混乱し、地域連携が複雑になるというマイナス面もあります。

　在宅医療において、医師が行う訪問診療は点であると常々感じています。しかし、訪問看護は線であり、面となって子どもと家族を支えることが可能であり、訪問診療はよい訪問看護があって、初めてその力を発揮できると考えています。訪問看護が制度をフル活用し、制度上可能な限りのケアを行うことで、子どもたちの命が守られ、健康が維持増進され、その生活は豊かに楽しいものとなることを確信しています。そのためにも、小児訪問看護を行う看護師と訪問看護ステーションが増えていくことを期待しています。

引用文献
1) 戸谷剛：気管カニューレにはどんな種類がある？　どう使い分ける？，前田浩利・岡野恵里香編著：NICU から始める退院調整＆在宅ケアガイドブック，NEONATAL CARE 2013年秋季増刊（通巻第352号），p118～127, 2013.
2) 金井雅代：在宅での栄養管理の基本的な考え方は？，前田浩利・岡野恵里香編著：NICU から始める退院調整＆在宅ケアガイドブック, NEONATAL CARE 2013年秋季増刊（通巻第352号），p67～70, 2013.

参考文献
○ 杉本健郎・河原直人・田中英高ほか：超重症心身障害児の医療的ケアの現状と問題点－全国8府県のアンケート調査－，日本小児科学会雑誌，112(1)，p94～101, 2008.
○ 前田浩利：長期 NICU 入院児の在宅医療移行における問題点とその解決，厚生労働科学研究費補助金成育疾患克服等次世代育成基盤研究事業「重症新生児に対する療養・療育環境の拡充に関する総合研究」平成20～22年度総合研究報告書（研究代表者：田村正徳），p150～153, 2011.
○ 全国訪問看護事業協会：平成21年度厚生労働省障害者保健福祉推進事業　障害児の地域生活への移行を促進するための調査研究事業報告書，p50, 2010.

3 在宅ケアを要する小児への看護ケア

1 症状とケア

　疾患や障害のある子どもたちの症状は複雑にからみ合っており、成長・発達と併せて個別性が高いことが特徴です。訪問看護を利用していることが多い重症心身障害児（重度の肢体不自由と知的障害が重複している児童。以下、重症児）をみると、①日常生活動作の制限、②言語的コミュニケーションをとることが難しい、③療養期間が長期に及び、疾患は難治性であることが多い、④摂食・嚥下障害や呼吸障害を伴うことが多い、等の特徴があります（図1-4）。

図1-4　重症心身障害児の特徴

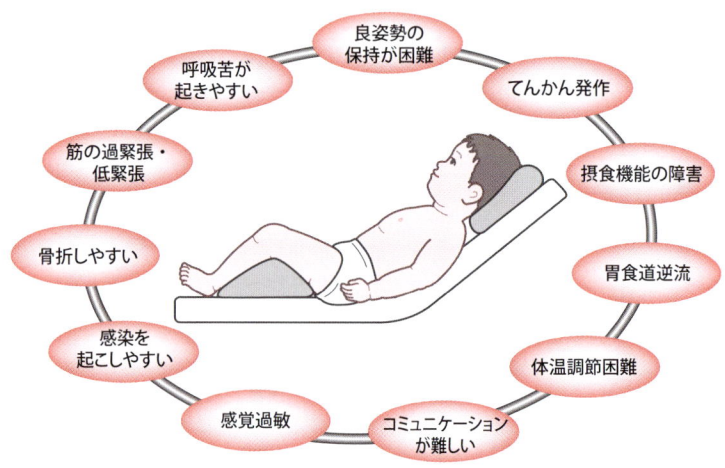

1 呼吸器機能

1 ■ 呼吸器の特徴

　子どもの呼吸器には次の三つの特徴があります。❶骨や筋肉が未熟で肋骨の運動による胸郭の拡大と収縮が起こりにくく、腹式呼吸が主になること。❷気道の構造が脆弱で肺胞の数が少ないため、多少のストレスでも内腔が狭くなりやすく、一回換気量を補うようにして呼吸数が成人よりも多くなること。❸感染などの炎症で浮腫が起きやすく呼吸困難をきたしやすいことです。

　重症児の呼吸障害は複数の要因（図1-5）によって起きていることが多いため、総合的にみることが大切です。呼吸障害には主に、①上気道の通過障害、②気管・気管支狭窄、③胸郭運動の制限があります。①と②は症状の現れ方で狭窄部位をある程度見当づけることができます（表1-2）。また、③には脊柱の側彎や胸椎の前彎傾向、胸郭の変形や腹部膨満（胃・腸管の膨満や腹水貯留など）等が影響しているので、日々の生活介助においてもそれを意識した姿勢の管理が重要になります。

図1-5　重症児における呼吸障害の要因

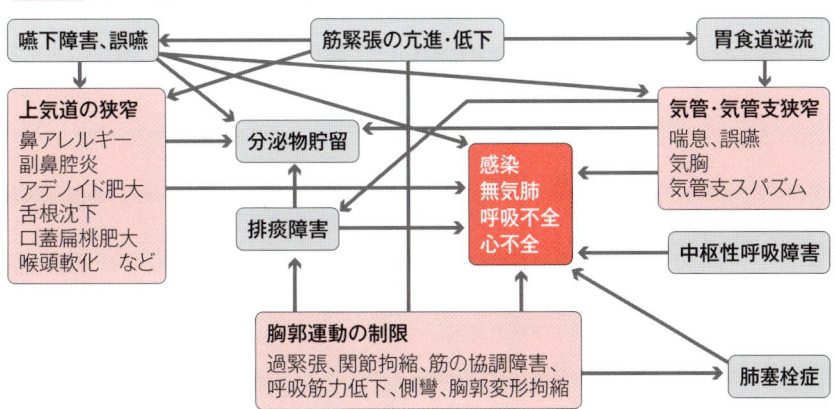

浅倉次男監：重症心身障害児のトータルケア，p93，へるす出版，2006．

表1-2 呼吸障害の見分け方

症状が出現するとき 喘鳴・陥没呼吸など	吸気性	呼気性
覚醒時	喉頭軟化症	気管・気管支軟化症
睡眠時	閉塞性上気道呼吸障害 アデノイド肥大、鼻炎、扁桃肥大、舌根沈下など	
筋緊張亢進時	頸部過伸展、下顎・舌根後退	

2 ■ 呼吸器症状の観察ポイント

　重症児の多くは慢性的な呼吸障害を抱えて生活しています。安楽な呼吸の維持は生命を守るだけでなく成長発達を促し、QOL向上の基盤となるため、アセスメントは重要です（**表1-3**）。実際の場面においては、重症児は緊張しやすいので笑顔で優しく声をかけたり、聴診器や看護師の手を温めて接することが大切です。

　また、体動が少ない重症児では、分泌物や唾液が下葉の背面側にも溜まりやすいので背部の聴診が重要です。側臥位になるのが難しい場合

表1-3 呼吸のアセスメント

呼吸の様子	喘鳴の有無と程度、頸部の緊張・ねじれ・陥没の有無
	肩・胸・腹部の動きと緊張（上下動・広がり・連動性・左右差など）
	痰・咳嗽の有無
バイタルサイン	呼吸（回数・深さ・吸気/呼気比・リズム・無呼吸の有無など）
	体温、脈拍、血圧
聴診	呼吸音（気管呼吸音・気管支呼吸音・気管支肺胞呼吸音など）
	副雑音（**断続性副雑音**（細かい・粗い）、**連続性副雑音**（低調・高調）、胸膜摩擦音）
触診	肩・頸部・下顎の緊張
	腰背部の緊張、腹部の硬さ
	皮膚・皮下の様子（冷感や熱感・浮腫・腫脹の有無、水分など）

は、無理のない範囲で肩を浮かせて聴診器を当てます。呼吸音の聴取では普段の様子を注意深く観察し、異常の早期発見につなげていきましょう。

3 ■ 看護ケアのポイント

重症児が安定した呼吸を維持するためには、気道の確保と姿勢の管理、排痰を促す肺理学療法、強い緊張を和らげて胸郭運動を促すリラクゼーションなどがあります。なかでも姿勢の管理は重要なケアになりますが、それでも呼吸の安定が難しいときには、吸引、吸入、酸素療法、人工呼吸療法などを行います。

在宅において子どもが生活している家庭環境はさまざまで、入院中にはできないきょうだいとのふれ合いやペットとの共同生活があります。訪問時には、個々の家庭環境に合わせて、対象の子どもが生活していくのに最もよい方法を、親と一緒に考えていく姿勢が看護師に求められます。

2 循環器機能

ここでは、子どもに多い先天性心疾患について述べます。

先天性心疾患のある重症児は、心臓以外にも発達や感染等で問題を生じていることがあり、全身状態が不安定になりやすいです。そのため、根本的な外科治療が行えないまま在宅へ移行することも多く、症状の把握と日常の観察、緊急時の対応を家族と共有しておくことが大切です。

1 ■ 先天性心疾患の特徴と病態

先天性心疾患は大きく、「非チアノーゼ性心疾患」と「チアノーゼ性心疾患」に分けられます（表1−4）。「非チアノーゼ性心疾患」は先天性心疾患全体の60〜70%を占め、ほとんど症状がみられないものから乳児

表1-4 **主な先天性心疾患**

非チアノーゼ性心疾患	チアノーゼ性心疾患
心房中隔欠損症（ASD） 心室中隔欠損症（VSD） 心内膜床欠損症（ECD） 動脈管開存症（PDA） 大動脈縮窄（CoA） 肺動脈狭窄症（PS） 僧帽弁閉鎖不全症（MR）　など	ファロー四徴症（TOF） 三尖弁閉鎖症（TA） 完全大血管転位症（TGA） 両大血管右室起始症（DORV） 総肺静脈還流異常症（TAPVD） 左心低形成症候群（HLHS） Ebstein奇形　など

のうちに手術が必要なものまで幅広くあります。それに対して「チアノーゼ性心疾患」は、前者に比べて種類が多く疾患数は少ないのですが、チアノーゼを伴う比較的重い病気です。

2 ■ 症状の観察ポイント

　先天性心疾患の多くの病気に共通する主な症状として、「チアノーゼ」と「心不全」の二つがあります（表1-5）。

　チアノーゼは、①右心系の狭窄性病変または肺高血圧のために肺血流が制限されて心臓内で右—左短絡が起きたとき、②心臓内で異常な動静脈血の混合があるとき、③心拍出量が減少したとき、④ヘモグロビン量の異常が認められ、毛細血管内の血液中の還元ヘモグロビンが5g/dL以上になると症状として現れます。チアノーゼは部位・色・出現時期を見ることが大切です。貧血があると酸素欠乏の状態がかなり強くても表面に現れないので、口唇や爪床が白っぽく見えるときは注意が必要です。また、ファロー四徴症などで見られる低酸素発作は、酸素不足による呼吸困難発作で、肺血流が減少して多呼吸とチアノーゼの増強が見られるため、十分な予測と予防が必要です。

　心臓は、血液を肺や全身に送り出す「ポンプの役割」をしています。心不全とは、ポンプ機能が低下して全身の酸素需要に見合う血流が保て

表1-5 循環器症状の観察ポイント

	心不全 左心不全	心不全 右心不全	チアノーゼ
うっ血症状	左房圧上昇による肺うっ血	中心静脈圧上昇による静脈のうっ血	
観察ポイント	呼吸困難（喘鳴、多呼吸、陥没呼吸、鼻翼呼吸、起座呼吸）、咳嗽、頻脈、SpO₂低下、血圧低下（手や足の甲の触診測定、脈圧）、尿量減少、発汗の増強（顔や手足）、手足の冷感、皮膚色不良、胸水など	浮腫（心臓より低い場所に出現）、肝腫大、頸静脈怒張、大泉門膨隆、栄養の消化不良、腸蠕動減弱、腹部膨満など	★部位、色、出現時期をみる 【部位】顔、口唇、爪床 【色】青紫、暗赤、白 【出現時期】起床時、入浴時、排便時、啼泣時、哺乳時など SpO₂低下、頻脈、多呼吸、バチ状指など
子どもの様子	不機嫌、眠りが浅い、泣き声が弱い、哺乳力・食欲の低下、悪心、感染を起こしやすい、活気がない（すぐ横になる、ごろごろしている）など	哺乳時間延長、哺乳時や移動時の息切れ、泣くと身体や顔の色が悪くなる、体重増加不良など	
その他の循環器症状	水分バランスの確認（肌の乾燥、発汗や吸引物、吐物の排液量も含めたIN・OUT）、血液検査値（BNP）、体重の増減など		

ない状態をいいます。先天性心疾患の心不全の原因は、過負荷、低酸素血症、閉塞性（狭窄）血流障害によるものが多く、症状は主にうっ血によります。どこにうっ血をきたしやすいのか、SpO₂の正常範囲はいくつなのか、緊急時の対処法（酸素吸入の指示、発作時の姿勢など）や救急受診のタイミングはどのようなときか、水分制限の具体的な指示（補水液を足すタイミングや一回量の目安）についてなど、あらかじめ主治医と確認して家族と共有しておくことが重要です。心不全は進行すると両心不全になることも多いので、細やかな観察と早期対応が大切になります。

3 ▪ 看護ケアのポイント

　多くの先天性心疾患は、手術をしないと治らないものばかりです。初回手術で根治させることが難しい疾患の場合は、段階的（姑息）手術を行います。家族が主治医とよく相談して、子どもにとって最もよい治療方法と時期の選択ができるようにサポートしていくことが大切です。

　また、在宅生活において、心臓への負担を気にするあまり過保護になってしまいがちですが、訪問看護師は家族と一緒に体調管理をしながら、子どもの成長発達に合った経験や生活の広がりへの働きかけをすることが何よりも大切なポイントになります。

3　消化器機能

　消化器は、食物の摂取・消化・吸収・代謝・排泄の機能を担っています。子どもでは先天性の形態異常や疾患、障害により症状はさまざまです。重症児は、開口・咀嚼・嚥下機能の障害、機能的・器質的な消化管の通過障害、嘔吐、意識障害等により経口摂取が困難な場合があります。下気道炎のほとんどで嚥下機能障害が関与しており、消化管障害は、呼吸障害、変形や姿勢、睡眠リズムと密接に関連しています。

1 ▪ 嚥下機能障害と重症児のケア

　原因は、①成長に伴う口腔・咽頭・喉頭の形態の変化に神経学的な発達が追いつかず、食塊の形成や喉頭への送り込みが稚拙な状態、②筋緊張の低下や運動麻痺のため舌の動きや口腔内の陰圧の形成が不十分、③筋緊張低下のため、姿勢を安定させようと筋肉を収縮し、代償性に可動域が不十分となり嚥下の協調した動きができない、④頸部後屈で嚥下時に必要な筋肉の動きが制限される、⑤呼吸障害が強く、嚥下との協調した動きが難しい等があります。

　ケアは、原因・病態に対応することで、頭頸部や上体の姿勢（図1－

図1-6 嚥下機能障害が重度の場合の頭部と体幹の角度

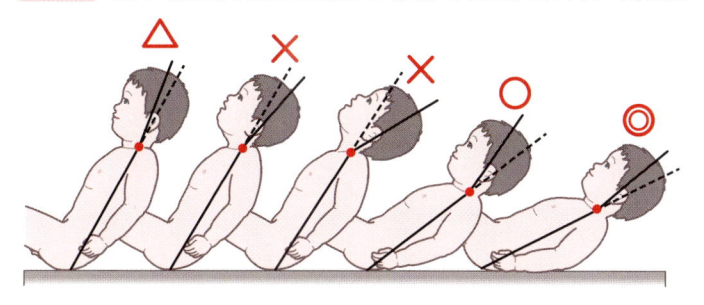

×：首の角度が体幹に対して後屈位になる姿勢は誤嚥しやすい。
○◎：首の角度を中間位〜軽度前屈位に保持し、上体を後ろに倒したリクライニング姿勢は誤嚥しにくい。

日本小児神経学会社会活動委員会ほか編：新版 医療的ケア研修テキスト，p140，クリエイツかもがわ，2012．

6)、1回の量、食形態（粘度調整）、重力の利用、味つけ（食意欲）等、個々に合わせた工夫が必要です。また、サイレントアスピレーション（むせ込みや呼吸苦など多角的な症状が見られない誤嚥）にも注意することが重要です。

2 ■ 便秘とケア

消化管の未熟さや経管栄養が多い重症児の便秘の原因には、抗てんかん薬や筋弛緩薬の副作用、筋緊張亢進による交感神経優位の持続で腸の蠕動の低下があります。また、便秘はてんかん発作の誘因の一つでもあります。マッサージ、緩下薬や浣腸等、日々のケアで苦痛を軽減することが必要です。

3 ■ 栄養評価

重症児の摂取カロリー量の算定は難しく、運動麻痺タイプ（痙直型、アテトーゼ型、低緊張型）や生活スタイル（寝たきり、座位、歩行可能）によるほか、呼吸運動、摂食活動、筋緊張の亢進や姿勢保持に消費

表1-6　重症心身障害児（者）の栄養評価（主観的包括的評価）

一般的な項目	重症児（者）での追加評価項目
A　問診・病歴から得られる情報 　1　年齢、性別 　2　身長、体重、体重変化 　3　食物摂取状況の変化 　4　消化器症状 　5　日常生活活動作（ADL）の状況 　6　疾患と栄養所要量との関係 B　身体所見から得られる情報 　1　皮下脂肪の損失状況 　2　筋肉の損失状況 　3　浮腫（くるぶし、仙骨部） 　4　腹水の有無 　5　毛髪の状態	・3か月以上連続する体重減少 ・10％を超える体重減少 ・易感染性 ・皮膚所見（褥瘡の遅延、湿疹） ・口内炎、ヘルペスの反復 ・触診での脂肪・筋肉の減少 ・持続する咳 ・持続する下痢・便秘 ・出血傾向 ・生理がなくなる ・運動機能の低下 ・いつもと違う症状（痛み・緊張）

口分田政夫・永江彰子：重症心身障害児の栄養管理，静脈経腸栄養，27（5），p1176，2012．

されるエネルギーの変動など個別性が高く、すべての重症児にあてはまる数式はありません。QOL向上のために個別の栄養評価が重要です（**表1-6**）。

4 ■ 胃食道逆流症とケア

　胃酸を含む胃内容が胃から食道方向に向けて逆流する症状を胃食道逆流症といいますが、これにより、食道炎、呼吸障害、摂食拒否などさまざまな症状が引き起こされます。重症児では胃食道逆流症で、呼吸状態、栄養状態、睡眠障害、姿勢制限などの影響を被ることが多くあります。要因への対応が必要で、注入や食事中とその後の姿勢管理（**図1-7**）、空気嚥下の減少、注入時の粘調剤投与の工夫、筋緊張の緩和、上気道閉塞性呼吸障害の治療などがあります。

図1-7 姿勢と胃内容の位置関係

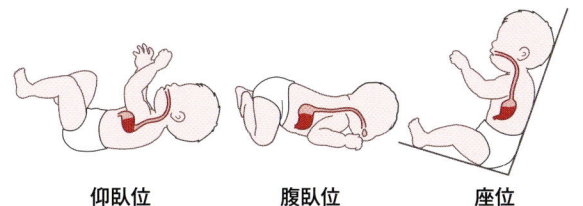

仰臥位　　腹臥位　　座位

仰臥位では胃食道逆流が起こりやすい。

東京都福祉保健局障害者施策推進部居住支援課編：訪問看護師のための重症心身障害児在宅療育支援マニュアル，第2版，p66，東京都生活文化局広報広聴部都民の声課，2013．

4 筋緊張の異常（亢進と低下）

　筋緊張の異常は、重症児にとって良好な姿勢の維持や移動を困難にし、呼吸障害や嚥下障害の主要な要因となります。身体の変形、拘縮をできるだけ進行させないことは、将来のQOL維持・向上のために大切です。筋緊張の異常には、①不快時や随意的な活動で脊椎の伸展や肩甲骨の内転方向に力が入りやすいこと、②変動型（アテトーゼタイプ等）、③筋緊張が低下し、関節の過伸展、重力に抗した四肢・体幹の活動の困難があります。

1 ■ 筋緊張の亢進（過緊張）の要因とケア

　筋緊張の亢進（過緊張）の要因は、①体調の変化（痛み、発熱、疲労、空腹、脱水等）、消化管障害、呼吸障害、誤嚥等、②心理的要因（不安、興奮、精神的ストレス、環境の変化）、③環境の変化（気温の変化、不安定な体位、光や音の刺激）で、随伴症状は喘鳴、閉塞性呼吸、発汗、発熱、嘔気・嘔吐があります。

　筋緊張の亢進は機能障害や苦痛だけではなく、睡眠障害、呼吸障害、胃食道逆流などをもたらしやすいので、ケアでは過緊張の誘因を減らし可能な限り緊張をとることが大切です。具体的には、ポジショニング

3.在宅ケアを要する小児への看護ケア　**027**

（適切な姿勢）とリラクゼーションを行います。ポジショニングとしては、①反り返り伸展の抑制として股関節の屈曲を保持すること、ボールポジショニング、前傾姿勢、②咽頭障害による上気道狭窄の筋緊張の抑制として、前傾座位、腹臥位や半座位がよい場合があります。また、リラクゼーションとしては、①長時間続けて同じ姿勢にしない、②抱っこやスキンシップ、③マッサージ、静的弛緩誘導法等があります。

　ケアのときには、骨折・脱臼に注意が必要です。また、変形・拘縮の進行のおそれがある場合は、リハビリテーションに加え、鎮静効果のある薬や筋弛緩薬の投与、ボトックス治療や神経ブロック、筋解離手術、バクロフェン髄注療法や機能的脊髄後根離断術を行うことがあります。

2 ▪ 筋緊張の低下（低緊張）の観察ポイントとケア

　低緊張の子どもは蛙様の姿勢で過ごすことが多く、長期の同一姿勢は拘縮を起こしやすくします。肩関節の拘縮は上部胸郭の可動性の低下、股・膝関節の拘縮は座位姿勢の崩れや制限に直結し、脊柱の変形（前彎、後彎、側彎）への配慮が必要です。全体的に低緊張なので、観察ポイントは、①呼吸状態、四肢冷感、チアノーゼの有無、皮膚の状態、②咀嚼力の低下の有無、③便秘の有無、④身体のどこに過緊張や過伸展があるか等です。ケアとしては、①ポジショニング、良肢位、②頻回の体位変換、③低体温の予防、④過緊張の部位があればその部位に合わせた対応をとります。

5 てんかん発作

　てんかんは、突然意識がなくなったり異常行動をとったり筋肉が硬直するなどの発作を繰り返す病気です。てんかん発作は、大脳の神経細胞が無秩序に興奮することによって起こります。この過剰な興奮が脳のどの部分に起きるかによって症状はさまざまです。てんかんの発症率は一

般の子どもが約0.5〜0.9％であるのに対し、重症児のてんかん合併率は60〜70％と高い割合を示しています。発作は多彩で診断がつきにくく、難治性の場合もあります。重症児にとって、てんかんのコントロールの良否がQOL向上のキーポイントになります。

1 ■ てんかん発作の種類（分類）

発作の分類は大きく、全般発作と部分発作に分けられます（**表1−7**）。全般発作には強直間代発作、欠神発作、ミオクロニー発作があります。部分発作には単純部分発作と複雑部分発作があります。

てんかん発作の治療は薬物治療が主ですが、全般発作、部分発作それぞれに効きやすいタイプの薬物があります。そのため、どの薬物を選ぶか決めるためにも、発作型を区別することが重要となります。

2 ■ てんかん発作時のケア

観察ポイント　痙攣や意識障害の症状や経過をよく観察しておくことが重要です（**表1−8**）。本人が発作の状況を口頭で伝えるのは難しいことや、てんかん発作がいつ起きるかわからないため、家族が対応できるようにしておくことが必要になります。例えば、携帯電話の動画機能を使って記録し主治医に相談することなどを勧めることもあります。

てんかん発作時の対応　まずあわてないことが大切です。状況によってはてんかんを起こした子どもを安全な場所へ移動させ、呼吸しやすいように体位の工夫を行います。発作はさまざまですが、持続時間は数秒から数分間のものがほとんどです。また、てんかん発作時の対応として、あらかじめ医師と相談した臨時薬を確認しておきます。痙攣重積状態（てんかん発作が5〜10分以上持続、意識が回復しないまま頻回に継続する）や、てんかん発作が5分以上続き一般状態が不良の場合は、医師に相談します（**表1−8**）。

表1-7 てんかん発作の分類

全般発作：脳全体が過剰興奮することによって起こる症状	部分発作：脳の一部が過剰に興奮することで起こる症状
強直間代発作 全身がガクガクする。または全身を硬直させる発作。意識はなく、白目をむいたりする **欠神発作** 突然、短時間、意識がなくなる発作。動きが止まり、発作から回復すると動作が開始する **ミオクロニー発作** 突然、電気が走ったような筋肉がピクンと収縮する発作	**単純部分発作** 意識がある。運動機能の障害（手足や顔が突っ張る、ねじれる、ガクガクと痙攣する、身体全体が片方に引かれる）が見られる **複雑部分発作** 意識が徐々に遠のいていき、意識障害が見られる発作。手をたたく、口をモグモグさせるといった無意味な動作を繰り返す

表1-8 てんかん発作の看護と留意点

観察ポイント	てんかん発作時の対応
・前駆症状 ・誘因の有無 ・発作の開始時刻と終了時刻（持続時間） ・てんかん発作の種類 ・てんかんでないものとの鑑別 ・意識障害の有無 ・呼吸状態 ・眼の動き ・服薬の確認 ・薬の効果と副作用の有無	・あわてない ・周りの危険物を除く ・転落・外傷等の事故を防止する ・楽な姿勢にし、衣類を緩める ・大声で叫んだり、身体をゆすったりしない ・側臥位にし、誤嚥・窒息を防ぐ ・発作後は静かに休ませる配慮をする ・必要時、医師に連絡し指示を受ける

図1-7と同じ、p87～88を参考に作成

3 ■ 日常生活の指導

　発作の誘因を避け、生活リズムを整えることが大切です。定期的に医師の受診を行い、てんかん発作や内服状況を伝え適切な治療が受けられるように心がけます。また、内服薬の飲み忘れがないよう、家族の判断で内服薬を中止したり調整したりしないように、不安なことは医師に相談できるように工夫します。規則的な睡眠をとることや、毎日の排便をコントロールすることも生活リズムを整えることにつながります。地域

の児童発達支援センターや学校とも連携し、子どもが楽しい、活発な生活が送れるように配慮します。

4 ■ 家族への精神的支援

病気のある子どもの親は、深い悲しみのなか、誰にも相談できず将来の不安を抱えながら生活していることがあります。てんかん発作を繰り返す場合、親が自ら責める気持ちをもっていたら、家族の話を傾聴することが大切になります。また、同じ病気をもった子どもの家族と話すことで気持ちの共有ができ、安心することができます。家族、特に母親が精神的に孤立感をもたないような配慮が必要です。てんかん発作があっても、子どもができるだけ元気で豊かな生活が送れることをめざして家族と一緒に考えていくことが大切です。

6 易骨折性

重症児では、打撲や転倒だけでなく、移動や更衣などの日常生活動作においても骨折が起こり得るので、ケアには細心の注意が必要です。

図1-8 **重症児が骨折しやすい部位**

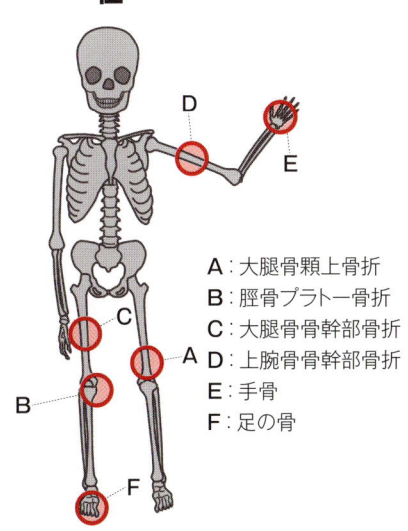

A：大腿骨顆上骨折
B：脛骨プラトー骨折
C：大腿骨骨幹部骨折
D：上腕骨骨幹部骨折
E：手骨
F：足の骨

図1-7と同じ、p90

1 ■ 骨折の特徴と骨折しやすい部位

易骨折性の原因は、①日常的に抗重力姿勢をとっていない、②骨にかかる力の方向が限定的なことが多い、③骨萎縮の可能性、④カルシウムの摂取不足、

⑤抗てんかん薬、筋緊張緩和薬の副作用、⑥ビタミンＤの利用障害です。また、肩・肘関節、股・膝関節の拘縮（可動域の制限）での行為や姿勢変換等の無理な介助も原因となります。骨折が多い部位は図1－8のとおりで、高齢者とは異なります。

2 ◼ 観察ポイントと予防（ケア）

　機嫌の悪さ、いつも嫌がらないことを嫌がる、部位の腫脹、四肢の変形がいつもと異なる、いつもより四肢を動かさない、異常に動かしやすい等がみられる場合には、注意して観察する必要があります。

　予防はまず、骨量を増やす配慮として、①栄養状態のチェック、食事内容、②変形・拘縮に配慮した抗重力の姿勢、③自動運動の増加、骨筋系への適当な刺激、④外気浴、散歩等を行います。また、ケアの配慮としては、①介助はゆっくり声をかけて行う、②移動時はぶつからないように注意する、③筋緊張や不随意運動が強い場合は周囲を保護する、④抱くときや更衣時に、四肢を強く曲げたり伸ばしたりしないことです。

7 易感染性

　重症児の呼吸・循環等の機能は、何か一つでも"通常でない要素"が加わるだけで大きく体調が崩れてしまう可能性があります。栄養状態が良好といえない重症児は免疫状態が低い場合が多く、易感染性の状態です。そのため、訪問看護師自身が媒体にならないよう、標準予防策の対応が大切です。

1 ■ 標準予防策と感染経路別予防策

標準予防策（standard precautions；スタンダードプリコーション）とは、患者の体液、粘膜、正常でない皮膚には感染性があると考え対策を講じることで、手袋、マスク、ガウン（エプロン）の着用と適切な廃棄が重要です（表1-9）。また同時に、感染経路別予防策（接触感染・飛沫感染・空気感染の経路別予防策）を徹底し、「持ち込まない、持ち出さない、ばらまかない」を実践することも必要となります（図1-9）。

表1-9 標準予防対策に必要な物品

- 手袋
- サージカルマスク
- エプロン、ガウン
- 靴下、靴下カバー
- タオル、ペーパータオル
- ビニール袋
- 速乾性手指消毒剤
- 蘇生用マウスピース

図1-7と同じ，p103

図1-9 訪問看護師に必要な感染予防策

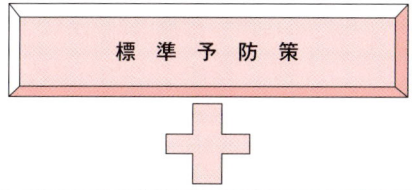

	接触感染予防策	飛沫感染予防策	空気感染予防策
感染経路別予防策	メチシリン耐性黄色ブドウ球菌(MRSA)・緑膿菌・バンコマイシン耐性腸球菌(VRE)・疥癬・消化管感染微生物(O157・ノロウイルス・ロタウイルス)等	インフルエンザ・マイコプラズマ肺炎・風疹・ムンプス等	麻疹・水痘・結核等

（標準予防策＋感染経路別予防策）

図1-7と同じ，p102

2 ■ 訪問時の感染予防の基本

　一方で、標準予防策について理解しておくことは重要ですが、実際の訪問時に手袋などを最初から着用していくことは、患者・家族を不快にさせてしまいます。それぞれの患者・家族にかかわりながら、感染予防策を考えることが訪問看護師には求められます。

　訪問前後（来た時・帰る時）の手洗い、うがいを徹底することが何よりも大切です。在宅ケアで用いる物品の消毒も欠かせません（表1-10）。また、家族に、感染予防策と家族を含めた感染症について説明することも必要です。状況を把握する方法としては、①小児感染症の既往歴と予防接種の状況や情報（日本小児科学会のホームページ等を参照）を確認すること、②現在の常在菌の把握（MRSA、緑膿菌、耐性大腸菌などは持ち出さない対応が必要）をすることが求められます。

表1-10　**在宅ケア物品の消毒**

器材名	消毒方法
体温計、血圧計、聴診器、パルスオキシメータ	再使用の際はアルコール系消毒薬で清拭
口腔内吸引カテーテル ネブライザー バッグバルブマスク 鼻用カニューレ	熱水消毒（80℃10分以上） 次亜塩素酸系、ヨード系、アルコール系消毒薬で消毒

図1-7と同じ, p104

8 恒常性の維持

　人は体温、血圧、血液や細胞内のpH・電解質組成・浸透圧・血糖等の体内環境を一定の範囲内に保つ仕組みとして、中枢神経やホルモン、酵素をもっています。重症児の場合、先天性代謝異常症、脳の病変等により中枢神経が作動しないときは調整が難しく、正常でも、ほんの少しバランスを崩しただけで大きく体調を崩しやすい状況にあります。訪問看護の場面では、フィジカルアセスメントと家族からの聴取が大切です。家族の「いつもとどこか違う」「何かおかしい」といった感覚が、体調を崩すサインを的確に表すことが多くあります。

1 ▪ 体温調節の異常とケア

　重症児は、不感蒸散が少なく、薬によっては発汗障害もあり、熱放散は減少します。

　体温異常の原因は、高体温では、感染症（70％）、筋緊張の亢進、脱水、中枢性発熱、心因性、着せすぎのうつ熱等で、低体温では、基礎代謝の低下、中枢障害（視床下部障害・体温調節中枢の障害）、甲状腺機能低下等があります。

　観察ポイントとして、①子どもにとって正常範囲か、②高体温・低体温の原因は何か、③随伴症状（顔色、四肢冷感、熱感、悪寒等）の有無などで、他のバイタルサインと合わせてアセスメントします。具体的に行うケアを**表1-11**にまとめます。

表1-11　体温異常時のケア

高体温のケア	低体温のケア
・適切な室温 ・十分な水分 ・衣類・寝具の調節 ・氷枕か保冷枕などでクーリング（発熱時は両腋窩・鼠径部・頸部の動脈を冷やす、背部のクーリングが有効） ・除湿シート ・クーリングベスト　等	・適切な室温 ・靴下・手袋・暖かな着衣の工夫 ・敷布団・掛け布団の工夫 ・湯たんぽ・ホットアンカ（低温やけどに注意。42℃、1時間で発症） ・防寒具の利用 ・カロリー不足の場合は栄養改善 ・体動が少なく不活発の場合は他動的な運動や遊び

図1-7と同じ，p97を参考に作成

2 ▪ 血液の酸塩基平衡（pH値）

　生命活動が安定するために、酵素が働いている環境のpH値が一定であることが必要です。血液pHは7.40（7.35〜7.45）で維持されていますが、CO_2分圧が大きく影響しています。在宅ではCO_2の計測は普及していないので、過換気、頻回の嘔吐などの代謝性のアルカローシスなどの観察が必要で（**図1-10**）、適切に受診勧奨をします。

図1-10 血液の酸塩基平衡

アシドーシス	pH7.40 (7.35～7.45)	アルカローシス
二酸化炭素分圧 PaCO₂　⬆	呼吸性変化	PaCO₂　⬇
重炭酸イオン HCO₃⁻　⬇	代謝性変化	HCO₃⁻　⬆

・血中 $PaCO_2$ と pH は互いに化学平衡
・CO_2 は血液中で、一部は分圧に応じてそのまま溶解（$PaCO_2$）し、他の大部分は重炭酸イオン（HCO_3^-）になる

3 ■ 水分と電解質バランスの異常

　細胞が正常に活動するために、電解質（Na、K、Cl、Ca、Pなど）や浸透圧が一定範囲に保たれる必要があります。重症児は、唾液、吸引、発汗、胃液（胃からの吸引液の廃棄）、胃拡張、イレウス（消化管内への喪失）、下痢、嘔吐、腎尿細管再吸収障害による低張尿等による水分や電解質の異常喪失状態になりやすいとされています。また、内分泌異常・中枢神経異常により、抗利尿ホルモン不適合分泌症候群、尿崩症、中枢性の塩喪失もあります。

参考文献
○ 東京都福祉保健局障害者施策推進部居住支援課編：訪問看護師のための重症心身障害児在宅療育支援マニュアル，第2版，東京都生活文化局広報広聴部都民の声課，2013.
○ 日本小児神経学会社会活動委員会ほか編：新版　医療的ケア研修テキスト，クリエイツかもがわ，2012.
○ 浅倉次男監：重症心身障害児のトータルケア，へるす出版，2006.
○ 口分田政夫・永江彰子：重症心身障害児の栄養管理，静脈経腸栄養，27(5)，p1175～1182，2012.
○ 堀川由夫編著：血液ガス"超"入門，医学書院，2013.
○ 浦島充佳：病態生理できった小児科学，医学教育出版社，2000.
○ 中澤誠：先天性心疾患，小児看護，16(10)，p1217～1225，1993.

2 医療ケア

1 気管切開

1 ■ 目的
　上気道狭窄・閉鎖に対する気道確保、下気道分泌物・貯留物の排除、誤嚥防止のために行われます。呼吸不全の場合、上記の状態等に対して気管切開し、呼吸管理を行います。

2 ■ 観察ポイント
　気管切開孔の状態を観察し、発赤・肉芽・出血の有無やその位置等の確認を行います。異臭の有無、また、Yガーゼは極力使用しないほうがよいですが、家族の希望やカニューレの位置調整のために使用する場合は、ガーゼの汚染を確認し、感染状態にないかを観察します。

　また、ネックホルダーのサイズが合っているか、首周りの皮膚の観察も大切です。吸引カテーテル挿入の際には、抵抗感の有無や分泌物の性状も観察します。

3 ■ 注意点と対応策
　気管切開児の看護をする際の注意点と対応策は、次のとおりです。
① 気管カニューレの事故抜去を予防します。固定の確認をします。切開孔が閉塞しやすい子どもなどは、抜去したときのためにワンサイズ小さい気管カニューレを用意しておくことも大切です。
② 気管カニューレなどが分泌物で閉塞されないよう気管内の乾燥を予防します。人工鼻を装着し、呼吸器の加湿をしっかりかけ、粘稠痰の場合は吸入も効果的です。
③ 気管切開孔周囲を清潔に保ち、感染予防に努めます。汚染のひどい

場合は、Yガーゼを使用していれば適宜ガーゼ交換を行い、分泌物は濡れたガーゼや綿棒で清拭を行います。気管切開孔周囲に肉芽や発赤があった場合は、清拭後にリンデロンVG軟膏等を塗布したり、肉芽の位置にテンションがかからないようなポジショニングを行い、また呼吸器回路の固定を配慮することも大切です。

④ CTやファイバー検査の結果等で気管カニューレと気管、腕頭動脈の関係を把握し、ポジショニングや挿入するガーゼの厚さ等の調整を行います。

2 吸引

1 ■ 目的

気管カニューレ内に貯留した分泌物を除去し、安楽に呼吸ができるようにします。

2 ■ 必要物品

電動吸引器、吸引カテーテル、水道水、アルコール綿、手指消毒液、カテーテル保管容器のほか、必要時には、口鼻用の吸引カテーテル、吸い上げ用水を用意します（**写真1−1**）。

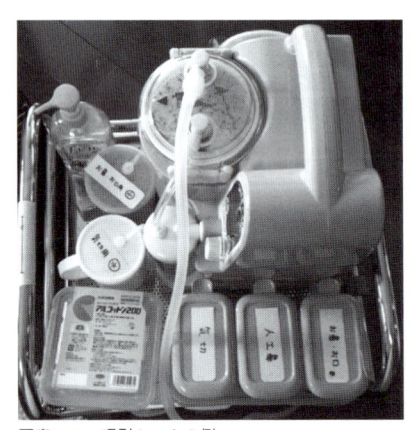

写真1−1 吸引セットの例

3 ■ 手順

吸引は次のような手順で行われます。
① 分泌物貯留音を聴取します。
② 手指消毒をします。

③　吸引ホースと吸引カテーテルを接続し、カテーテル先（挿入長さのプラス2cm程度）をアルコール綿で消毒します。
④　吸引器の電源を入れ、吸引カテーテルの根元を曲げて吸引圧を確認します。
⑤　吸引カテーテルの根元を曲げた状態で気管カニューレ内へ挿入し、曲げていたカテーテルを解放して吸引します。分泌物貯留音がある場合は繰り返し吸引を行います。
⑥　吸引後はカテーテルをアルコール綿で拭き、水道水等を吸引します。
⑦　吸引カテーテルを乾燥保管容器に収納します。

4 ■ 注意点と対応策

吸引を行う際の注意点と対応策は次のとおりです。
①　吸引圧は100前後〜150mmHgで設定します。
②　吸引時間は5秒程度で行い、肺の虚脱や気管の刺激を最低限にし、子どもの表情、顔色、酸素化などに注意します。
③　吸引カテーテルを挿入する際、その長さは子どもの気管カニューレのサイズによって異なるため、主治医に確認する必要があります。挿入しすぎると気管を傷つけ、肉芽形成のリスクが増すため、注意が必要です。介護者が毎回確認できるように、長さをベッドサイドに表示しておくとわかりやすいです。
④　吸引後も分泌物貯留音が消失しない場合は、水分補給、加温加湿、肺理学療法、吸入等を行い、排痰を促すことも大切です。

3 吸入

1 ■ 目的

気道内を加湿することで気道粘膜を保護し、気道内分泌物の喀出を促します。治療として、消炎薬、去痰薬、気管支拡張薬、抗生物質などを

気道に直接作用させ、即効性を期待するものです。特に気管切開をしている場合、気管内が乾燥しやすく、過敏にもなりやすいため、病院では不要でも、在宅では必要となることが多くあります。

　吸入器の種類には、コンプレッサー（ジェット）式ネブライザー、超音波式ネブライザー、定量噴霧式吸入器があり、適切なものを選択します。薬液によっては使用できない種類もあるので注意する必要があります。

2 ■ 観察ポイント

　吸入時は、脈拍や呼吸状態、顔色の変化、咳や嘔気・嘔吐などの有無を観察します。吸入後は、吸入前との呼吸状態の変化を確認します。また、排痰を促し、吸引が必要になることもあります。その際、痰の性状を確認します。

3 ■ 注意点

　吸入の際の注意点には、主に以下のものがあげられます。
① 　吸入の量・回数を守り、正しい使用方法で行います。
② 　吸入薬によっては、副作用が現れることがあるので注意します。
③ 　体位は座位が好ましいですが、子どもの安楽な姿勢を優先します。
④ 　食前食後の吸入は嘔気・嘔吐を誘発するため、避けます。
⑤ 　吸入中はリラックスできるように、絵本を読んだり、手遊びなどが効果的です。
⑥ 　加温加湿され菌が繁殖しやすいため、器具は清潔に保つことが大切です。

4 人工呼吸療法

1 ■ 目的

　自発呼吸が乏しく、常時人工呼吸器の装着が必要な子どもや、気道や肺の虚脱を防ぎながら成長させるために、一時的装着が必要な子どもなど、人工呼吸療法を受ける子どもの状態もさまざまです。気管切開をしての呼吸器装着であるTPPVと、マスクなどを使用してのNPPVと、大きく二つの方法に分けて考えられます。

　いずれにせよ、ガス交換が子どもの自発呼吸だけではままならず、何らかのサポートが必要な子どもが、人工呼吸器（**図1-2、図1-3**）を装着することになります。

　そして、ガスを肺内に送り込むための方法が換気条件のモードで決められます。すべての呼吸を呼吸器に設定どおり行ってもらうCMVモード、自発呼吸をトリガーして不足分を呼吸器にサポートしてもらうSIMVモード、呼吸のパターンは自力で調整できるが常に一定の圧をサポートしてもらうCPAPモードなど、子どもの呼吸状態に合わせて、モードのほか、圧設定や吸気時間など、呼吸器条件を細かく医師が設定します。

2 ■ 観察ポイント

　主な観察ポイントは、以下のような点です。

① 呼吸器の設定どおり作動しているかを確認します。呼吸器回路に緩みがあったり回路内に水が溜まったりすると、圧が設定どおりにかかっていなかったりすることもあります。チェックリスト（**表1-12**）などを参考に確認するとわかりやすいです。

② 子どもの呼吸状態が呼吸器装着時に安楽であるかを確認します。子どもの呼吸状態と合っておらずファイティングを起こしていないか、酸素飽和度が保たれており全身状態は安定しているか、異常な腹部膨

表1-12　呼吸器設定チェックリスト

	月日	/	/	/	/	/	/	/	/	/	/
設定	モード(S/T)										
	呼吸回数（　回）										
	I/E比（　/　）										
	呼気時間（　秒）										
	酸素流量（　L/分）										
実測値	気道内圧										
	心拍数										
	SPO_2値										
確認	回路接続										
	呼吸器と酸素濃縮器										
	呼吸器電源										
	加湿器電源										
	酸素濃縮器電源										
	吸引器電源										
	加温加湿器ダイヤル										
	回路の結露										
その他											
サイン											

満をきたしていないかなどを確認します。ガスの貯留が生じていると皮膚色がさえなかったり、機嫌が悪かったりすることがあります。

③　痰の性状や量の変化はないかを確認します。痰の性状は感染徴候のサインになりやすく、また心拍数の変化、肺の聴診などで子どもの状態を観察します。在宅では特に痰が硬くなりやすく、気管チューブ閉塞をきたすおそれもあるため、注意していかなければなりません。

④　家族が呼吸器の扱いに慣れてきているかどうか、トラブルシューティングが身についているのかどうかは、訪問看護師として一緒に学んで見守る必要があります。過度に怖がる必要はなく、アラームが鳴ったときの対処の仕方を家族とともに一つずつ確認していくことが

大切です。また、アラームが作動するかどうかも確認する必要があります。緊急時の心肺蘇生法も実施できるか確認し、物品の保管にも留意します。

その他、災害時や停電に備えてバッテリーが準備されているか、災害時個別支援計画が常に実施できる状態であるのかも配慮します。衛生物品など、子どもの生活に不足しているものがないかなども医師に報告していく必要があります。

3 ■ 注意点

まずは、自宅で管理できる状態で子どもが帰ってきているのかを確認します。家族への負担が少ない状態であるのか、家族が人工呼吸器（**写真1-2**）の取り扱いに慣れてきているのか、トラブル時の対応が理解できているのかを確認する必要があります。また、人工呼吸器関連肺炎（VAP）予防として、清潔操作、口腔ケアなども忘れずに行うことが大切です。

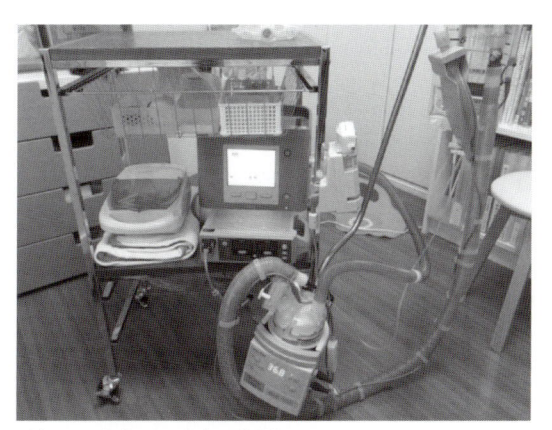

写真1-2　在宅における人工呼吸器

5 経管栄養法（カテーテル）

1 ▪ 目的
　口からの哺乳、食事がうまくいかず、必要な栄養が確保できないときや、誤嚥が多くて口からの栄養摂取を続けることが不適当と考えられるときに、消化管にチューブを入れてミルクや栄養剤を注入します。鼻から胃あるいは十二指腸までチューブを入れる「経鼻経管栄養法」が広く行われています。

2 ▪ 観察ポイント
チューブ位置の確認　経鼻胃チューブではチューブが胃内に留置できているのかを、胃内容物を吸引することと気泡音の聴取で確認します。胃内以外に留置されていても心窩部で気泡音が聞こえることもあるので、複数の確認方法を行うことが大切です。チューブの固定や挿入の長さの確認（マーキング）も合わせて行います。

腹部の状態　経管栄養法では、本人の食欲や空腹感の有無に左右されずに胃や十二指腸に栄養を注入することができます。そのため、消化の状態や腹部膨満の有無、腸蠕動音などの腹部症状観察は大切です。

呼吸の状態　ゼコゼコしていたり、痰が多いときは、注入物を嘔吐しやすくなります。ゼコゼコを落ち着かせてから、また吸引が必要な子どもであれば、注入前にしっかり吸引するなどが必要です。

3 ▪ 注意点
感染の予防　経鼻胃チューブの交換はケースによって異なります。標準的には1〜2週間で交換しますが、1か月に1回の患者もいます。注入後は白湯を通し、チューブ内をきれいにします。

下痢の予防　注入物の温度が低い、注入速度が速いなどの場合、また栄養剤の種類によっては下痢を起こすことがあります。注入物は人肌程度

に温めたものを使用し、胃への注入では1回の注入時間は最低でも15〜30分くらいかけます。

注入時の姿勢　胃への注入では、座位や上半身を少し起こした姿勢、または右側臥位で注入します。

チューブの事故抜去の予防　注入中の事故抜去は誤嚥につながるので、注意が必要です。チューブや固定テープの違和感から、子どもが自分でチューブを抜いてしまうこともあります。テープ固定の方法にも、発達を考慮した工夫をします（図1-11）。十二指腸チューブは透視下で挿入しなければならないので、事故抜去にはさらに注意が必要です。皮膚トラブルも生じやすいため、テープの選択にも注意します。

ダンピング症候群　通常、経腸栄養などで注入物を急速に注入したときに起こる症状で、低血糖に伴うだるさ、めまい、冷や汗、動悸などの全身症状と、腹痛、嘔気・嘔吐、下痢などの腹部症状があります。

図1-11　チューブ固定の例

テープ固定のいろいろ

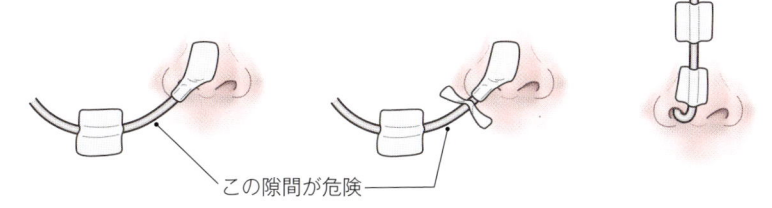

この隙間が危険

テープの種類

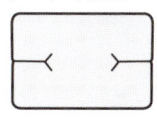

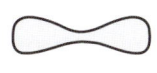

カットはさまざま。皮膚に優しく、粘着力がそれなりにあるものを選ぶ。

6 胃瘻

1 ■ 目的

　経管栄養を行うために、腹壁と胃壁に穴を開け、チューブなどを留置する方法です。経口摂取が不可能であったり不十分なときに、長期的な経管栄養法として用いられます。経鼻胃チューブの挿入が困難な場合、減圧ドレナージ目的や誤嚥性肺炎を繰り返す場合などに適応があります。長時間の栄養管理に適しており、経口摂取が可能なこと、交換頻度が少なく痛みが少ないこと、顔にチューブがなくなり、すっきりすることが長所です。半固形化栄養剤やミキサー食を注入できることで、食事を経口摂取したときと近い状態で栄養摂取ができ、より生理的な身体の反応も期待できます。

　使用するカテーテルは大きく分けて4種類あり、外部固定具にはボタン型とチューブ型、内部固定具にはバルーン型とバンパー型があります（図1-12）。

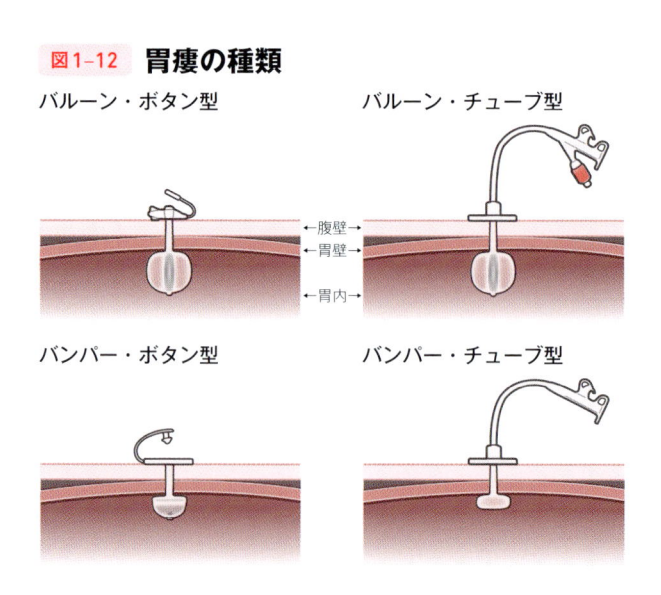

図1-12 **胃瘻の種類**

バルーン・ボタン型　　バルーン・チューブ型

←腹壁
←胃壁
←胃内

バンパー・ボタン型　　バンパー・チューブ型

2 ■ 観察ポイント

　注入前には必ず胃瘻カテーテル（PEGカテーテル）が抜けていないか、胃瘻周囲に発赤、浸軟、疼痛、掻痒感やびらん、肉芽がないかを確認することが大切です。

　また、注入中には漏れの有無やチューブが引っ張られていないかを確認します。PEGカテーテルを軽く持ち上げたときに、皮膚面と外部バンパーの間は１～２cmの遊びがあることが望ましいとされています。

3 ■ 注意点

　胃瘻を行っているときの注意点として、次のようなことがあげられます。

① 子どもの発達段階によっては、ずり這いやカテーテルを引っ張ってしまうことで、PEGカテーテルが抜けやすくなります。その場合は２～３時間で閉塞が起こるため、まずは瘻孔の閉塞を防ぐことが重要であり、緊急時に備えて新しいPEGカテーテルを１本用意しておきます。用意がない場合は吸引用チューブや抜けたカテーテルを代用してもよいです。腹巻きを利用すると引っかかりにくくなり、興味もそれやすいです。

② 胃内容物の漏れやPEGカテーテルによる蒸れで掻痒感が生じると、触ってしまう原因となります。

③ 胃壁・瘻孔縁・瘻孔周囲皮膚の同一部位の圧迫を避けるため、外部バンパーを１日１回は回転させる必要があります。瘻孔に負荷をかけると、肉芽の原因ともなるので注意します。

④ バルーン型の場合は週に１回、固定水の交換をします。

⑤ 強く胃吸引すると、胃壁を吸いつけることがあるため、PEGカテーテルを押しつけないように固定し、弱い圧で吸引します。

7 排便コントロール

1 ■ 目的

　排便回数が週3回未満の場合や、排便に苦痛、困難を伴う場合、直腸内の便貯留が慢性的にみられる場合は、「便秘」と診断されます。脳性麻痺の子どもは筋緊張のコントロールがしにくく、排便のためにいきみにくい特徴があります。また、便意を感じて排便をするという経験も乏しいです。運動不足、食べる機能の障害による水分不足、摂取量不足、経管栄養やペースト食などの低残渣食を摂取するための繊維質の摂取不足も便秘の原因の一つです。その他、器質性便秘をきたし得る疾患（直腸肛門奇形、甲状腺機能低下症、高カルシウム血症、低カリウム血症、脊椎神経障害、ヒルシュスプルング病、腹壁異常、ダウン症候群、ミルクアレルギーなど）があります。

　悪化因子としては、発熱や発汗による脱水、不適切なトイレットトレーニングが考えられます。また、残渣の少ない食事、肉食に偏ったり、菓子や加工食品の摂取が多いと、便秘になりやすい可能性があります。

　排便のコントロールでは、排泄しやすい便性を保つことと、排便の時間を考慮することが重要です。子どもの障害や状態によって、排便ケアを組み合わせて行います。腸の走行に沿ってマッサージし、下肢を屈曲させ腹部の圧迫をすることでいきみを体験し、排便することを学習することも効果的です。胃直腸反射が起こりやすい朝食後に行うとよいとされています。綿棒刺激、摘便、緩下薬（ピコスルファートナトリウム水和物（ラキソベロン））による便性のコントロールなどのほか、座薬（ビサコジル（テレミンソフト））、膨張性下剤（カルメロースナトリウム（バルコーゼ）、寒天）大腸刺激性下剤（センノシド（センナ））などの薬物投与、浣腸、洗腸などの使用により排便コントロールをすることもあります。

2 ■ 観察ポイント

　排便の回数、便の硬さ、腹部触診で便塊を触知するか、排便時の痛み（泣くことがあるか）、出血などを観察する必要があります。

3 ■ 注意点

　排便コントロールをする際の注意点を以下にまとめます。

① 　浣腸液は40〜41℃に温めます。これより低いと、末梢血管の収縮により血圧の上昇や寒気が生じます。43℃以上では腸粘膜に炎症を起こします。

② 　体位は、直腸が下になり浣腸液が注入しやすいことから、左側臥位が望ましいです。挿入が短すぎると肛門括約筋を刺激して、便意を引き起こし、長すぎるとS状結腸への移行部を損傷する可能性があります。カテーテルは挿入を滑らかにするためにオリーブ油やワセリンなどの潤滑油を塗布します。添付文書にも示されていますが、リドカイン（キシロカインゼリー）は局所麻酔薬であり、ショックを起こす可能性があるため、使用は避けます。浣腸液はゆっくり注入します。注入速度が速いと便意を催します。逆流防止弁がついていないタイプでは、便が逆流しないように、握りを緩めず注入します。

③ 　事故予防のため、カテーテル挿入の手技の不確実さ、患者の腸管壁の脆弱さや腸管の癒着、走行異常、狭窄などによる直腸穿孔に注意が必要です。衰弱の著しい子ども、血圧変動しやすい子どもなどに浣腸を実施する場合には、十分な注意が必要です。

8 ストーマ

1 ■ 目的

　ストーマ（人工肛門）は、疾患や病変により肛門から排泄できなくなった便を排泄する経路です。縫合不全の予防や腸の減圧を図ります。

子どものストーマ造設の理由としては、下部消化管の先天性器質的通過障害（直腸肛門奇形）、もしくは先天性機能的通過障害（ヒルシュスプルング病）が多いです。

2 ▪ 観察ポイント

主に次の点を観察します。
① ストーマ（サイズ、脱出や陥没、狭窄などの変化、色調、出血の有無、浮腫）
② 粘膜皮膚縫合部（縫合の状態、出血の有無）
③ 周囲の皮膚（発赤、びらん、掻痒感、疼痛、浸出液の有無）
④ 排泄物（便の量、性状、排ガスの有無）

ストーマ造設に伴う合併症、皮膚炎、陥没、壊死、ストーマ脱出、傍ストーマヘルニア、狭窄、瘻孔などの出現に留意して観察するとともに、家族指導を行います。

3 ▪ 注意点

ストーマのある子どもへのケアにおいては、次の点に注意します。
① 面板はストーマサイズに合わせたカットを行います。実際のストーマサイズに対して5mm程度大きくカットします。大きすぎると排泄物が皮膚に付着してしまい、小さすぎると皮膚保護剤が湿り、剥がれやすく、漏れの原因となります。
② 装具交換を適正な間隔で行う必要があります。使用後のストーマ装具の裏を見て、皮膚保護剤の溶け具合が1cm以内で交換の目安となります。
③ 腹壁の状態に適応したストーマ装具を使用します。ストーマ周囲にしわやくぼみがある場合は、練り状皮膚保護剤や板状、用手成形皮膚保護剤を併用したり凸面装具を使用します。
④ ひどい滲出液を伴うびらんの場合、板状の皮膚保護剤（面板）は密

着しません。板状皮膚保護剤は乾いた部位につき、粉状皮膚保護剤は濡れた部位にしかつかない性質をもっています。滲出液のあるびらんの部分は、そのままの状態で面板を貼らないで、粉状皮膚保護剤をおしろいのようにうっすらと散布し、その後、面板を装着して密着させます。健常の乾いている皮膚には、逆に粉状の皮膚保護剤の粒子が板状皮膚保護剤の密着性を低下させるので、粉を散布したら余分な粉は拭き取ります。

⑤ 日常生活においては特別な制限はありません。しかし、便の性状が普段より緩い状態が続いたり、回腸ストーマの場合では、容易に脱水、電解質異常をきたしやすいため、注意します。家族には、普段から便の性状や量、哺乳量、全身状態を観察し、異常時は早めに医師に相談するよう説明しておきます。また、脱水症状についても具体的に説明しておく必要があります。

⑥ 小児期には運動機能の発達も著しく、寝返りや腹這いなどでストーマ粘膜から出血することもありますが、出血が持続しなければ特に運動の制限は必要ありません。身体の動きによるストーマ装具の密着性の低下に対しては、ベルトや弾性包帯、腹巻きなどで固定する方法があります。

9 皮膚ケア

1 ■ 目的

　子どもの皮膚は、成人に比べ構造的・機能的に未熟で、薄くて柔らかく刺激を受けやすい状態にあります。また、皮脂腺分泌機能は性ホルモンに支配を受けているため、小児期では皮脂量が著しく少なく、角質層が常に乾燥状態にあるといえます。

　つまり、みずみずしく見える子どもの皮膚は、新生児期を過ぎた後から皮脂が減少し、思春期までは乾燥肌であることがわかります。また、

子どもは成人に比べ汗をかきやすく、汗をかいた肌は特に刺激を受けやすい状態にあるので、放っておくと皮膚がふやけて、おむつかぶれや汗もなどの原因になりかねません。

　以上のような子どもの皮膚の特徴より、子どもの皮膚に対しては、その未熟性を補うために日常的に適切なスキンケアが必要です。

2 ■ 観察ポイント

　皮膚に関する観察ポイントは、次のようなものです。
① 沐浴や入浴時に全身の皮膚状態をくまなく観察します。その際、頸部や腋下、肘・膝関節の裏側や鼠径部などの皮膚が密着している部位は、特に注意して観察する必要があります。
② 皮膚の状態に合わせてケアは異なりますが、皮膚ケアの原則は、「洗浄・清潔、保湿、保護」になります。
③ 皮膚トラブルがある場合は原因を早急に見つけて対処し、改善がみられない場合は早期に皮膚科を受診させます。

3 ■ 注意点

　洗浄の際、洗浄剤を用いるのであれば、十分に泡立てて表皮に付着した汚れを泡で包み込んで除去することが大切です。力を入れてこすることは避けます。汚れを拭き取る際も、強くこすらず、優しく拭き取ります。また、洗浄剤でトラブルを生じることもあるので、注意が必要です。

　保湿を行う際は、清潔な肌に保湿クリームやローションを塗ることが基本となります。肌によってはローションでもかぶれる反応を示すこともありますので、ローション選びについても注意します。

参考文献
○ 前田浩利・岡野恵里香編著：NICU から始める退院調整＆在宅ケアガイドブック，NEONATAL CARE2013 年秋季増刊（通巻第 352 号），2013．
○ 東京都福祉保健局障害者施策推進部居住支援課編：訪問看護師のための重症心身障害児在宅療育支援マニュアル，第 2 版，東京都生活文化局広聴部都民の声課，2013．

3 日常生活支援

1 環境整備

　医療ケアを要する子どもが自宅で生活していくためには、吸引器などの医療機器、薬剤やガーゼなどの消耗品類、ベッドや車いす等、多くの物品管理が必要となってきます（**写真1−3**）。そこで、使用頻度や用途に合わせて適切に機器等を設置することで、無駄な動きが減り、生活がしやすくなります。

　医療機器は高価なものが多いため、各家庭に合った医療機器を十分に思慮し、購入時に適切なアドバイスをする必要があります。子どもの状態によっては、自治体の助成制度を利用して購入することが可能な医療機器もあります。しかし、一度制度を利用すると、耐用年数の期間内は再度利用することはできません（詳細は各自治体に確認ください）。

　環境を整える際には、居室の間取りやコンセントの位置・数などを把握し、ベッドの配置、使用する医療機器の場所、子どもと家族の動線等を生活しやすいように決めます。人工呼吸器、酸素濃縮器、加温加湿

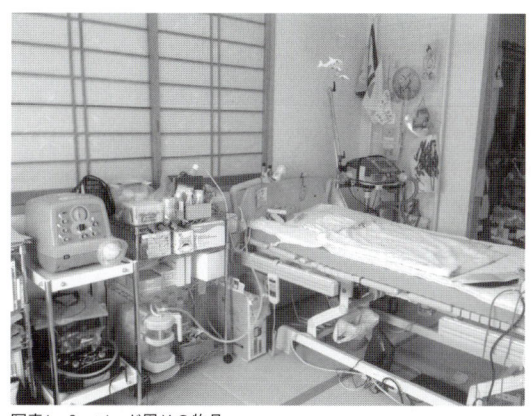

写真1−3　ベッド周りの物品

器、吸引器、パルスオキシメータなどの医療機器に必要な電力量の把握も必要です。アンペアブレーカーが落ちないよう、電圧（アンペア数）の調整が必要な場合もあります。

1 ■ 在宅ケアに必要な医療機器の選択

吸引器　吸引器は3電源（AC、内蔵バッテリー、シガーライターソケット）対応の機種を選ぶことが望ましいです。吸引回数が多い場合は、故障した場合に備えてもう1台予備の吸引器を用意しておいたほうがよいでしょう。電源が不要な手動式の吸引器や足踏み式の吸引器、電池式の吸引器も販売されています。

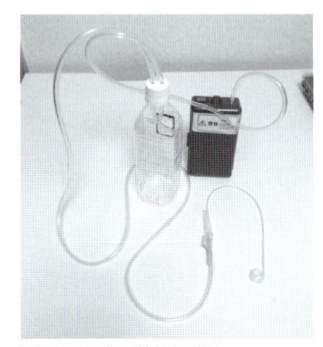

写真1-4　低圧持続吸引器

　唾液が嚥下できず、気管への垂れ込みが多い場合は、口腔内を吸引する低圧持続吸引器（**写真1-4**）を使用します。使用時はペットボトルを取り付けます。AC電源と外出時用の乾電池式の2種類があります。インターネットなどでも購入できます。

吸入器　使用する薬液や目的によって、①コンプレッサー（ジェット）式、②超音波式の2種類の機種があります。吸入器の種類によっては使用できない薬剤があるので、あらかじめ把握しておく必要があります。

2 ■ 在宅生活の工夫

人工呼吸器の事故防止　体動による気管カニューレの事故抜去や回路外れを予防する目的で、回路を固定する専用のホルダーがありますが、医療用は高価なため、代用として大きめの洗濯バサミを利用して固定する方法や、伸縮性のある包帯を利用して体幹に直接回路を固定する方法（**写真1-5**）もあります。

緊急時に備えて　病状が急変したときや緊急時は、思っている以上にあ

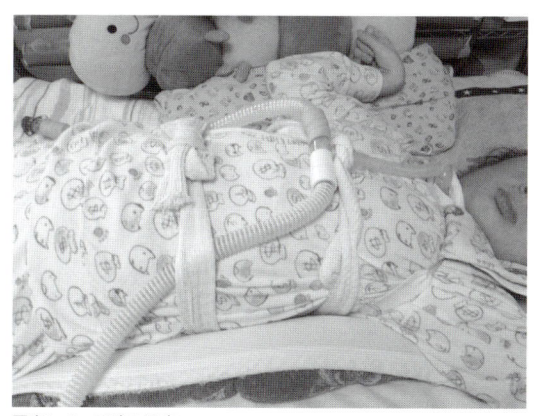

写真1-5　回路の固定

わててしまうものです。簡単な病状や連絡先の一覧を見やすい位置に貼っておくと便利です。

3 ■ 物品管理の実際

　物品管理の実例を紹介します（**写真1-6**）。キャスター付きラックの上段には頻繁に使用する吸引器があり、吸引に必要なカテーテルは100円ショップで購入した容器に入っています。右中段、下段には定期的に使用するが上段よりは使用頻度の低い予備の気管カニューレやテープなどの衛生材料、軟膏類等を入れてあります。下段にはパルスオキシメータと低圧持続吸引器が配置してあります。

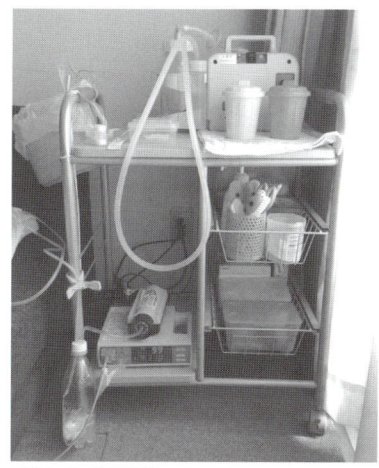

写真1-6　物品管理

2 入浴介助

　子どもは大人と比べ新陳代謝が盛んなうえ、特に重症児は流涎が多いことや、筋緊張に伴う発汗も認められます。そのため、皮膚の生理機能を保ち皮膚疾患を予防するためにも入浴は特に重要です。温熱効果による血流改善、筋緊張の緩和やリラックス効果も得られます。そして、自力での活動に制限のある子どもが浮力作用によりいろいろな姿勢変化を経験できることや、気道の加湿により排痰効果も高まります。歌を歌ったり手遊びをしたり、楽しく風呂に入れば、入浴がよりよいコミュニケーションの場になります。

　入浴方法は個々に合った方法で十分な体制で介助が行われ、安全で快適である必要があります。乳児はベビーバスなどで入浴介助を行うことが可能ですが、子どもが成長すると体重も増え、介助者の身体的負担も大きくなります。そこで可能な状況であれば、介助者も水着等を着用し、子どもを抱っこして一緒に湯船に浸かる方法もあります。これにより、子どもも安心感が得られ、筋緊張の緩和や、介助者の身体的負担を軽減できます。子どもの状態によっては、看護師2人体制での訪問看護や補助者の同行訪問が認められています。訪問看護ステーションに人員の余裕がない場合は、ホームヘルパーを導入し、連携して入浴介助をすることも検討します（ホームヘルパー導入に関する詳細は、各自治体に確認してください）。

1 ■ 入浴の準備

　入浴の準備で必要なこととして、次のようなものがあげられます。
① 浴室と脱衣所、居室の温度差がないように、24±2℃程度に室温調節をして行います。
② 洗い場や浴槽が滑らないように、滑り止めマット等を適宜使用します。移動時の動線の確認や足場の確保も併せて行います。

③ 個々の状態に合わせてシャワーチェア（**写真1-7**）等の補助用具の準備を行います。身体の変形が強い場合は入浴時に子どもの姿勢が安定するように、シャワーチェアにタオル等を置いてポジショニングを微調整しておきます。

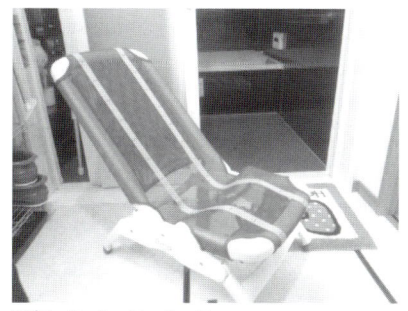

写真1-7　シャワーチェア

④ 湯の温度は個々の状態に合わせますが、ぬるめの38〜40℃程度が適温です。シャワーの温度が適温であるか、介助者の手で温度を必ず確認してから、子どもにかけるようにします。

⑤ 全身状態の観察と医療機器や装具などの入浴前の処置を行い、家族や介助者と入浴方法の確認もします。

⑥ 吸引が必要な場合は、入浴前に吸引を行い、吸引器を浴室内や脱衣所に準備しておきます。

2 ■ 入浴時のポイントと注意点

筋緊張の強い場合　入浴中に突然筋緊張や不随意運動が出現し、頭や四肢を浴室内にぶつけて怪我をするおそれがあります。介助者は怪我をさせないように注意して介助する必要があります。身体の各関節を適度に屈曲させた前傾姿勢（ボールポジション）をとらせると、筋緊張が起こりにくくなります。また、行動の前には、丁寧に声をかけてから行うようにすることが大切です。

低緊張の場合　外傷や脱臼予防のため、移動時はタオルやバンド等で両手首を固定します。ヘアーバンドなどでも代用できます。身体が大きい場合は、メッシュ生地製の移動用担架（**写真1-8**）等の使用も検討します。

気管切開の場合　気管内に水が入らないように人工鼻は付けたまま入浴

第1章　基礎知識

3.在宅ケアを要する小児への看護ケア　　057

します。呼吸が苦しい場合は、人工鼻のフィルターを外し使用します。さらに、カニューレ周囲にガーゼハンカチを巻く、タオルを人工鼻の下に置く等を行い、水が気管内に入らないように注意します。

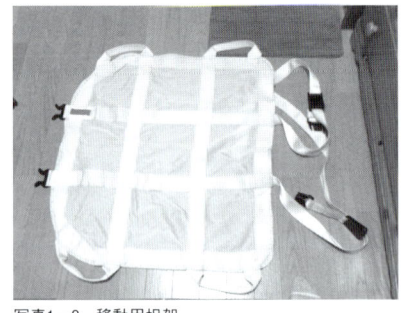

写真1-8　移動用担架

人工呼吸器使用の場合　呼吸器を外して入る場合は電源の入れ忘れを防ぐために、電源は切らないで回路の先端に人工肺（テストラング）を付けておきます。呼吸器を付けたまま入る場合は、呼吸器本体が水に濡れないように配置します。バッグバルブマスクを使用する場合は、家族や看護師がバギング（用手的人工呼吸）を行い子どもの様子を観察することに徹し、もう一人が身体を洗います。バッグバルブマスク内に水が入らないように注意します（**写真1-9**）。

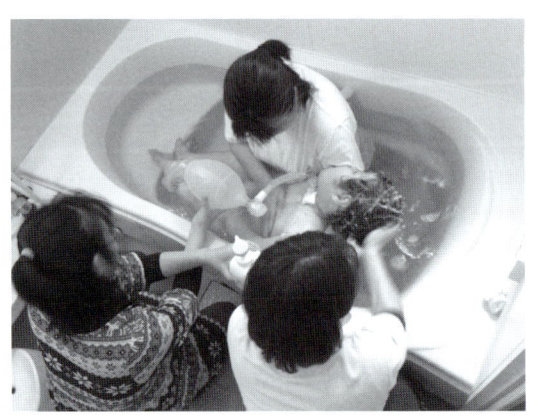

写真1-9　入浴介助の一例

体温調節ができない子どもの場合　低体温傾向のある場合は長めに湯に浸かり、入浴後は湯冷めをしないように保温に注意します。うつ熱傾向のある場合は湯温を低めに設定します。入浴後に体温測定をして適切な体温を保てるように、入浴時間を調節します。

呼吸障害のある子どもの場合　座位の状態で肩まで湯に浸かると、水圧がかかり肺の容積が減少します。そのため、呼吸困難の原因となる場合があります。臥位で入浴するか短時間ですませるようにします。

心臓疾患のある子どもの場合　末梢血管や静脈が水圧により圧迫を受け、血流が減少し静脈還流が増加します。そのため、心負荷が大きくなるため、横隔膜あたりまでの入浴にします。

緊急時に備えて　電話連絡等の対応ができる人員を確保しておきます。また、呼吸状態の悪化に備えて必要時はバッグバルブマスクを近くに用意します。

入浴後のケア　医療処置のある場合は個々に合わせて対応します。脱水予防のため、必要時は水分補給を行います。

3 ■ 入浴補助用具の導入

　子どもの安全と介助者の身体的負担軽減につながるため、個々の状態に合わせて適切な入浴補助用具の導入を考えることも必要です。入浴にかかわるすべての人たちで相談して導入することが望ましいでしょう。使用例として、シャワーチェア、補助担架、移動用リフトなどがあります。自治体によっては、医療機器と同様に助成制度を利用できる場合があります（利用回数に制限があります。詳細は各自治体に確認してください）。

3 外出支援

1 ■ 外出の必要性

　退院して体調が安定してきたら、天気のよい日に散歩などをして外の環境にも慣れさせていきます。人の多い場所や小さな子どもの集まる閉め切った場所は避けるようにします。近所を抱っこやバギーで一回りすることから始めて、徐々に時間を延ばしていくようにします。

　重症児は環境変化に弱く、過敏な反応をしてしまうことや、体調を悪化させてしまうこともあります。可能であれば家族が複数で対応することや、看護師の付き添いが必要な場合もあります。また、重症児は自ら身体を動かして抗重力姿勢をとることができない場合が多いため、骨量も少なく易骨折性です。外出で座位の姿勢をとることにより抗重力姿勢をとる機会を増やし、日光浴をして皮膚でのビタミンD生合成を促していくなど、早期から骨量を増やし、骨折の予防をしていく必要性もあります。

2 ■ 外出時の準備や支援

　外出が長時間になる場合、吸引器等の医療機器に加えて、注入や薬の準備など、多くの物が必要になります。外出先では調達しにくい物も多いため、看護師は忘れ物のないように、時間に余裕をもって準備するように家族にアドバイスします。特に、人工呼吸器を使用している場合は、故障やバッテリー切れに備えてバッグバルブマスクを忘れないように家族へ伝えます。車いすへの医療機器のセッティングなど、的確なアドバイスも必要です（**写真1－10**）。

　また、障害福祉サービスの移動支援事業を利用する方法もあります。これは、移動が困難な障害児・者が充実した日常生活を営むことができるよう、ヘルパーを派遣し、社会参加等に必要な外出時の支援を行うものです。ただし、この事業は障害者の日常生活及び社会生活を総合的に

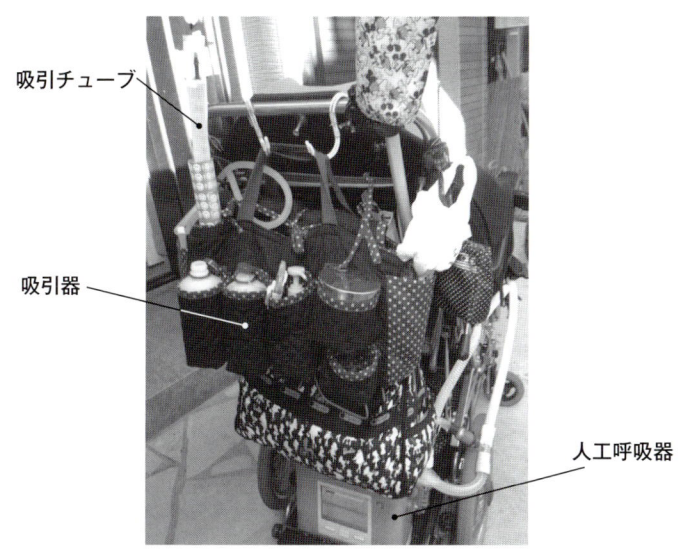

写真内ラベル:
- 吸引チューブ
- 吸引器
- 人工呼吸器

写真1-10　外出時の医療機器のセッティング例

支援するための法律（障害者総合支援法）の地域生活支援事業に位置づけられ、実施主体が市町村であることから、各市町村によって対象者や支援の範囲が異なります。利用を考える際には、自治体に確認しておくとよいでしょう。

4 食事支援

　摂食・嚥下機能は、哺乳、指しゃぶり、玩具をなめるという行為から始まり段階的に獲得していく機能です。医療ケアを要する子どもの場合は、指しゃぶりや玩具をなめるといった機会が少ないこと、そして、機能的・構造的な問題を抱えることから、その多くが摂食や嚥下に障害をもっています。特に、誤嚥があってもむせ込みや呼吸苦などの症状がない不顕性誤嚥（サイレントアスピレーション）には注意が必要です。また、繰り返し肺炎を起こすような場合は、VF検査（X線透視化ビデオ嚥下造影検査）等の精査が必要なこともあります。

食事介助は、安全な摂食・嚥下が可能と判断されたうえで行われることが必須です。子どもの意識が明瞭で、気道反射があり、鼻呼吸ができるという条件を満たす必要があります。そして、基本的な摂食機能の発達を理解したうえで、摂食機能がどの段階にあるのかを常に評価しながら、個々に合わせた援助を早期から始める必要があります。

1 ■ 食事支援の実際（間接介助）

姿勢保持　個々の状態に合わせますが、食べやすい姿勢になるように上体の角度を設定して、頸部が少し前屈になるようにします。抱いて介助する場合は頸部が後屈位にならないように抱きます。

鼻呼吸ができるか確認　介助者は顎と口唇を閉鎖状態に保ち、鼻呼吸ができるか確認します。少しずつ時間を延ばし、30秒から1分くらい鼻呼吸ができるように練習していきます（**写真1−11**）。嫌がる場合は無理をしないようにします。

感覚過敏と感覚鈍麻を取る　顔や口の周囲を触れられると嫌がって泣く、身体を緊張させて不快な表情を示す過敏、逆に触れられても気づかない鈍麻の状態があります。遊びのなかでスキンシップを図りながら過敏や鈍麻を取るかかわりをしていきますが、言語聴覚士、作業療法士、

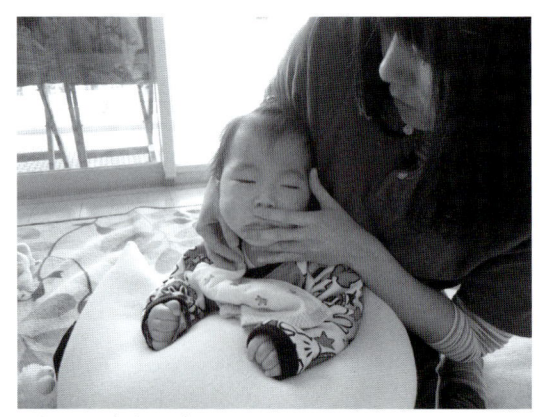

写真1−11　鼻呼吸の練習

理学療法士等のリハビリテーションスタッフに助言を求める、関連書籍を読むなどして、正しい介助を行えるようにする必要があります。

2 ■ 食形態

摂食機能がどの段階にあるか評価したうえで、食べやすい食事、食形態を決めます。水分や茶は誤嚥しやすいため、市販のトロミ剤を加えて安全に嚥下ができるように工夫します。

3 ■ 介助方法（直接介助）

食事の介助方法は、次のような流れとなります。研修を受ける、関連書籍を読むなどして、正しい手技を習得してください。

① 初めに本人に食べ物を見せます。できない場合は、声をかけて知らせるようにします。
② スプーンの形は、ボール部分が浅く先端が尖っていないものを使用します。スプーンの先に食物を乗せて、正面から少し下から声をかけながら近づけてスプーンを下唇の上に置き、上唇が下りてきて取り込むのを待ちます。
③ 食べ物を口唇でとらえられるように介助し、まっすぐスプーンを抜きます（上の歯に食べ物をこすりつけないようにします）。
④ 口が開かないように手を離さず、下顎を支え飲み込むのを待ちます。咀嚼するときに口が開きすぎないように下顎部を少し押し上げます。

4 ■ 介助者の共通理解として

食事は生命を維持するものとして重要なものです。また、遊びと同じように楽しい場面であることが大切です。そして、本人と家族のコミュニケーション場面の一つでもあります。摂食・嚥下訓練は訪問看護の時間的制約のあるなかで行うことは非常に困難で、その一部を担うことし

かできない現状があります。つまり、子どもたちの食事介助を行うのはほとんどが家族です。看護師は、子どもの状態に合わせて、基本は「安全に楽しく」、そして家族の思いや希望を受け入れ、なおかつそれが安全で妥当なのか検証し家族に伝えることが大切です。また、ホームヘルパーも食事の介助をします。ホームヘルパーに指導するのも訪問看護師の役割の一つであるといえます。

　食事については、医療施設や教育施設での訓練だけでなく、言語聴覚士、作業療法士、理学療法士、ホームヘルパー等、食事に関係するすべてのスタッフと家族がその重要性を理解し、全員で取り組む必要があります。自己流の食事介助は危険なため、摂食・嚥下に関する書籍や研修会等への参加から評価の仕方や援助の方法を習得することが必要です。

参考文献
○ 川越博美・山崎摩耶・佐藤美穂子総編集，宮内清子責任編集：最新　訪問看護研修テキスト　ステップ2，小児・障害児看護，日本看護協会出版会，2005．
○ 金子芳洋・千野直一監：摂食・嚥下リハビリテーション，医歯薬出版，1998．
○ 東京都福祉保健局障害者施策推進部居住支援課編：訪問看護師のための重症心身障害児在宅療育支援マニュアル，第2版，東京都生活文化局広報広聴部都民の声課，2013．

4 リハビリテーション

　子どもの訪問リハビリテーション（以下、訪問での練習）では、家の中でいかに心地よく過ごせるか、効率よく身体を動かし楽しく生活できるかを、子どもやその家族に合わせて進めていきます（第2章Q20も参照してください）。

　生活の基点である家の中でかかわることで、より実践的に、より具体的に練習やアドバイスをすることができます。また、家では子どもも家族も飾ることが少なく、身体や運動のことだけでなく、学校や今後の療育、時には家族の悩みなどを聞くこともあります。このように全人的なかかわりを必要とされるため、訪問リハビリテーションを行う者は、専門的な知識だけでなく、人間性の厚みも身につけたいところです。

1 呼吸に対する訪問での練習

　「呼吸リハビリテーション、肺ケア」で一番重要なことは、子どもが楽に呼吸ができるようにすることです。「ゼコゼコしているので排痰しましょう」と、いきなり排痰手技を用いることは、子どもたちにとって苦痛でしかありません。

　本来、人間は不要となった分泌物を自然に排出しています。排痰の最終段階である、痰を口腔内へ移動させるためには、気管の線毛運動をスムーズにさせる（加湿する）、重力を利用する、有効な咳の確保が重要となりますが、子どもが苦痛（熱、痛み、不良姿勢、呼吸苦、外的刺激等）や不安などで身体に力が入ると、自然な排出の阻害となります。

　ですから、子どもが受けているストレスを減らし、リラックスした状態を維持し、ゆっくりと深い呼吸をできるようにするのが、呼吸に対する練習となります。

1 ■ 日頃からの練習

　いろいろな姿勢をとるようにします（体位排痰の利用＝重力によって痰を口方向へ移動させる）。痰は重力の影響で、仰臥位（仰向け）であれば背中側に、右下側臥位であれば右側の肺に溜まりやすくなります。いつも同じ姿勢をとっていると特定の場所に痰が貯留してしまうので、日頃からいろいろな姿勢をとり、苦手な姿勢がないようにします。

伏臥位　重症児では、股関節の伸展制限（股関節が曲がった状態）や肩関節の屈曲制限（肩が上に上がらない状態）が多く見られます。そのため、ベッドや床などフラットな場所での伏臥位（うつぶせ）はとりにくくなります。そのような子どもには、**写真1-12**のようなうつぶせマットを作製し、無理なく姿勢がとれるようにします。また、気管切開をしている子どもでも、気管カニューレが当たらないように配慮し積極的にうつぶせをとるようにします（**写真1-13**）。

　なお、うつぶせマットを作製しなくても、家にある布団を丸めたり、既存のソファを利用してうつぶせをとることができます。例えば、ソファの引き出し型足置き台をうつぶせマットの代わりにすることで、向かい側にあるテレビを見ながらうつぶせをとることができます（**写真1-14**）。

側臥位　重症児の多くは日中、仰向けの時間を長くとりがちです。そのため、重力で胸郭が前後につぶされやすくなります。そこで、側臥位の

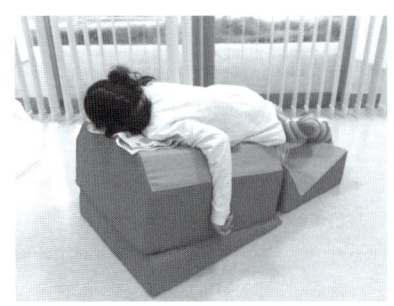

写真1-12　うつぶせマット

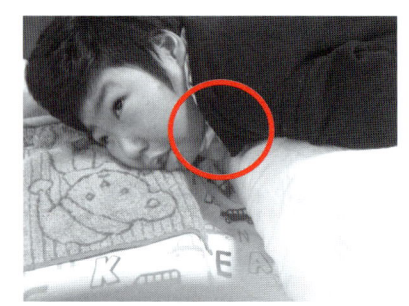

写真1-13　気管切開をしていても大丈夫

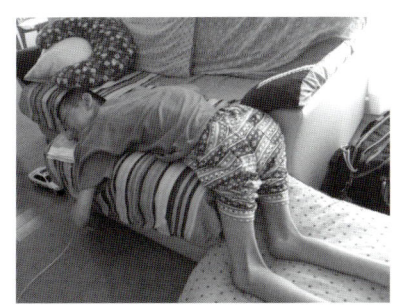

写真1-14 ソファをうつぶせマット代わりに

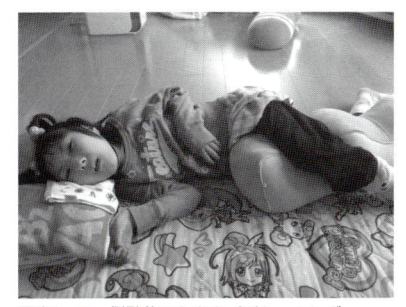

写真1-15 側臥位のときのポジショニング

時間を多くとると、胸郭の横方向から重力がかかり厚みのある胸を維持することができるので排痰にも有利となります。ただし、不安定な姿勢であるためポジショニングの仕方は工夫する必要があります。

写真1-15では、上になった足が落ち、股関節が内転位になり不安定となるため、足枕が必要となりました。また、下側の肩関節が圧迫されて痛みや血流が悪くなるのを、大きめの枕で防いでいます。

2 ■ ゼコゼコを軽減させるための練習

痰を移動させる方法としては、胸を振動させる、しぼる、押す、持ち上げるなどがありますが、「痰を出すぞ！」と気負わず、まず子どもに、安定したリラックスできる姿勢をとらせることが大切です。また、介助者も力を入れやすく楽な姿勢をとることが重要です。

次に、軽く子どもの胸の上に手を置きます。子どもの呼吸（吸う吐く）のリズムを感じましょう。そして、手の重さをそのリズムに合わせて乗せていきます。子どもが抵抗なく受け入れてくれたら、リズムに合わせてもう少し重みをかけます。このようにしていくと、どんどん身体も心もリラックスし自然と排痰が進みます。感染症の急性期であっても、楽なポジショニングとこの程度の呼吸介助で効果が得られます。激しいタッピング（背部や胸部などをたたく）などは、緊張するような子どもたちにはしません。

3.在宅ケアを要する小児への看護ケア　　067

また、子どもの普段の姿勢から、吸わせてあげる、吐かせてあげるのどちらを優先して行うのがよいかがわかります。人間は深呼吸する際、息を吐くときには腕を胸の前で狭め、背中を丸めます（呼気位）。子どもが丸い姿勢を普段からとっているときには、なるべく胸を広げ吸わせてあげる呼吸介助をするとよいです。反対に、人間は深呼吸で吸うときには腕を大きく伸ばし胸を広げます（吸気位）。反り返っている子どもたちでは、吐かせてあげると比較的よいことが多いです。

　呼吸に対する訪問での練習でも、まずは楽しく生活できることに注目します。呼吸に課題のある子どもはいつもゼコゼコしながら生活しています。排痰のためにうつぶせをとっていても、例えば本を読みながら、おもちゃで遊びながらなど、その時間も生活の一部となるように配慮していきます。

2 姿勢・運動に対する訪問での練習

　特に、座位や立位など、身体を起こしていることができない重症児は、日常的に寝たきりを余儀なくされます。そのなかでも、脳性麻痺などで筋緊張が高い場合には、決まりきった姿勢や動きとなってしまい、脊柱や四肢の変形が起こってきます。変形は呼吸にも消化にも影響します。変形が固定してくると姿勢が不安定となり、筋緊張も高まりさらに変形が強まっていきます。その悪循環を断ち切るために、楽な姿勢を見つけてポジショニングや姿勢保持の練習をしていきます。その際には、「その子のあるがままの姿勢（Shape as Natural Posture：SNP）」[1] に整えると、無理な姿勢とならずに過ごすことができます。

1 ■ 座ることへの訪問での練習

　家の中では座位をとる機会が多くあります。食事はもちろん、入浴や更衣でも座位が可能であると生活のしやすさが増大します。また、臥位

レベルの子どもであっても座位をとることで緊張が抜けたり、視界が広くなり表情が明るくなります。呼吸が安定したり便通もよくなったりします。そのため、積極的に座位をとる練習をすることが大切です。

座位の基本は骨盤を起こして左右の坐骨に均等に加重して座ることです。ここがずれると座位姿勢は崩れます。自分で座っているという感覚を養っていく必要があります。**写真1−16**は低緊張で身体を支えることが苦手な子どもでしたが、壁に寄りかかり、右手の支持があれば短時間座れるようになりました。

2 ■ 移動に対する訪問での練習

正しく運動することが効率のよい動きとなるのはよく知られています。しかし、家の状況や介護の問題で、子ども1人で動くことが必要なこともあります。**写真1−17**の子どもは、通常は車いすを使用していますが、家屋内での伝い歩きや、車いすの移乗動作も1人で行います。正しい動きだけでなく耐久性を向上するため積極的に歩いています。

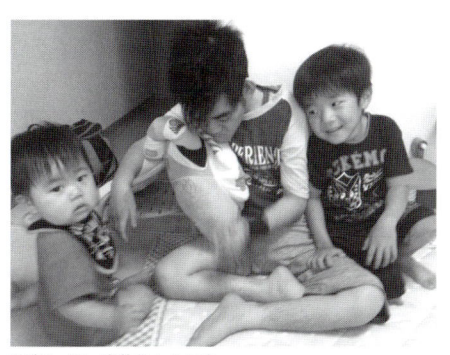

写真1−16 座位をとる工夫

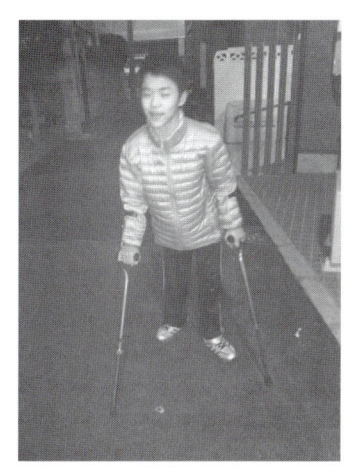

写真1−17 杖を利用して1人で歩く

3.在宅ケアを要する小児への看護ケア　069

3 発達支援

　幼少期の訪問リハビリテーションでは、姿勢の練習、移動の練習というよりは、全人的、全体的な発達支援となります。

　練習はぶつ切りではなく、遊びを通しながら、移動や姿勢の保持、操作性、巧緻性、探索や思考など総合的にかかわっていきます。

　また、摂食や抱っこの仕方、家屋環境、学校のこと、きょうだい関係や余暇活動など生活全般、その子の人生にもかかわる支援となります。訪問の練習には、基本的に卒業はありません。生活の基点である家での生活がより効率よく、より豊かになることに終わりはないからです。

引用文献
1) 直井寿徳：家だからしなくてはいけない楽なポジショニング，第3回日本小児在宅医療支援研究会一般演題，2013.

4 小児を自宅でみるための支援──退院支援

1 施設からの退院

1 NICUからの退院支援

　NICU（新生児特定集中治療室）には、低出生体重児や新生児仮死児、染色体異常、奇形症候群などさまざまな疾患をもつハイリスク新生児が入院しています。周産期医療の進歩によりハイリスク新生児も救命され、医療ケアを継続しながら在宅で家族とともに生活することが可能になりました。

　医療ケアが必要な子どもの在宅移行にあたっては、家族が安心して療育できるよう、十分な準備と支援体制が必要です。

1 ■ 在宅移行に向けた家族への心理的配慮

　正常な出産を思い描いていた家族にとって、さまざまなリスクをもって生まれた子どもの受け入れには時間を要します。医師、看護師は、そのような家族の気持ちを理解し寄り添うことが必要です。そして、両親の子どもへの思いを傾聴し言語化できるように働きかけ、両親が気持ちを整理しさまざまなことに対して意思決定ができるようかかわります。また、院内の相談体制（退院支援コーディネーター、社会福祉士、臨床心理技術者等）を説明し、必要時に利用できるように調整します。

　両親に子どもを受け入れてもらうためには、まず子どもに触れてもら

うことから始めます。母親には、子どもに欠かせない栄養としての母乳を搾乳してもらい、口腔内塗布をするところからケアへの参加を促します。子どもの成長とともに、家族ができるケアの幅を少しずつ広げ在宅でもケアしていけることを伝えていきます。

2 ■ 在宅準備と退院移行準備

人工呼吸器を使用し胃瘻による経管栄養が必要となる子どもの事例をもとにした「NICUからの退院支援の実際」を表1-13にまとめました。また、「退院に向けての院内連携のあり方」を図1-13で示しました。

在宅準備として、自宅で必要な手技を家族に習得してもらうために、面会時間に合わせて計画的に実施します。指導方法は、まず看護師が手技を見せ、理解しやすいようにパンフレット等を活用し説明します。そして、家族の習得度や負担を考えながら、無理のないように進めます。

最終段階としては、NICU内において半日から1日を家族でともに過

図1-13 退院に向けての院内連携のあり方（人工呼吸器を使用し胃瘻による経管栄養の事例）

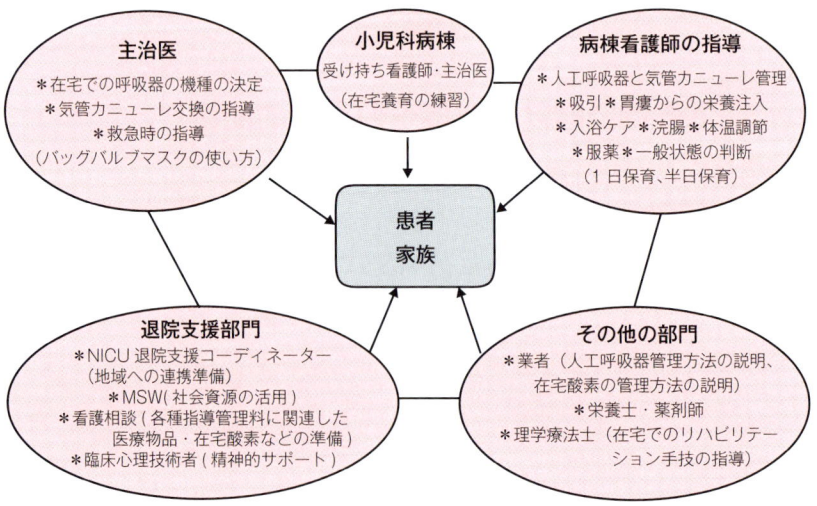

主治医
＊在宅での呼吸器の機種の決定
＊気管カニューレ交換の指導
＊救急時の指導
（バッグバルブマスクの使い方）

小児科病棟
受け持ち看護師・主治医
（在宅養育の練習）

病棟看護師の指導
＊人工呼吸器と気管カニューレ管理
＊吸引 ＊胃瘻からの栄養注入
＊入浴ケア ＊浣腸 ＊体温調節
＊服薬 ＊一般状態の判断
（1日保育、半日保育）

患者家族

退院支援部門
＊NICU退院支援コーディネーター
（地域への連携準備）
＊MSW（社会資源の活用）
＊看護相談（各種指導管理料に関連した医療物品・在宅酸素などの準備）
＊臨床心理技術者（精神的サポート）

その他の部門
＊業者（人工呼吸器管理方法の説明、在宅酸素の管理方法の説明）
＊栄養士・薬剤師
＊理学療法士（在宅でのリハビリテーション手技の指導）

東京都立大塚病院資料

表1-13　NICUからの退院支援の実際（人工呼吸器を使用し胃瘻による経管栄養の事例）

	項目	内容
在宅準備	ケアの準備	・経管栄養の手技、胃瘻の管理、吸引手技、気管支切開部のケア（カニューレ挿入方法など）、器具機械の使用方法（人工呼吸器、吸引器、経皮酸素モニター、酸素濃縮器）
	衛生材料の準備	・使用物品のリストアップ（指導管理料での適応物品と自己購入物品）と説明
	使用機器の準備	・吸引器の選択（公費負担の手続き） ・在宅での人工呼吸器の選定（在宅医と相談）
	居宅準備 （家族が準備）	・自宅レイアウトの準備（マンションの階数、エレベーターの有無、玄関の広さ、移動の段差、浴室、ベッドや機器などの配置） ・ベッド、バギー（移動時使用）、物品台、入浴物品
	電力の調整	・人工呼吸器使用にて電力会社へ連絡と調整（配線や電圧の確認）
	経済面の支援	・小児慢性特定疾病の申請、身体障害者手帳の申請
	成長発達への支援	・リハビリテーションの実施と両親への指導 ・訪問リハビリテーションの依頼、療育施設への通院申し込み ・予防接種の調整
	在宅移行準備	・NICU→GCU→小児科病棟（移動） ・GCU病棟内での半日保育、1日保育の実施
退院移行準備	日常生活ケアとサポート体制	・在宅医・訪問看護ステーション・保健師・育児支援ヘルパーとの連携 ・保健師、訪問看護師による退院前訪問による在宅準備 ・退院支援カンファレンスの開催（退院1〜2か月前と退院直前）
	小児科病棟での育児練習	・子どもの観察と対応法の練習、今後の病院でのサポートに関して相談
	安全・緊急時の対応	・移動手段（介護タクシーまたは自家用車での移動準備）、救急時の準備（バッグバルブマスクを使用しての救急蘇生の練習、救急車の手配などの手順と準備）
	短期入院の準備	・家族やサポートしてくれる人たちと相談し、レスパイトケアの制度を紹介する

東京都立大塚病院資料

ごす育児練習を数回行い、在宅でのイメージを実感してもらいます。そして、緊急時の対応方法や短期入院などのレスパイトケアについても説明しておきます。

　また、在宅準備と並行して、退院移行準備のため、在宅でのサポート体制を整えます。地域の保健師と相談しサポートが決定したら、在宅医・訪問看護師・保健師と退院調整カンファレンスを開催し、情報共有を行い、家族の要望や困っていることなどの解決を図ります。

　病棟内での育児練習を終了したら小児科病棟に転棟し、家族と子どもが環境の変化に慣れ、問題がなければ退院となり、在宅療養に移行します。

3 ■ NICUにおける退院支援の課題

　NICUから退院した子どもの家族が在宅で安心して養育するためには、訪問看護だけでなく訪問リハビリテーションや定期的に活用できるレスパイト、ホームヘルパーなどの社会的資源を組み合わせて使用できるようにするコーディネートが重要です。そのためには、地域の保健師や相談支援専門員などの行政や関連機関との連携体制を整える必要があります。

2 療育施設からの退院支援

1 ■ 療育医療センターの概要

　東京都立北療育医療センターは、一般の医療機関では対応の難しい重症心身障害児者の診療のための医療機能を備えた施設です（**表1－14**）。対象となる重症心身障害児者は、身体障害、知的障害がともに重複しており、高度な医療が必要な場合もあります。そのため当センターでは、医療・療育・在宅支援の三つの事業を中核とし、サポート体制を強化しています。特に在宅支援については、2006年より在宅支援室を設置し、

表1-14 **都立北療育医療センターの概要**

病床数	120床
診療科	11診療科（内科・小児科・整形外科等）
看護職員数	113人
在宅支援室職員数	看護師長（兼務）1人、看護師1人

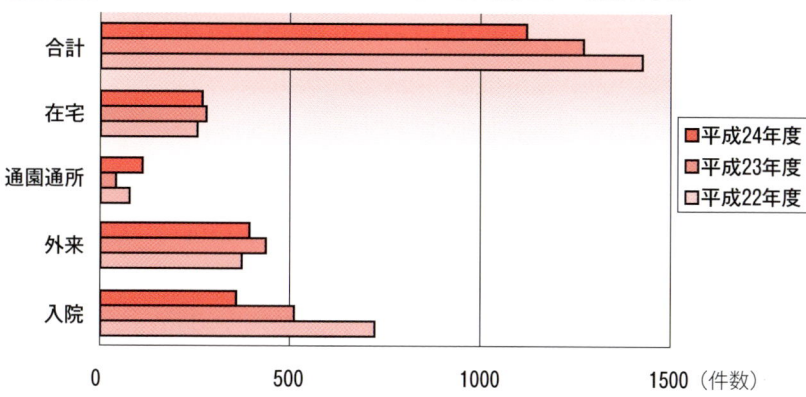

図1-14 **都立北療育医療センター在宅支援室の相談件数**

（横棒グラフ：合計、在宅、通園通所、外来、入院の項目について、平成24年度、平成23年度、平成22年度の件数を示す。横軸は0〜1500件数）

重症心身障害児者が在宅で安心して過ごせるよう利用者の在宅ニーズに適した個別サービスを提供しています。在宅支援室の利用状況については、図1-14にまとめます。

2 ■ 施設から在宅へ向けての支援

在宅に向けて必要な医療ケアの指導　在宅での生活に向けて医療ケアの指導が必要となる対象者として考えられるのは、①在宅で生活をしていた重症心身障害児者が、2次的障害により新たな医療ケアが必要になった場合、②事故や病気等で中途障害となり、総合病院から当センターを経由し在宅に移行する場合です。その他、③当センターはNICUからの転院も受けていますが、その際に在宅生活に向けた指導も行っています。

このような対象者すべてに医療ケアが必要になります。つまり、必要な医療ケアの知識技術の確認を家族に行っていくことが、在宅移行の際の支援の課題です。

　利用者の個別の障害の程度にもよりますが、在宅で人工呼吸器を管理することも多くあり、また、胃瘻増設・気管切開等により医療ケアが必要になる場合としては、吸引、吸入、経管栄養、創傷処置や介護の技術指導の確認を行っていくことも、当センターの役割の一つです。また、そのための物品の準備や調達のサポートも行っています。注射器などの衛生材料や介護用品、医療機器（吸引器・吸入器）の紹介および手配、取り扱い指導も行っています。

家族の不安に対する相談支援　在宅生活に移行するにあたり、もう一つ重要な課題があります。それは、家族、特に介護の中心を担う母親の心の支援です。特に、事故や病気等により中途障害をもつことになった子どもの母親の場合は、その障害を受け入れるまでの気持ちには大きな葛藤があり、受容することが困難であり、受け入れるまでに時間を要します。そのため、なかなか退院を進められないケースも多くみられます。

　実際に聞かれる母親の言葉として、「家で何かあったらと思うと怖い」「一人でちゃんとできるか不安」「この子を家で介護することのイメージができない」などがあり、具体的な問題というよりは漠然とした不安を抱えていることがわかります。そこで当センターでは、介護者である母親の思いに寄り添い、時間をかけて思いを聴くことを行っています。最初に何に対して不安を抱いているのか、不安の内容を明確にしたうえで丁寧に対応することが大切になります。

地域との連絡調整　上記に述べた支援を地域で円滑に進めていくにあたり、当センターでは退院前に医療ソーシャルワーカー（MSW）や在宅支援看護師、保健師、訪問看護師等が参加するカンファレンスを開催しています。また、往診医、訪問看護ステーション、保健所等の地域医療機関への連絡依頼および情報交換による支援体制の整備も行っています。

在宅ケアを家族だけですることは大変です。受けられる社会資源の紹介や導入の手伝いをすることが重要です。例えば、ハード面では日常生活用具給付の手配、ソフト面では訪問看護師や往診医、ホームヘルパーの導入などを行い、学校や通所事業所などとの連絡調整も行っています。

　今後、地域とのさらなる連携を深めていくことに努力を重ねることが、当センターの在宅支援にさらに必要だと考えています。

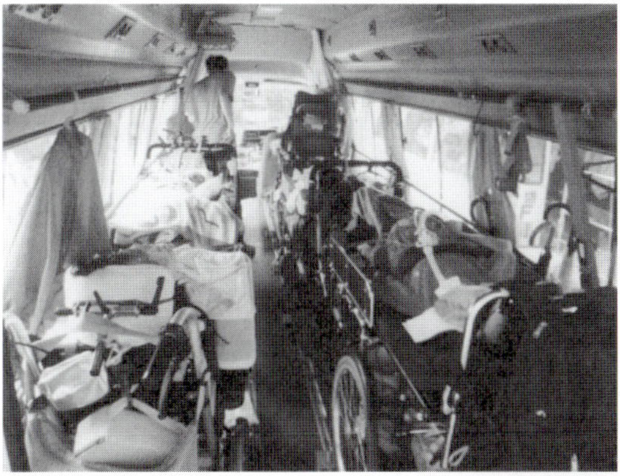

写真1-18　通所時のバスの様子

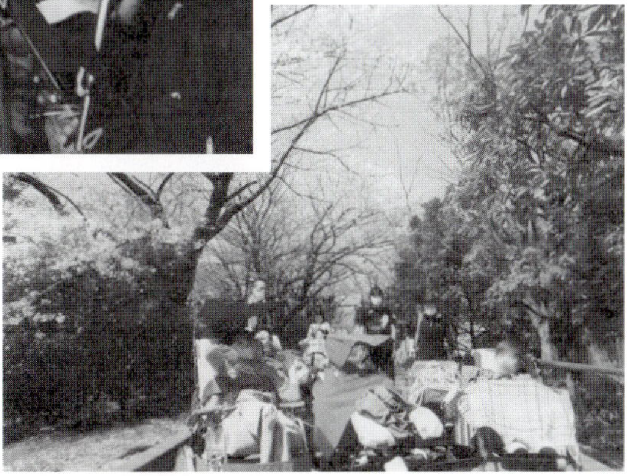

写真1-19　花見をしながら散歩

参考文献
- 東京都福祉保健局障害者施策推進部居住支援課編：訪問看護師のための重症心身障害児在宅療育支援マニュアル，第2版，p169〜173，東京都生活文化局広報広聴部都民の声課，2013.
- 小児の在宅療養のためのケアマネジメント開発研究事業推進検討委員会編：在宅人工呼吸器療法を実践する小児とその家族のためのケアマネジメントプログラム，第2版，全国訪問看護事業協会，2002.

2 退院の受け入れ
──在宅側からの退院支援

1 退院前カンファレンス

　退院前カンファレンスは、病院側の主治医・プライマリーナース・在宅支援コーディネーター（医療ソーシャルワーカー、看護師）が中心となり、地域の関連機関（在宅チーム）も参加して開催されます（**図1-15**）。小児の場合は、成人と異なりケアマネジャーがいないので、病院の在宅支援コーディネーターが窓口となり、情報を集約して進んでいくことが多くあります。

図1-15 退院前カンファレンスに参加する関連機関

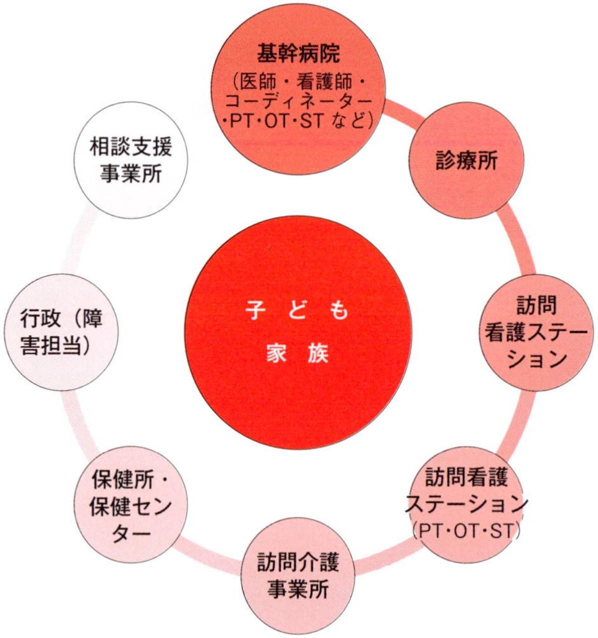

- 子ども 家族
- 基幹病院（医師・看護師・コーディネーター・PT・OT・ST など）
- 診療所
- 訪問看護ステーション
- 訪問看護ステーション（PT・OT・ST）
- 訪問介護事業所
- 保健所・保健センター
- 行政（障害担当）
- 相談支援事業所

退院前カンファレンスには、退院する子どもの状態把握はもちろんのこと、病院での生活から自宅での生活へスムーズに移行するために必要なことの確認、在宅チームの顔合わせや在宅チームと家族との顔合わせ、家族背景の把握など重要な役割があります。子どもが退院するにあたって、家族の一員として地域で生きていくために必要なことだといえます。

　家族は、病院と自宅の違いに戸惑い、初めての子どもであれば育児も含めた不安があり、きょうだいがいればきょうだいとの違いに悩みます。また、病気を抱える子どもの相談を身近な人にできる人もいますが、できない家族もいます。退院前カンファレンスを行っていれば、そのようなときに在宅チームが家族の相談窓口になります。

　退院前カンファレンスは、1回もしくは2回の開催が理想となります。福祉系のサービスは申請してから利用できるようになるまで1か月ほどかかることがあるため、早めの取り組みが必要となります。1か月前の開催であれば情報交換だけでもよいですが、退院1～2週間前のカンファレンスには、できるだけ多くの支援者の参加が望まれます。病院側も、子どもの状況が在宅生活に合った生活リズムになっているかを考え、互いに情報のすり合わせを行っていく必要があります。

2 退院前の環境整備

　退院前の環境整備が必要な対象としては、家族の希望がある場合や重症児など医療ケアが多い場合が考えられます。このようなときには、退院前に環境確認をしておいたほうが在宅生活にスムーズに移行できます。

　多くの家族が、生活の場である自宅に医療機器があるというイメージをもちにくいものです。病院では医療機器が多く、音もそれほど気にならなくても、自宅では呼吸器の作動音や吸引器の振動音など、周囲の音

がなくなる夜中になると気になってしまうことはよくあることです。また、アラーム音が周辺宅に迷惑にならないかと、近所のことも気にしなくてはいけません。以上のようなことも踏まえ、医療機器の導線やケアのしやすさを考慮して自宅の環境整備をしていく必要があります（**写真1-20**）。

　家族の生活の場のイメージや希望も聴き取りし、必要なものは退院前に準備したほうがスムーズに在宅生活へ移行できます。在宅生活に入った後よりも退院前のほうが、自由に使える時間が多くあります。

　特に、環境温度の変化で体温管理がうまくいかず、体調を崩す子どもが多くいます。温湿度計がない家庭が多いので、その必要性を伝えることも重要です。

　重症児に関しては、他の重症児のいる家庭の物品配置のあり方を何例か提示して、イメージをもってもらうのも効果的です。必ずしもそのまま活用されなくても、在宅生活のヒントになり得るのです。

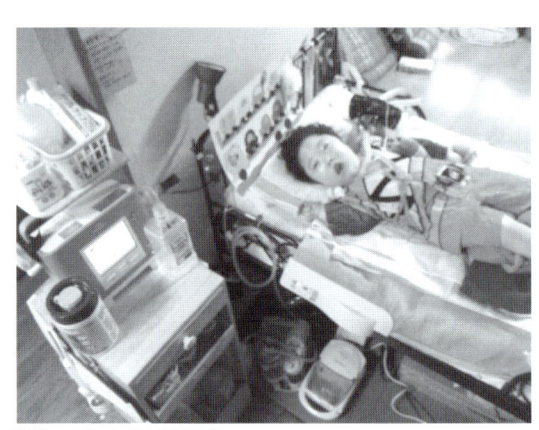

写真1-20　自宅の環境整備

5 小児在宅療養を支える チームケア

1 在宅支援チーム

　子どもと家族の在宅療養生活を支えるには、訪問看護だけでは十分とはいえません。子ども・家族が安心して在宅療養生活を続けていくためには、多機関多職種が参加した在宅支援チームからの支援が必要となります。在宅支援チームには、保健・医療・福祉に関する機関・職種だけでなく、教育機関からの参加も重要です（**表1-15**）。さまざまな機関・職種が連携し、チームとして支援していくことで、子ども・家族は在宅での療養生活を続けていくことができるのです。

表1-15 在宅支援チームに参加する機関等と主な役割

機関・職種等	主な役割など
訪問診療	医師が患者の自宅を定期的に訪問し、診療、治療、薬の処方、療養上の相談、指導等を行う。24時間体制で往診や訪問看護を実施する在宅療養支援診療所などがある。
訪問看護	看護師などが患者の自宅を訪問して、主治医の指示により、計画に基づいて看護（療養上の世話または必要な診療の補助）を行う。訪問看護ステーションおよび病院・診療所からの訪問看護がある。
訪問リハビリテーション	理学療法士（PT）、作業療法士（OT）、言語聴覚士（ST）が患者の自宅を訪問して、主治医の指示によりリハビリテーション（心身機能の維持回復や日常生活の自立を図る）を提供する。訪問看護ステーションにPT、OT、STがスタッフとして所属し、サービス提供していることも多い。

居宅介護（ホームヘルプ）	ホームヘルパーが患者の自宅を訪問して、入浴、排泄、食事等の介護、家事、生活等に関する相談や助言など、生活全般にわたる援助を行う。重度の肢体不自由者等で、常に介護を必要とする人にサービス提供する「重度訪問介護」があるが、15歳未満は対象とならない。
歯科訪問診療	歯科医師・歯科衛生士が患者の自宅を訪問し、歯科診療を行う。口腔のケアをするとともに、その指導等も行う。
訪問薬剤管理指導	医師が処方した薬剤について、薬剤師が患者宅を訪問して届け、薬の効果や副作用の説明、服薬指導・支援を行う。また、飲み合わせや服薬状況の確認も行う。
保健センター・保健所	保健センターは市町村に置かれる、母子保健事業等の拠点である。保健師が中心となり、健康相談、保健指導および健康診査その他地域保健に関する必要な事業を行うことを目的とする。保健所は都道府県・中核市等に置かれ、医師、保健師等が配置され、対人保健サービスのうち、広域的に行うべきサービス等を実施する第一線の総合的な保健衛生行政機関。母子保健に関しては、低出生体重児等に対する訪問指導、養育医療の給付等を行う。
教育機関	子どもの成長にあたって、教育機関は欠かせない存在である。特別支援学校には看護師がいることも多く、医療的なケアを提供する体制等もあるが、普通学校では医療的なケアを行う体制や人員がそろっているとはいえない状況である。医療的なケアを必要とする子どもが普通学校に通うには、学校や教育委員会に働きかけ、学校等の不安を取り除くための体制を整えていく必要がある。
相談支援事業所	障害児が障害福祉サービスを利用する場合、相談支援事業所の相談支援専門員が障害児支援利用計画を作成することになる。相談支援事業所は子どもの情報が集まる拠点でもあるため、相談支援専門員がコーディネーターとしての機能を果たしながら、各機関との連絡や調整を行い、支援を進めていくことが必要となる。
レスパイト施設	在宅で子どもを介護する家族が一時的に介護ができなくなったときに、子どもが施設等に短期間入所し、看護、療育、日常生活の支援、健康管理および医療を受ける支援をレスパイトという。障害児では、障害福祉サービスにおける短期入所（ショートステイ）、放課後等デイサービス（放課後または休校日に、児童発達支援センター等に通わせ、生活能力向上のための必要な訓練、社会との交流促進などの支援を行う）、市町村地域生活支援事業の任意事業である日中一時支援事業（日中、障害者支援施設等において、障害児等に活動の場を提供し、見守り等を行う）等がある。
児童相談所	都道府県等に設置される機関で、児童に関するさまざまな問題について家庭や学校などからの相談に応じる。病気のある子どもの保健相談、障害のある子どもの障害相談などがある。
子育て支援機関	保育所、幼稚園のほか、地域の障害のある子どもを通所させて、日常生活における基本的動作の指導、自活に必要な知識や技能の付与または集

	団生活への適応のための訓練を行う施設として、児童発達支援センターがある。センターには、福祉サービスを行う「福祉型」と、福祉サービスに併せて治療を行う「医療型」がある。
療育機関	重度の知的障害と重度の肢体不自由が重複している重症心身障害児者の医療と療育を総合的に行う施設として、療育センターがある。入所による支援のほか、センターから訪問看護も提供される。

　表1―15にあげられている機関等が連携して支援を提供することが大切ですが、これまでは、各機関の連携が十分にとれていたとはいえず、コーディネート機能も確立されていませんでした。しかし、2012（平成24）年の障害者自立支援法および児童福祉法の改正により、障害児の相談支援事業の拡充が図られました。これにより、障害児が障害福祉サービスや障害児通所支援を利用する場合には、相談支援事業所に配置される相談支援専門員により支援計画が立てられることになりました（**第2章Q17図2―16**を参照）。

　今後の子どもの在宅療養支援にあたっては、相談支援専門員がコーディネーターとしての機能を果たしながら、各機関との連絡や調整を行い、支援を進めていくことが考えられます。

　なお、厚生労働省では、NICU等から退院し重度の医療ケアを要する子ども等の在宅医療については、特有の課題に対応する体制整備が必要であるとして、平成25年度より、「小児等在宅医療連携拠点事業」（**図1―16**）をモデル事業として推進しています。この事業は、①小児等在宅医療を担う医療機関の拡充（診療所、訪問看護、医療型短期入所施設など）、②地域における医療・福祉・教育の連携体制の構築、③医療と連携した福祉サービスを提供できるコーディネーター機能の確立を目的に進められており、子どもと家族を在宅で支える体制整備が求められています。

図1-16 小児等在宅医療連携拠点事業

都道府県による支援
- 協議会の開催
- 地域資源の把握
- 一般住民に対する理解促進

拠点のイメージ：高次機能病院、在宅療養支援診療所、医療型障害児入所施設など

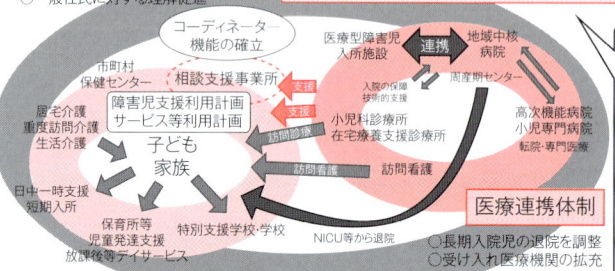

コーディネーター機能の確立

市町村保健センター　相談支援事業所

医療型障害児入所施設 —連携— 地域中核病院　周産期センター

居宅介護　重度訪問介護　生活介護

障害児支援利用計画　サービス等利用計画

小児科診療所　在宅療養支援診療所

高次機能病院　小児専門病院　転院・専門医療

子ども家族

訪問診療　訪問看護

日中一時支援　短期入所

保育所等　児童発達支援　放課後等デイサービス

特別支援学校・学校　NICU等から退院

医療連携体制
- 長期入院児の退院を調整
- 受け入れ医療機関の拡充

地域の福祉・教育機関との連携
- 市町村自立支援協議会などでの医療と福祉との顔の見える関係
- 福祉・教育・行政職員に対する研修、アウトリーチ

地域における包括的かつ継続的な在宅医療を提供するための体制を構築する。
① 二次医療圏や市町村等の行政・医療・福祉関係者等による協議を定期的に開催
② 地域の医療・福祉・教育資源の把握・活用
③ 受入が可能な医療機関・訪問看護事業所数の拡大、専門機関とのネットワークを構築
④ 福祉・教育・行政関係者に対する研修会の開催やアウトリーチによる医療と福祉等の連携の促進
⑤ 個々のニーズに応じた支援を実施するコーディネーター機能の確立
⑥ 患者・家族や一般住民に対する理解促進の取り組み

厚生労働省の資料をもとに作成

2 連携に必要な視点と連携の実際

1 連携に必要な視点

1 ■ 本来の子育て支援とは

　子どもたちが、大好きな両親から多くの愛情を受け、きょうだいと喧嘩をしながら自宅で育っていくのは、本来「当たり前」のことです。安心できる居場所があり、愛情を受けることで自分が好きになり、人を好きになって大切に思うことができ、自分の存在価値を見つけることで自信をもって生きていくことができます。

　地域や家庭のなかで温かく育まれていくことが、子どもの育ちには大切とされます。「子どもの健やかな育ち」について、行政やさまざまな関係機関、子どもが住む地域そのものが連携して、家族とともに考え支援していくこと、そして「家族の子育て機能」が高まるように支援することが、本来の子育て支援です。「家族の子育て機能」を支援することについては、病気や障害のある子どもたちを支援する現場のなかで頭を悩ますことも多いですが、常に振り返りながら支援を行っていかないと、本来の目的である「子どもの健やかな育ちを支援する」ことにつながっていかないという認識は必要です。

　子ども虐待を含むさまざまなケースを通じて感じるのは、親は子どもに気づかされ、育てられるということです。子どもの生きる力や未知なる可能性はまっすぐです。なかには、発信が弱すぎて消えてしまいそうな子どももいます。しかし、子どもの力を信じ、育てていくことに周囲が力を注いでいけば、子どもが親に伝えようとする発信力は育ちます。あるときには、子どもが親に伝えられるよう、周囲が手伝うこともあります。そういった日々のスモールステップを重ねることで、親は子ども

に「何か」を気づかされ、親育ちにつながっていくのです。

　「家族の子育て機能」を高めるということは、家族の物理的な大変さを支援することだけにとどまりません。例えば、愛着形成や存在価値を見出すことが相互の事情により困難であるなど、子どもと親が互いに育ちにくい環境にあることに対して、支援者は必要な支援を連携しながら、子どもと家族に寄り添って一緒に考えていくことが大切になります。

2 ■「当たり前の幸せ」を求める

　筆者は、障害児者の相談支援にかかわり始めた頃、さまざまな子どもたちやその家族が背負う大変さを目の当たりにし、障害や病気のある子どもたちの育ちの支援は「特別なもの（専門性）」が必要で、家族の24時間続いていく介護負担を軽減することだけに視点が定まっていた時期がありました。確かにそういった支援は必要であり、それなくしては子どもたちの健康や家庭生活を守っていくことはできません。しかし、多くの子どもたちや家族と出会うなかで、それだけでは「生きている幸せ」を感じることはできないと考えさせられるようになりました。どんなに重い障害や病気があっても、生命の限りが目の前に迫っている子どもであっても、「求める幸せ」というものは特別でなく、障害や病気のない子どもと変わらない「当たり前の幸せ」を求めていることに、今では日々気づかされています。

　しかし、多くの支援者は、支援の必要な子どもたちや家族に出会うと、その「当たり前」を忘れてしまうことがあります。専門職といわれる支援者やさまざまな機関（医療・看護・リハビリテーション・療育・教育・福祉など）によって立てられる支援計画が、子どもたちの「当たり前の幸せ」を遠ざけるものではなく、「当たり前の幸せ」を追うための応援グッズの一つとなることが必要です。

　また、子どもがNICUを退院して自宅で生活を続けるためには、

NICUという環境に近い支援を自宅でも提供する必要があるといった認識を、家族だけでなく支援者ももっていることが多くあります。そのために、病院と在宅医療（訪問診療・訪問看護）の連携、NICUで行っていたチーム医療の提供ばかりが前面に出てしまうことがよくあります。これらは、子どもの生命を守り、健康管理や24時間の医療ケアが必要な子どもたちにはとても大切な支援ですが、子どもの育ちや、親が余裕をもって子育てができるための「脇役」として考えて、退院を進めていく必要があります。

さらには、病院等の医療関係者が、子どもが自宅で家族とともに過ごす大切さや、子どもの育ち、親の子育て支援をよく理解している一方で、子どもが帰ろうとしている地域の医療・保健・教育・福祉などの関係者・機関の理解が乏しいこともあります。さまざまな自治体で「地域での子育て支援の大切さ」「子育てしやすい街づくり」という謳い文句が掲げられていますが、高度医療、病院医療に依存し、そして「この子は医療の子ども」と決めつけて、子育て支援の枠外としているような現状も聞きます。筆者が活動している地域でも、ここ数年になってから、医療的なケアの必要な子どもたちの存在が知られるようになり、理解も進んできてチーム支援が行えるようになってきました。それでも、医療と障害児支援の枠組みでしか動いておらず、それも十分でない現状があること、また、障害や病気のない子どもたちと同じような子育て支援が届いていないことに、支援者は問題意識を持ち続け、発信していく必要があります。

3 ■ 子どものライフステージと心の成長を考える

筆者は、高齢者の末期がんでの在宅療養はイメージがつきやすいのですが、子どもに対してこの言葉を使うのは好きではなく、実はあまりピンときません。子どもたちは療養しているわけではなく、自宅で家族とともに生活し育っているわけで、そこに向かうために専門的な支援が必

須であるだけなのです。

　また、「在宅療養」という言葉のために、各関係機関の「訪問」機能が充実して、必要なものがすべて訪問で提供されることが必要、という思い込みがあるように感じます。そこには、「本人の状態が不安定だから」「医療機器が多いため外出が大変」「外出して感染すると機能が低下していく」といった理由が前面に出てくることが多いですが、本当に訪問でその機能を提供することが本人の育ちのためになるのか、本人の状態はどうなのかなど、常に振り返り、子どもたちのライフステージと心の成長（発達）を考えながら、支援のあり方を変化させていくことが大切です。

　子どもたちは自宅以外の場所でもさまざまな経験をし、ほかの子どもたちと触れ合う機会をもつことで成長していきます。それが子どもにとっての楽しみであり幸せでもあるとすれば、支援者は外出支援についてしっかり考えることが必要です。生命の維持（長さ）と幸せな生き方は、ときに相反するものになります。また、家庭生活の基盤がしっかり整っていないと、楽しむことや、チャレンジすることは不可能です。だからこそ、専門職者は各分野の役割をはき違えないように、支援の目的を常に共有しながら、連携していくことが大切なのです。

2　各専門職の役割と連携のあり方

　子どもの在宅療養の現状をここまで述べてきましたが、以下では子どもたちにかかわる各機関のそれぞれの役割と連携のあり方についてまとめます。

1 ■ 各専門職の役割

　医療においては、病院、かかりつけ医、訪問看護師などが登場しますが、役割分担の難しさを感じます。確かに子どもに関しては、入院対応

へのスピードや疾患への専門的医療のことを考えると、どうしても病院の役割を主にしたものにし、本人も家族も、訪問看護師をはじめとする関係機関も、病院を主にした支援を求めてしまう傾向にあります。また病院も、健康管理や日々の医療ケアの管理、感染時の対応なども含めて、よほど遠方でない限りはすべての役割を担っていることが多いように思います。それはそれでよいことですが、病院がパンク状態になり機能不全を起こしてしまう、子どもや家族も必要以上の通院によって時間を割かれて自宅で過ごす時間が削られてしまうのは、本来の目的にかなってはいないでしょう。障害のない子どもに普通に「かかりつけ医」がいるように、かかりつけ医（訪問診療や訪問歯科を含む）という存在が、訪問看護師と連携しながら日々の健康管理や予防接種について積極的にかかわる、日々の呼吸管理や栄養管理の一端を病院と連携しながらかかわることで、本来の居場所である自宅で安心して暮らせる、活動できるという支援につながるのです。

　また、例えば訪問歯科についても、歯科治療のみでなく、口腔ケアや嚥下機能についても幅広く対応することで、健康面だけでなく、生活の質の向上にもつながっているのを目の当たりにすると、病院と地域医療の連携だけでなく、他科との連携を地域のなかでどのようにもつかを考えることも大切です。その地域ごとに病院と地域医療との役割連携、他科連携を考えていく機会をつくる、そして重い障害や病気のある子どもたちが普通に自宅で生活をしていて、地域医療を必要としていることを知ってもらうように支援者が力を注いでいかないと、病院主体の医療は変わりません。

　訪問看護は、主治医と連携しながら健康管理をする、主治医と家族の間に入って調整していくことは当然の役割ですが、子どもの生活面での支援についても、ホームヘルパーなどと連携しながら、生活基盤を整える、また、母子分離の支援の中核になる必要があります。医療、福祉、時には教育や療育とも連携して機能する訪問看護師は、子どもと家族に

安心感を与え、本人の育ちにもとても敏感です。そして、家族、特に母親を「医師・看護師化」させずに「母親」としての役割を支援しているように思います。医療ケアや本人の体調の変化を気づかせるために、訪問看護をはじめ医療職は、母親に専門的な指導をせざるを得ない状況にあり、また子どもの健康も不安定なことから、母親が医療職化してしまう傾向もよくあります。しかし、子どもにとっての「母親」であることを、訪問看護が中心となって、各専門職と連携して支援することが、障害受容、母子関係の基盤をしっかりつくっていくことにつながっていきます。

　子どもの育ちの支援で中心になるのは、訪問リハビリテーションや療育機関、教育機関であり、居宅介護も大切な役割を担っています。訪問リハビリテーションや療育機関のリハビリテーションでは、身体的な機能の維持・向上だけでなく、生活基盤をつくり、子どもの居場所や活動をつくるための環境整備を、本人・家族やさまざまな支援者とともに考えていくことが大切です。そこにはハード面だけではなく、身体が楽になるような、気持ちが楽しくなるような、積極的に何かにチャレンジしてみようと興味や意欲が高められるような、ソフト面も考えた環境をつくることが求められます。筆者のよく知る理学療法士は、リハビリテーション室や家の中のみにとどまらず、学校をはじめ、子どもが活動するあらゆる場所に出向いて、その場の支援者とともに取り組み、内容を考えています。

　また、在宅での生活支援が中心となる居宅介護の支援者（ホームヘルパーなど）は、より長い時間を子どもや家族と過ごすことが多く、生活場面での子どもの育ちを一番発見しやすい場所にいる強みを活かして、療育機関での発達支援（保育と集団参加）や、教育機関での学びの支援とも連携し、互いの場面での子どもの様子を情報交換することで、弱い発信や成長を家族や各分野の支援者に伝えていく、介護だけではない大切な役割を担っているといえます。

2 ■ 支援の連携のあり方

　ここで一部紹介した、各分野の専門性や役割はさまざまですが、子どもや家庭状況によって支援の内容や重点の置き方も異なること、役割分担には必ず「支援の糊しろ」が大切だということを理解する必要があります。人の生活はつながっているのにもかかわらず、各分野が自分の役割分だけを支援してしまったら、つながりはできません。それぞれが他分野のことを理解し、少し「糊しろ」をつくって支援を重ねていくことで、初めて専門性が活きてくるということを、筆者は実際の場面で感じています。

　そして支援の連携というのは、時計の歯車のようだと、日頃から感じています。時計はさまざまな歯車が何層にも噛み合って回り、大きな力となって動いていきます。その一つの歯車だけが動いていても駆動力は発生せず、また一つの歯車が故障しても駆動力は発生しません。また、歯車の間が円滑に動くように点検して潤滑油をささないと、駆動力は持続していきません。相談支援専門員の役割は、「本人」という時計とともに、それぞれの支援者という歯車の専門性と役割を知り、歯車の大きさや種類、噛み合わせを考え、自らが潤滑油にもなりながら、子どもと家族が「生きている幸せ」に向かって頑張っていくことをチームで応援できるように、ライフステージに見合った「支援という駆動力」を継続的につくっていくことだと考えます。

6 家族看護

1 小児在宅看護における家族への理解

　子どもたちの暮らしは、自分だけでは成り立ちません。家族や家庭のもつ機能に支えられることで子どもは成長発達を遂げます。ですから、訪問看護師が家族看護や家族ケアに興味をもち、それを実践していくことには、大きな意義があります。

　重い身体障害のある子どもたちは、いわゆる全介助という状況を生涯を通して体験します。他人に身を委ねて生きるということは、その他人がどのようであるかで生活の質が大きく変わります。認知や知的、発達に障害のある子どもたちには、その障害特性をよく理解してかかわり、2次障害を引き起こさないように心がけなくてはなりません。小児期は親や家族が主にかかわるわけですから、家族にとって多少のゆとりがあり、長くかかわり続けられるような支援プランが必要となります。また、家族の今の疲れを癒す支援と、先を見通した将来に夢や希望をもてるような働きかけを訪問看護師が行うことも重要です。このためには、訪問看護師やかかわるチームメンバーと家族とが互いに理解し合い、暮らしやすさへの提案を定期的な支援会議やケア会議で共有することが大切であり、これにより地域と家族は一体になり、成長を遂げていきます。障害は周囲の環境により変化します。家族が24時間どのような暮らしぶりなのかをチームでまず共有して、困り感を軽減しながら在宅支援

を進め環境を整えることが必要です。

　家族が子育てをしながら地域とのつながりをもち、自立した暮らしを続け、そのライフステージごとに家族が成長するなかで子どもが育っていきます。小児ケアにおける家族看護は、その家族が地域や社会から孤立しないように訪問看護師としてかかわり、日々のやりとりのなかで、何年もかけてともに成長し家族が発達していく過程に寄り添うことであるといえます。

2 家族に対するアセスメント

　病気や重い障害を抱える子どもを育てるときに家族がどのようにして受容していくのか、その過程をアセスメントする手がかりとして二つの説を紹介します。

　一つは、ドローター（Drotar,D.）らが示した「ショック」「否認」「悲しみと怒り」「適応」「再起」をたどるとする段階説（図1-17）、もう一つは、中田が示した「適応」と「落胆」が表裏の関係にあり、両価的感情をもちつつ進行するというらせん型モデル（図1-18）です。

　この二つの説について、下記の事例で考えてみましょう。

図1-17　障害受容の段階説

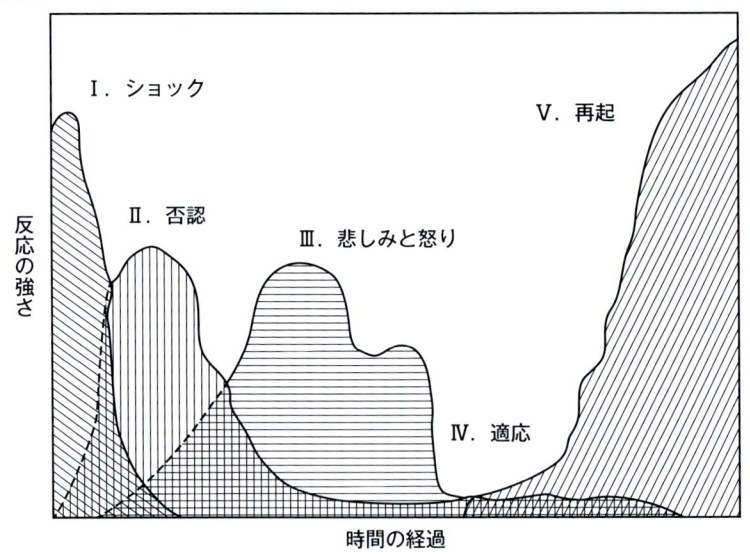

Drotar,D.,Baskiewicz,A.,Irvin,N.,Kennell,J.,& Klaus,M.:The adaptation of parents to the birth of an infant with a congenital malformation:A hypothetical model,Pediatrics,56(5),710-717,1975.

図1-18 障害受容のらせん型モデル

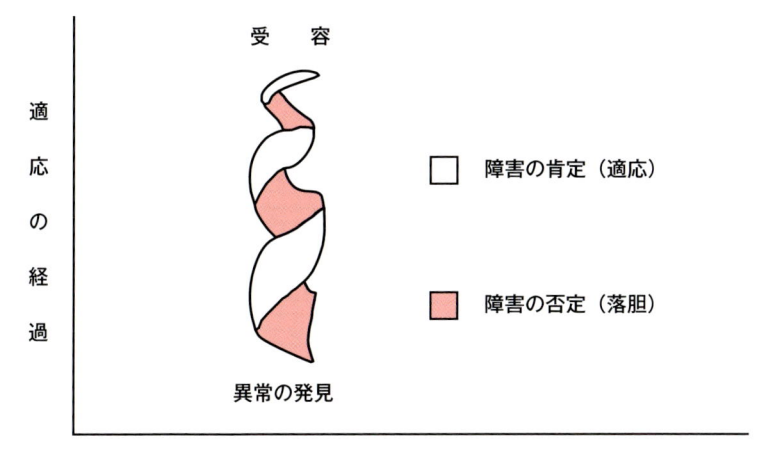

受容

適応の経過

□ 障害の肯定（適応）

■ 障害の否定（落胆）

異常の発見

中田洋二郎：親の障害の認識と受容に関する考察―受容の段階説と慢性的悲哀―，早稲田心理学年報,27,p83-92,1995.

事例

本人の状況：A君、男児、1歳6か月。2歳違いの姉、両親と4人家族。頭蓋底欠損により脳が眼窩に入り込んでいるために右眼球がなく、鼻腔もない。唇顎口唇裂、小顎症、気管切開、胃瘻、点頭てんかんがある。

　訪問看護師がA君に出会ったのは1歳6か月の頃で、病院を退院してから2か月後でした。口唇裂の手術を終えていました。訪問看護をスタートして2か月が過ぎた頃、母親は「自分がリウマチの薬を飲んでいたから、この子は障害をもってしまったのかしら？　医師が影響はないから妊娠しても大丈夫だと言ったから出産したのに…」「お産のあと、初めてこの子の顔を見たときにびっくりしてショックで、死んでくれたらいいのになんて考えちゃったんです」「なのに、お姉ちゃんと夫は『可愛い赤ちゃんでママありがとう』って毎日病院に来て抱っこしていました」「産まれたのに周りからはおめでとうとは声をかけられなくて…。いいえ、話しかけないでという雰囲気を私自身が出していたと思うのですが、それでも、誰からも望まれないのに産まれたと思ってしまいました。そんなとき、3歳のお姉ちゃんに『ありがとう』『抱っこしたい』『可愛いー』と言われてはっとしました。ああ、この子は産まれてすぐ

6.家族看護　095

に痛いことをいっぱいされたのに頑張って生きてくれた。よかった、生きている。そこから、すとーんと腑に落ちて普通になったんですよ」「腑に落ちてからは、病院の看護師さんやお医者さんが、この子をすごく大切にしてくれていて、産まれてきたことを心から喜んでくれているとわかるようになりました」などと語っていました。

　それからしばらくして、胃瘻交換のため外科外来に行くことになりました。外科外来には高齢者も通っています。その人たちと一緒に受診の順番を待ちますが、母親はその間に赤ちゃんを抱いていると「どうしたの？　何か月？」と声をかけられ顔を覗き込まれる、そのときにどうやって対応しようかと悩んでいました。そして、通院同行を強く希望しました。

　初めは人目につかないところで待機していました。外来受診を平常心で対応できるようになるまでには１年以上かかりました。姉の運動会のとき、弟が生まれて初めての年は、訪問看護師が留守番看護を行い、姉と両親で運動会に行きました。帰って来たときに「大きくなったら連れて行くねー」と姉がＡ君のほっぺにキスをしました。その翌年は、バギーに吸引器をのせて、家族４人で運動会に行きました。

　その後、第３子の妊娠がわかり、出産の準備が始まりました。母子通園には身体介護のホームヘルパー、移動支援と介護タクシー自費負担を組み合わせた介護サービスで、母親の負担を減らし、母親の受診時には、介護と訪問看護の複数回訪問を組み合わせて、５時間連続の留守番看護が可能な体制をつくりました。そして、安全に出産可能な状況をつくり、出産時には２か月間の入所ができるように児童相談所に申請し、夫方の祖父母の協力体制なども、家族とともに時間をかけてつくっていきました。そして、無事に第３子（妹）が誕生しました。

　その後、姉の小学校入学に合わせて、山間にある夫の実家に同居することになりました。この家族に訪問看護を始めた当初、祖父母に会う機会が何度かありました。祖父母は当時、「眼と鼻が片方しかない子を他に見たことがありますか？」「のどに穴が開いているなんてかわいそうで」「田舎ではすぐに噂になります」などと話していました。祖父母の心労も大きかったと思いますが、第３子の誕生後は「孫が増えて細かいことを気にしている暇はないですよ」とニコニコしていました。

　同居するようになってからは、近くにある通園施設に祖父母が連れていくようになり、通学時の吸引のための家族の付添など、ほとんどのことを祖父母が手伝ってくれて、ついに第４子（弟）が誕生しました。現

> 在A君は、高等部に通学するために寮生活をしていますが、来年には卒業をして、近くの就労支援または生活介護を受けて家族8人で暮らすことになっています。

　あるとき、父親に話を聞くことがありました。「待望の長男で、男同士であることがうれしかったのと、現代の医学では形成外科に行けば目や鼻のことなんてどうにでもなると思って、命だけは守ってほしいと祈っていた」と言っていました。

　段階説にあるように、母親も家族も適応して再起していくには多くの葛藤がありましたが、この言葉から父親の愛情にも支えられて家族が成長していった様子がわかります。

　母親は、A君に手がかかるので姉のことを心配していました。訪問看護師は、両親が姉と過ごす時間がつくれるように配慮した訪問プランをつくりました。A君の体調管理に訪問看護師がかかわることで急な入院がなくなり、姉が朝目覚めたら母親と弟がいなくなっていたというような経験をさせずにすんだことも、家族ケアに大きく貢献したと思います。

　きょうだいが幼稚園や習い事、子ども会の行事などに参加することは、子どもをもつ家族が地域社会とつながりをもつ重要な場面です。そのような行事に参加するための支援は健康管理に直接的な関係がないように思われますが、地域とつながることで、家族は自ら成長発達するので、家族看護には重要なポイントであるといえます。図1-19に、筆者が考える訪問看護の理念・役割について示します。

図1-19 訪問看護の理念と役割

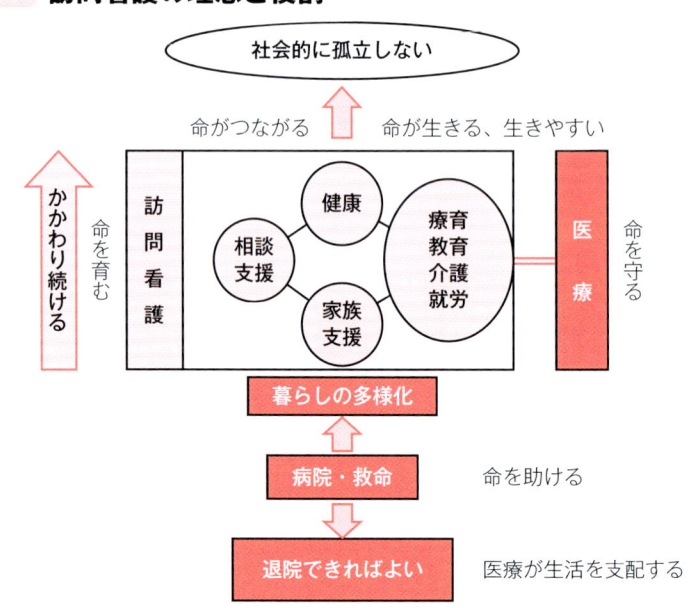

社会的に孤立しない

命がつながる　命が生きる、生きやすい

訪問看護
- 相談支援
- 健康
- 家族支援
- 療育・教育・介護・就労

医療

かかわり続ける
命を育む
命を守る

暮らしの多様化

病院・救命　命を助ける

退院できればよい　医療が生活を支配する

3 アセスメントのポイント

　小児ケアにおける家族看護では、家族が社会とのつながりをもつときの戸惑いに付き合いつつ、時間をかけてアセスメントしていきます。そのときのポイントを以下に示します。

1 衣(医)食住は整っているか

　家族の機能が発揮される源は愛情です。その愛情は衣料（医療）・食事・住居（休息・睡眠）があってこそ湧いてくるものです。そこで、24時間365日、どのような暮らしをしているのかを把握して、家族が育児で疲弊しないうちに早期に介入し、最低限の暮らしの支えを整え、家族の力が湧き上がるのを待ちます。疲弊してからではだめなのです。介護保険に予防給付があるように、家族看護には予防的介入が不可欠です。核家族が増えて、生活行為を見て体験して身につけていくチャンスが少ない親が多いため、買い物・調理・掃除・洗濯・入浴・哺乳・離乳食介助・着替えなど、生活に密着したことをやって見せる、一緒に体験する、そのようにして衣（医）食住を整えていく必要があります。

　「家族指導」という言葉がありますが、在宅支援における家族指導とは、ともに体験することであり、訪問看護師は生活に密着した行為を家族に代わりできないと、予防的介入ができません。家事・介護・看護サービスとは非常に密着したものですから、その役割分担とケア内容を十分精査して整えていきます。

2 誰かと話をする時間をもてているか

　訪問時間のほとんどを家族とのコミュニケーションに使ってしまうこ

6.家族看護　**099**

ともあります。コミュニケーションをとれる相手がいることが大切なのです。コミュニケーションは心の栄養ですから、家族支援のプランニングでは、誰かと会話が生まれるような仕掛けが必要です。

3 家族以外の人とのつながりをもっているか

　家族は、病院の医師や看護師以外に、どのような人たちとつながりをもっているのでしょうか。暮らしが大変すぎて、つながりをあきらめたりしているかもしれません。その家族はどのように暮らしたいと思っているのでしょうか。人とつながりたいという気持ちは、将来に対する夢や希望につながることが多いと考えられます。どのように子どもを育て、どこで暮らし、どのような人でありたいのか、揺れ動く家族の気持ちをライフステージごとに見通して、訪問看護師は支援していく必要があります。

4 暮らしに密着したサービスで家族看護を実践する

　長年にわたり暮らしに近いところで、その営みを見つめることができる医療・福祉サービスとして、訪問看護、訪問介護、通所サービス（通所介護や児童発達支援、生活介護など）、就労支援などがあげられます。その地域に密着したサービスは、介護や育児で閉鎖的になりがちな家族を支え、社会的な孤立に対し予防的な介入をして、社会が子育てを支えることを実感させられるようなものです。

　筆者はこれらのサービスに深くかかわりながら地域診断をし、その地域に合ったシステムをつくり、家族を孤立させることなく、安心して子育てをして、親であっても「子育てが嫌になった」「もっとゆっくり眠りたい」「おしゃれがしたい」「仕事がしたい」といった気持ちに罪悪感をもつことなく、人はそのような感情をもつのが当たり前であって、楽な気持ちで、長く続けられる小児在宅支援のシステムをつくっていきたいと考えています。

第 2 章

Q&A

1. 退院前・時の準備
2. 在宅におけるケア
3. リハビリテーション
4. 制度・教育

1 退院前・時の準備

1 退院時に用意するもの

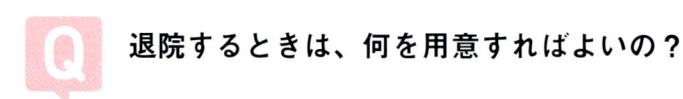

Q 退院するときは、何を用意すればよいの？

A 入院中の子どもは、人的にも物的にも、入院生活を送るのに適した病院や施設の環境下で療養しています。しかし、自宅へ退院する際には、さまざまな「物」「人」が新たに必要となります。入院中に使用していた物をそっくりそのまま自宅へシフトすることはとても難しいので、多くの場合は代用したり、方法・手順を工夫することが必要になってきます。また、それぞれの子どもに必要な医療器具、処置に応じて、さらに自宅に帰ってからの生活活動の範囲を考慮することも必要となりますので、用意する物にも違いが出てきます。

■ **解説**
以下に、それぞれの子どもの状態によって必要となる主な物をあげます。

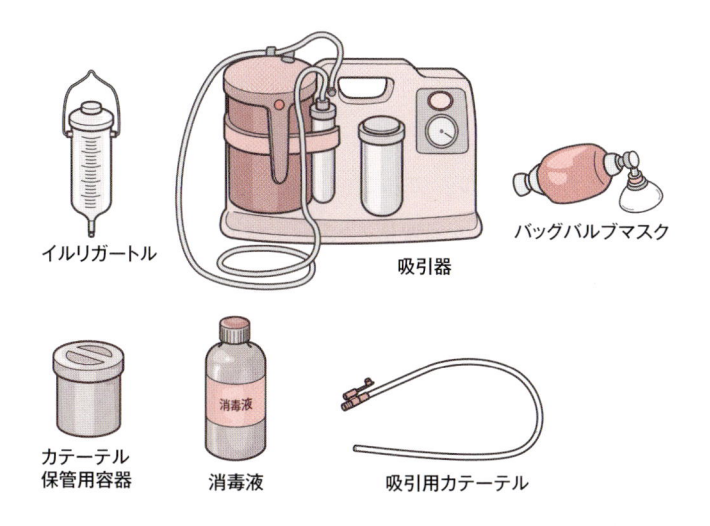

イルリガートル　　　　吸引器　　　　バッグバルブマスク

カテーテル保管用容器　　消毒液　　吸引用カテーテル

吸引が必要な場合

　通常の吸引は、口腔・鼻腔からのものと、気管からの吸引に分けられます。自宅での吸引の際には、卓上の吸引器をそろえることが一般的です。その際、できれば充電式のタイプをそろえると、外出時や停電時などに備えられ安心です。

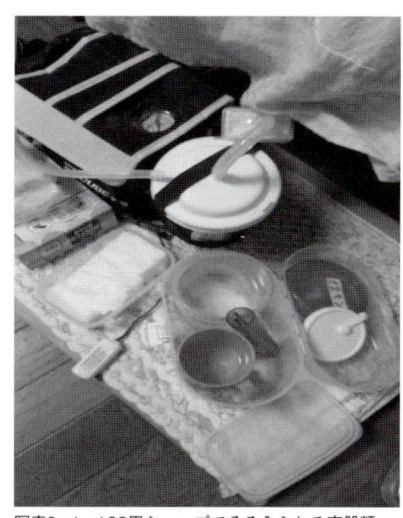

　また、カテーテルは、その子どもに合ったサイズのものを医療機関から一定数もらうことができます。カテーテルの保管方法については、受療中の医療機関からの指導方法に準じますが、100円ショップなどでそろえられる物で代用することもできます（**写真2-1**）。多くの衛生材料が必要となりますので、清潔面にも注意をし、塵・埃などから

写真2-1　100円ショップでそろえられる容器類

1.退院前・時の準備　　105

の汚染を防げるよう、ふた付きの容器などを上手に活用することがポイントとなります。

そろえる物品
吸引器、吸引用カテーテル、アルコール綿、水道水（または湯冷まし）、消毒薬、手指用アルコール（液体、ジェル状など）、カテーテル保管用容器、プラスチック手袋、消毒薬用容器など

ベッドでの生活が必要な場合

　現在、ベッドを利用して自宅で療養する場合、居住地の自治体などによっては、無料の貸し出しや日常生活用具としての助成（自治体により年齢や病状に応じての制限がある場合があります）を受けることができます。また、安価な料金でのレンタルも可能です。各地域における制度や助成の有無を確認し、利用可能なサービスの情報提供をできるようにしておくとよいでしょう。

そろえる物
各地域での利用可能な制度・助成に関する情報資料、利用手続きに必要となる様式・手順一覧など

胃瘻での栄養が必要な場合

　胃瘻は直接胃に穴を開けチューブを経由し、必要な栄養を注入摂取する方法です。造設した直後の時期と、瘻孔が安定した時期で身体に装着するチューブが異なることがあります。そのため、必要となる物品が途中で変更となることもあります。治療の計画や経過に応じ、在宅療養においてどの時期に変更が必要となるのか、予測的な経過も支援者が理解をしておけると、在宅療養でのチーム支援もスムーズに展開が可能です。

そろえる物品
注入する栄養薬、微温湯、イルリガートル、栄養セット（イルリガートルと一体化したものは不要）、接続チューブ、カテーテルチップ、Ｓ字

フック（大／小）、注入用のポンプ（医師の指示にて用意）など

人工呼吸器を装着する場合

　在宅においては、気管切開を行って人工呼吸器により呼吸の介助をする侵襲的な陽圧換気療法と、疾患や身体の状況に応じ間歇的に使用をする非侵襲的な換気療法があります。使用する医療機器に違いがありますが、どちらも呼吸を補助するものであるため、清潔に留意をする必要があります。人工呼吸器回路の交換においては、ディスポーザブル（使い捨て）品の使用、洗浄・消毒による物品・備品の使用もありますので、交換の時期や頻度を厳守する支援が大切です。また、汚染や破損・損傷時に備え、予備分の交換物品を確保しておくことも重要です。

　在宅療養の進展に伴い、人工呼吸器の種類も増加してきました。各装着機器ごとでの特徴や設定確認などが異なることもありますので、事前に操作マニュアルの確認が重要です。また、機器の作動には電源が必須となりますので、電源確保の状況と合わせ停電時の対策として、外部バッテリーの準備と定期的な充電も必要です。

　さらに、バッグバルブマスクは欠かせない物品です。吸引や回路交換時などの医療処置においても使用する頻度の高いものですので、定位置に置くことの意識づけも重要です。子どもの状態により、酸素ボンベの使用要否についても事前に確認が必要となりますので、在宅酸素濃縮器や酸素ボンベなどの用品、吸入使用時の手順を押さえておきましょう。

そろえる物品
使用している人工呼吸器の操作作動マニュアル、外部バッテリー、バッグバルブマスク、交換用の物品（人工呼吸器回路、気管カニューレほか）と予備物品、酸素吸入用の備品類など

移動が必要な場合

　日常生活のなかでのADL状況、療養生活の活動範囲に大きく影響を

してくるのが移動手段です。自宅の中のみならず、屋外での活動をどのように支援するのかという視点も必要になるでしょう。通常、家族が担うことが原則となりがちですが、移動支援のサービスについても、地域で利用できる事業所の有無、利用するための手続き、利用するまでの流れの準備・確認が大切です。目的に応じては、屋外活動の場が公的な施設の場合は、その施設先との連絡・連携が重要になってきます。第三者（家族以外の者）による移動支援が可能かどうか、支援内容の範疇なども把握し、課題の抽出により必要な支援事項が漏れなく行えるような根回しが重要です。

そろえる物

移動支援事業者のリスト

公的なサービスが必要な場合

　自宅での療養においては、食事・排泄・清潔など多くの生活活動が必要になります。家族が主となり活動の支援を実施していくには、限界が生じます。退院当初は気も張り、あれもこれもしてあげたいという家族の気持ちも、長期化する療養においては疲労の蓄積により、適切な支援の継続が困難となることがあります。そのため、状況に応じたサービスの活用・導入が必要な時期に提供できるよう、下準備ができていると公的なサービスを受けるにもスムーズです。前述した移動支援も含め、子ども・家族にどのような支援が見込まれるか、サービス提供が可能な事業所はどこにあるのかの把握が鍵となります。特に、人材面におけるサービスとしては、口鼻腔・気管内の痰吸引等における介護職員について、事業所の手続きや人員の配置状態、支援提供の可否などを把握しておくことが望まれます。

　その他、訪問系で活用できるサービス（訪問入浴（**写真2−2**）、訪問介護、訪問リハビリテーションなど）、日中の預かり支援などの通所系サービスに加え、短期入所サービスについても情報がそろっていること

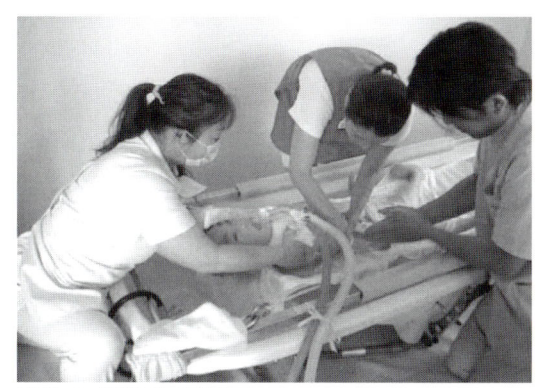

写真2-2　訪問入浴の実際場面

で、利用・導入が円滑に行われます。
そろえる物
各サービス事業のリストやパンフレット（紹介の媒体となるDVD）など

2 退院前の環境整備

Q 退院前の環境整備はどうしたらよいの？

A 自宅への退院に向けた準備として、今後療養をしていく場を考えることは重要です。そのためにも、療養生活の環境整備は欠かせない準備といえるでしょう。自宅で過ごす時間が最も長くなるため、居心地のよい空間や場所となるような工夫をし、また介護・看護を行ううえでの動線も考慮して整備することが鍵となります。それぞれの場面に応じて必要な環境整備の考えを以下にまとめます。

■ **解説**
屋外から室内へのアプローチ

　自宅へ帰るためには、屋外から屋内へのアプローチをまず考えなければなりません。建物に入る前の玄関周りや上がりかまちの部分にはどうしても段差が生じやすく、子どもの状況により車いすやバギーなどでの移動が必要な場合は、スロープや昇降可能な機器が必要です。集合住宅においては備え付けのスロープがあるか、持ち家の一軒家である場合は改修の要

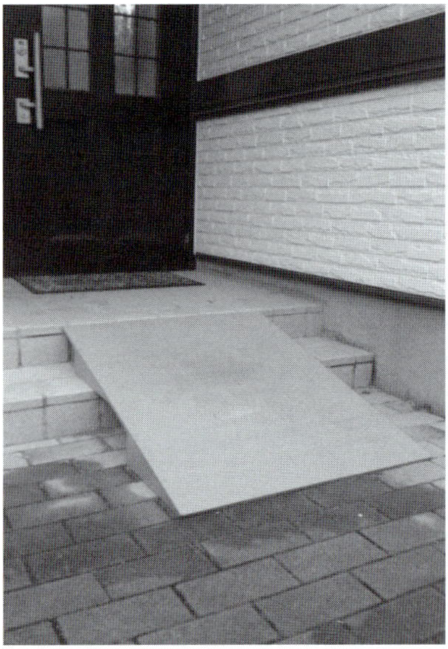

写真2-3　玄関先の手づくりスロープ

否や段差を解消するための用具や機器について、退院後の生活スタイルを見越して準備をしていきます。スロープなどは、手づくりで用意することも可能です（**写真2－3**）。

部屋の環境

　対象となる子どもが自宅に退院した際に、起床から就寝までの療養生活を「どのように過ごすのか」により、環境への配慮は異なります。窓の近くにベッドを置くと、冬場には気温が下がるので注意が必要です。療養する部屋ですべてを行う場合は、採光や換気などの配慮をしたいものです。日光は、多くの反応や表現を引き出す力となり得ますし、時に外気に触れることは、身体への刺激のほか、身体機能を少しずつ強化するチャンスにもなるでしょう。また、疾患や障害のある子どもの自宅での療養においては、皮膚・粘膜や排泄物などの色調をはじめとして、多くの場合、「観察」が必要になり、「処置」「ケア」も定期的に行われるもの以外に必要になります。

　室内の明るさは、昼夜を通し照明類（スタンドやライト）を含めて確保しておくことが重要となります。臭気からの観察も重要な情報源となることがありますので、適切な換気を行い、的確に観察が行えるように整えていきます。

　なお、人工呼吸器や気管切開をしている動ける子ども・歩ける子どもは、乳児用のベッドではかえって落ちるなどのリスクがあります。動けるように床に寝かせて、本人の動きに従って人工呼吸器を動かせるなどの工夫が必要です。

室内・屋外への移動

　各活動によって過ごす場所が変わる場合、移動する動線上での安全の確保が重要です。子ども自身、または移動を介助する家族・介護者の事故につながらないような環境の整備に加え、そこで生活をする家族成員

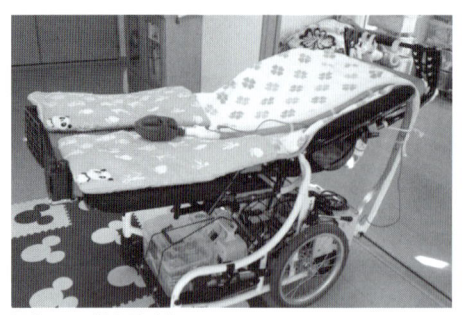

写真2-4　外出用バギー

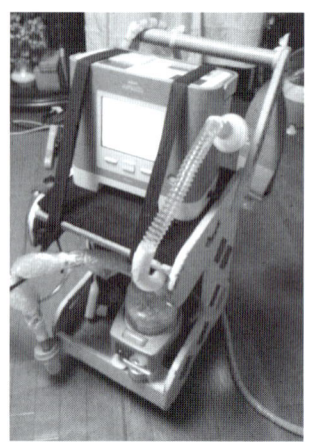

写真2-5　台車の利用

の日常においても不都合が生じないよう変更する箇所の検討が大切です。通院や外出時の際は、抱っこや車いす、バギーなど手法はさまざまです。**写真2-4**は外出用のバギーですが、バギーの下段には使用する医療機器類が装着できるようになっています。特に医療ケアを要する子どもの場合には、必要な物品とともに移動することとなるわけですので、機器類（人工呼吸器や吸引器、モニター類、バッグバルブマスク等）も一緒に備え付けられるよう、個々に応じた改造が準備として必要となります。**写真2-5**では、室内での移動状況に合わせた台車を利用しています。必要な機器類とともに移動し、活動が可能になります。

電力関係

　部屋の環境を適切に整えるために、現代においてはさまざまな電化製品を使用します。室温や湿度の管理から始まり、医療ケアが必要な子どもにとっては、各医療機器類を作動させるための電源確保が必須となります。特に連続的に使用をする人工呼吸器や在宅酸素濃縮器、使用頻度の高い吸引器などを含め、同時に使用しても耐え得る電力の整備が重要となります。必要なアンペア数かどうかの確認も退院前に押さえておき

たいところです。日常における活動環境においては、延長コード類も使用した電源確保（**写真2-6**）をすることもありますので、電源元の確認ができるようにしておきましょう。また、停電時の対策としても、医療機器に備わっているバッテリー機能や外部バッテリーの要否、自宅の居住地に応じては発電器など、念入りに検討をしていくこともあります。

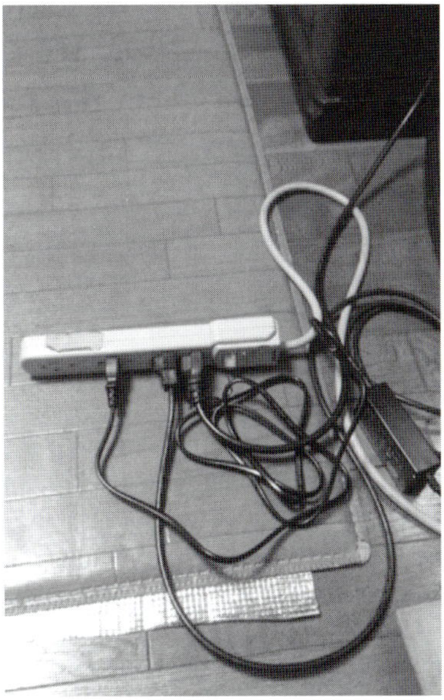

写真2-6　医療機器に欠かせない電源の確保

水周り関係

子どもに医療ケアが必要な場合、手洗い・うがい、使用物品の洗浄・消毒など、通常の家庭よりも水周りの使用が多く必要になります。清潔を保つためのみならず、汚物の処理に関しても考慮をしていきます。

また、子どもの退院を機会に、新築をする、あるいはリフォームを考えている家族には、すでに自宅へ退院し、療養生活を開始している「先輩」からの助言は、療養生活においての重要な生きた情報源となり、より生活しやすい環境の確保が可能となるでしょう。手を加えることが不可能な環境下においては、トイレや浴室での汚物処理をすることとなりますので、使用後の対処についても家族の理解と協力を得ていくことが大切です。なお、自宅で入浴を行うためには、療養を主として行う場所と浴室までの動線について事前に検討を重ね、家具の位置や温度差など、入浴が安全に実施できるように環境面の対策を立てておくことが必要となります。

3 役所への申請

Q 役所に申請して受けられるサービスは何？

A 　2003（平成15）年に障害児者に対する福祉サービスは従来の措置制度から支援費制度へと移行しました。これは、障害児者の社会的自立をめざしたものでした。また、2006（平成18）年には障害者自立支援法が施行され、福祉サービスや公的負担医療費等が障害種別でなく共通化されました。さらに、2013（平成25）年には日常生活・社会生活において社会参加の機会の確保や地域社会における共生をめざし、障害者自立支援法は障害者の日常生活及び社会生活を総合的に支援するための法律（障害者総合支援法）へと改正されました。

　まずは、さまざまな公的制度があることを知り、退院する前に行える手続きについては事前にすませておくことが大切です。退院移行支援時に、制度活用への情報提供がされているかどうかの確認をすることも必

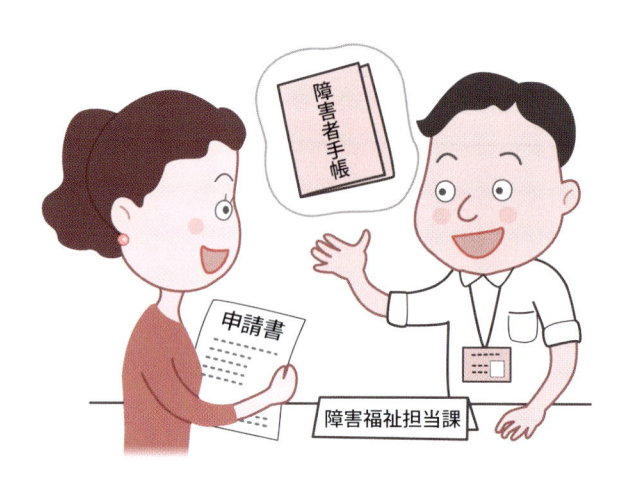

要です。また、退院直後の慣れない生活のなかで、役所での手続きに時間を割くことは、家族にとって精神的にも負担感が伴うことも理解しておきましょう。

さまざまな制度の活用により、①医療や看護を受けること、②生活上の支援を受けること、③経済面の支援を受けることができます。

身体障害者手帳や療育手帳の申請もしましょう。

■ 解説
医療・看護の支援
自立支援医療（育成医療）

診療、薬剤または治療材料、医学処置、手術および施術、病院や診療所への入院、看護、移送などの医療費の給付を行います。原則的に1割負担ですが、保護者の所得に応じて月額上限負担額を設定しています。また、所得制限があります。

対象者は保護者が当該市町村に在住し、児童が18歳未満であることが前提となります。そして、下記にあげるような機能障害を有し、手術を前提とした入院治療によって確実な治療効果が期待でき機能回復が見込まれる者が対象です。

①肢体不自由、②視覚障害、③聴覚・平衡機能障害、④音声・言語そしゃく機能障害、⑤心臓機能障害、⑥腎臓機能障害、⑦小腸機能障害、⑧肝臓機能障害、⑨その他の内臓機能障害、⑩免疫機能障害

未熟児養育医療

下記にあげるいずれかの症状の未熟児（低出生体重児）で、入院して養育が必要と医師が認めた乳児（0歳未満）が対象となります。なお、手続きが遅れた場合は助成が受けられないこともあるので、注意が必要です。

① 　出生時体重が2000g以下の乳児
② 　①以外の乳児で、特に生活力が弱く「下記の対象となる症状」にあ

げるいずれかの症状を示す乳児

　痙攣、運動異常／体温34℃以下／強いチアノーゼ等呼吸器、循環器などの異常／繰り返す嘔吐などの消化器の異常／強い黄疸

小児慢性特定疾病による医療費の助成

　特定の小児慢性疾病について、治療費の一部を認定された病名や期間に限り助成する制度です。小児慢性特定疾病は児童福祉法で規定されています。小児慢性特定疾病は、18歳未満（引き続き治療が必要と認められる場合には20歳未満）の児童が厚生労働大臣が定める疾病（14疾患群・760疾病（**第4章参照**））に罹った場合に対象となり、所得に応じて自己負担限度額が定められています。従来行われていた小児慢性特定疾患治療研究事業では11疾患群・514疾病が規定されており、対象の拡大が図られたことになります。また、小児慢性特定疾患治療研究事業とのその他の相違点としては、自己負担額の割合や負担の上限額が変わったこともあげられます。医療費の自己負担は3割から2割に引き下げられ、自己負担の上限額を定めた分類に整理されます。自己負担上限額は指定難病で定められた額の2分の1とされています。これまで小児慢性特定疾患治療研究事業で助成を受けていた人のなかには、負担が増す人もいるので注意が必要です。

日常生活に必要な支援

身体障害者手帳

　身体障害者福祉法に定める障害に該当されたと認められた場合に交付されます。手帳には、①視覚障害1〜6級、②聴覚障害2〜4・6級、③平衡機能障害3・5級、④音声・言語・そしゃく機能障害3・4級、⑤肢体不自由1〜6級、⑥内部障害1〜4級（心臓・腎臓・呼吸器・膀胱・直腸・小腸・肝臓・ヒト免疫不全ウイルスによる免疫機能障害）の区分があります。申請にあたっては、各市町の障害福祉に関する窓口で手続きを行います。①申請書、②指定医記入の診断書と意見書、③写

真、④印鑑をそろえ、市町村窓口へ提出をします。交付は申請後1か月程度かかります。申請時期は子どもの状態によって差はありますが、障害の重い場合は1歳未満の申請も可能です。

療育手帳

　知的障害児者が各種の福祉サービスを受けるために必要です。障害の程度の区分は市町村によって異なり、1度（最重度）、2度（重度）、3度（中度）4度（軽度）などと区分されています。

日常生活用具の購入費用助成

　在宅の障害児者の日常生活を容易にするための日常生活用具の購入費用の助成を行います。対象は身体障害者手帳や療育手帳などを持っていることであり、用具によって対象者は異なります。また、市町村によって対象年齢も異なり確認が必要です。助成の対象となる主な用具は、透析液加温器、吸入器、電動式痰吸引器、ストーマ補助具、紙おむつ、特殊寝台、特殊マットなどです。

障害者総合支援法による障害福祉サービス

　障害者総合支援法における障害福祉サービスは、大きく自立支援給付と地域生活支援事業で構成されています。自立支援給付には介護給付、訓練等給付、自立支援医療、補装具等が含まれます。地域生活支援事業には相談支援、コミュニケーション支援、日常生活用具、移動支援、地域活動支援センター、福祉ホームなどがあります。各自治体における審査等を経て、サービスが支給されることになります。障害福祉サービスの具体的内容については、**表2-1**を参照してください。

ファミリー・サポート・センター

　子育てを支援するための有償ボランティアの活動もあります。ファミリー・サポート・センターは市町村が設置し、市町村や市町村から委託を受けた法人が運営しています。子どもの保育所、幼稚園等の送迎等を行います。地域によって利用できるサービス内容が異なるので、各市町村において確認が必要です。

表2-1 障害福祉サービス

	サービス	対象 障害児	対象 障害者	内容
訪問系	居宅介護	○	○	自宅で入浴、排泄、食事の介護等
	重度訪問介護		○	重度の肢体不自由者で常に介護を必要とする人に、自宅で入浴、排泄、食事の介護、外出時における移動支援など総合的に行う
	同行援護	○	○	重度の視覚障害のある人が外出するとき、必要な情報提供や介護を行う
	行動援護	○	○	自己判断が制限されている人が行動するときに、危険を回避するために必要な支援、外出支援を行う
	重度障害者等包括支援	○	○	介護の必要性が非常に高い人に居宅介護等複数のサービスを包括的に行う
日中活動系	短期入所（ショートステイ）	○	○	自宅で介護する人が病気の場合などに、短期間、夜間も含め施設で、入浴、排泄、食事の介護等を行う
	療養介護		○	医療と常時介護を必要とする人に、医療機関で機能訓練、療養上の管理、看護、介護および日常生活の世話を行う
	生活介護		○	常に介護を必要とする人に、昼間、入浴、排泄、食事の介護等を行うとともに、創作的活動または、生産活動の機会を提供する
施設系	施設入所支援		○	施設に入所する人に、夜間や休日、入浴、排泄、食事の介護を行う
居住系	共同生活援助（グループホーム）		○	夜間や休日、共同生活を行う住居で、相談や日常生活上の援助を行う
訓練系・就労系	自立訓練（機能訓練）		○	自立した日常生活または社会生活ができるよう、一定期間、身体機能の維持、向上のための必要な訓練を行う
	自立訓練（生活訓練）		○	自立した日常生活または社会生活ができるよう、一定期間、生活能力の維持、向上のために必要な支援、訓練を行う
	就労移行支援		○	一般企業等への就労を希望する人に、一定期間就労に必要な知識および能力の向上のために必要な訓練を行う
	就労継続支援（A型：雇用型）		○	一般企業等での就労が困難な人に、雇用して就労する機会を提供するとともに、能力等の向上のための必要な訓練を行う
	就労継続支援（B型）		○	一般企業等での就労が困難な人に、就労する機会を提供するとともに、能力等の向上のために必要

					な訓練を行う
障害児通所系	児童発達支援	○			日常生活における基本的な動作の指導、知識技能の付与、集団生活への適応訓練などの支援を行う
	医療型児童発達支援	○			日常生活における基本的な動作の指導、知識技能の付与、集団生活への適応訓練などの支援および治療を行う
	放課後等デイサービス	○			授業終了後または休校日に、児童発達支援センター等の施設に通わせ、生活能力の向上のための必要な訓練、社会との交流促進などの支援を行う
	保育所等訪問支援	○			保育所等を訪問し、障害児に対して、障害児以外の児童との集団生活への適応のための専門的な支援を行う
障害児入所系	福祉型障害児入所施設	○			施設に入所している障害児に対して、保護、日常生活の指導および知識技能の付与を行う
	医療型障害児入所施設	○			施設に入所または指定医療機関に入院している障害児に対して、保護、日常生活の指導および知識技能の付与並びに治療を行う
相談支援系	計画相談支援	○	○		サービス利用支援：サービス申請にかかる支給決定前にサービス等利用計画案を作成。支給決定後、事業者等と連絡調整を行い、サービス等利用計画を作成する 継続サービス利用支援：サービス等の利用状況のモニタリング。事業者等と連絡調整、必要に応じて新たな支給決定等にかかる申請
	障害児相談支援	○			障害児利用援助：障害児通所支援の申請にかかる給付決定の前に障害児支援利用計画案を作成。給付決定後、事業者等と連絡調整を行うとともに障害児支援利用計画を作成する 継続障害児支援利用援助：サービス等利用状況のモニタリング。事業所等との連絡調整、必要に応じて新たな支給決定にかかる申請
	地域移行支援		○		住居の確保等、地域での生活に移行するための活動に関する相談、各障害福祉サービス事業所への同行支援等を行う
	地域定着支援		○		常時、連絡体制を確保し障害の特性に起因した緊急事態等における相談、障害福祉サービス事業所等と連絡調整等、緊急時の各種支援を行う

児童相談所

18歳未満の子どもに関する相談について、児童福祉司や児童心理司、保健師などが対応します。両親が病気をもっていたり、家族内で何らかのトラブルがあり、子どもの保護・見守りが必要な家庭もあります。退院時よりかかわってもらい、必要時には緊急保護等の支援も行うことができます。

経済面の支援を受ける

障害児福祉手当（国の制度）

対象は20歳未満であり、日常生活において常時介護を必要とする児童です。身体障害者手帳おおむね1級、療育手帳おおむね1度、常時介護を必要とする状態にある疾病の児童となります。施設に入所している児童や障害を理由とする公的年金を受給している児童、本人または扶養義務者等の所得が限度額を超えている場合は対象になりません。月額1万4140円で、年に4回支給されます。

特別児童扶養手当（国の制度）

身体障害者手帳1～3級程度、療育手帳1～3度程度、精神障害、発達障害、内部障害などで常時介護を必要とする児童を養育している父母または養育者に支払われます。

父母または養育者および同居の扶養義務者の所得が限度を超えている場合や児童が社会福祉施設に入所している、児童が障害を理由とする公的年金を受給している場合は支給の対象となりません。月額は、重度の場合4万9900円、中度の場合3万3230円で、年に3回支給されます。

重度心身障害者手当（東京都の制度）

身体障害者手帳1・2級、療育手帳1・2度であり、重度心身障害手当条例別表に定める状態の者に支給されます。施設に入所している場合や所得限度額を超えている場合は受給できません。月額6万円です。各自治体で同等の手当を支給していることもあるので、確認してください。

児童育成手当（障害手当）（東京都の制度）

　対象は20歳未満であり、身体障害者手帳1・2級、療育手帳1〜3度程度の児童を扶養する父母または養育者に支給されます。月額1万5500円で、年に3回支給されます。各自治体で同等の手当を支給していることもあるので、確認してください。

参考文献
- 東京都福祉保健局総務部総務課編：社会福祉の手引2014，東京都生活文化局広報広聴部都民の声課，2014.

4 病院などとの連携

Q 退院したら、入院していた病院、近隣の病院、療育施設、往診などとの連携はどうするの？

A 　重症児は重複障害をもっていることが多くみられます。例えば、肢体不自由と知的発達障害、肢体不自由と内部障害が重複しているなどがあげられます。よって、退院後は内部障害への医療的かかわりのみならず、リハビリテーションが子どもの成長発達に大きくか

図2-1 医療機関の連携イメージ

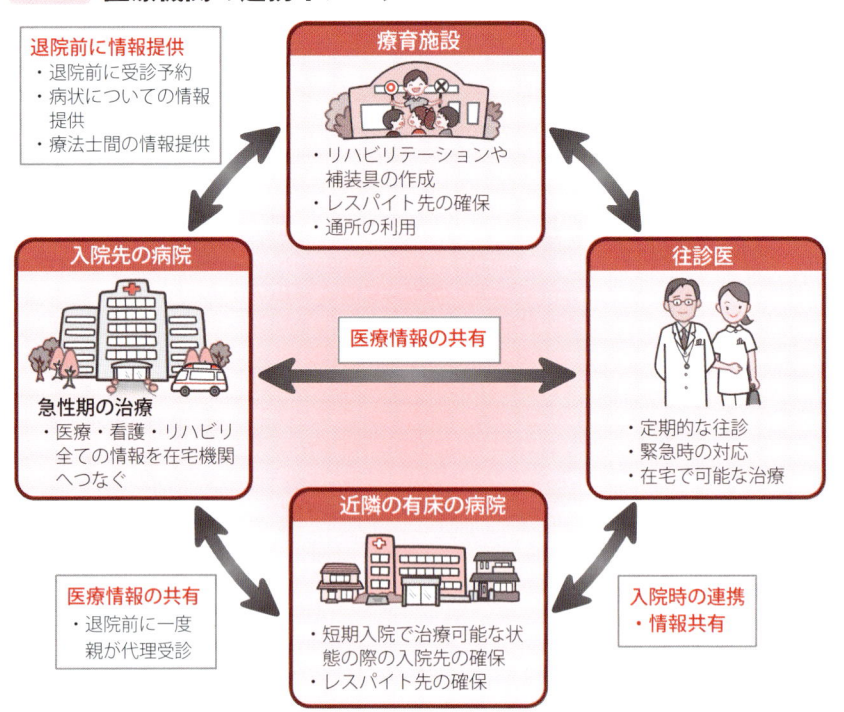

退院前に情報提供
・退院前に受診予約
・病状についての情報提供
・療法士間の情報提供

療育施設
・リハビリテーションや補装具の作成
・レスパイト先の確保
・通所の利用

入院先の病院
急性期の治療
・医療・看護・リハビリ全ての情報を在宅機関へつなぐ

医療情報の共有

往診医
・定期的な往診
・緊急時の対応
・在宅で可能な治療

近隣の有床の病院
・短期入院で治療可能な状態の際の入院先の確保
・レスパイト先の確保

医療情報の共有
・退院前に一度親が代理受診

入院時の連携
・情報共有

かわってきます。また、重症児のなかには医療機器を装着している子どももおり、受診自体が非常に負担が大きいということがあります。そのため、往診医の利用も必要となります。短期の入院加療で回復が望める場合などは、近隣の有床病院への入院を利用することもあります。子どもの在宅ケアにあたっては、複数の医療機関がかかわりますが、個々の医療機関で適正な時期に適切な医療を受けるためには、退院前からの個々の医療機関の連携は欠かすことができません（**図2－1**）。

■ 解説
医療機関同士のつながりを把握する

　退院前カンファレンスでは、入院先の主治医から病状について説明が行われます。訪問看護師は、治療方針や家族への説明の内容を把握しておくことが大切です。

入院先の病院と往診医

　入院先の病院と往診医の間では、①病態からみる今後予測されること、②成長発達段階で起こり得ること、③病状説明に対する親の反応、④今後の受診頻度について、⑤往診医が担う医療デバイスの管理について、⑥緊急時の受け入れについてなどが話し合われます。

入院先の病院と療育施設

　入院先の病院と療育施設の間では、①療育施設の介入時期の確認、②退院後より介入がある場合、親の代理受診計画の有無または予定、③入院先の病院で行われていたリハビリテーション継続のための情報提供、④療育施設介入に関する親への説明などが話し合われます。

入院先の病院と地域の有床病院

　入院先の病院と地域の有床病院の間では、①地域の有床病院の確保ができている場合の情報提供、②レスパイト入院が可能な際の情報提供、③地域の有床病院の必要性について親への説明、④親の代理受診計画の有無または予定などが話し合われます。

往診医と地域の有床病院

往診医と地域の有床病院の間では、①入院が必要な際の情報提供、②レスパイト入院が必要な際の情報提供などが行われます。

往診医と療育施設

往診医と療育施設の間では、①療育施設介入時期の助言や指導、②介入開始の際の情報提供、③レスパイト入院が可能な際の情報提供などが行われます。

訪問看護師が行う橋渡しの機能

在宅に移行し、ほかの医療機関と連携がなされた後に、子どもとその親は受診や入院・通院などの具体的な行動が発生します。実際にどのように移動するか、準備はどうするのか等、訪問看護師による具体的な指導および援助が必要となります。

ケース①：往診医と眼科医をつなぐ

新生児重症仮死のAちゃん（3歳）は、人工呼吸器を装着し、30分に1回の吸引が必要です。胃瘻を造設しており、1日5回の注入を行っています。

Aちゃんは出生時より閉眼困難であるため、角膜の保護が必要な状態でした。1日4回の点眼と1日2回の眼軟膏の塗布を行っていましたが、充血が強くなり、角膜潰瘍への移行が懸念される状態となり、眼科医の診察を受ける必要性が出てきました。

Aちゃんの母親は、「眼科に通院するのは大変。そのたびに寝台車を頼まなくてはならないし」と話しました。Aちゃんが移動するとなると、さまざまな医療機器を持っていかなくてはなりません。また、外来の待ち時間には吸引や栄養の注入など医療処置も必要となってきます。

そこで、訪問看護師は、往診医に往診可能な眼科医に依頼することを提案しました。そして、往診医から眼科医への情報提供が行われ、Aちゃんは眼科医の診察を受けることが可能になりました。必要な点眼や

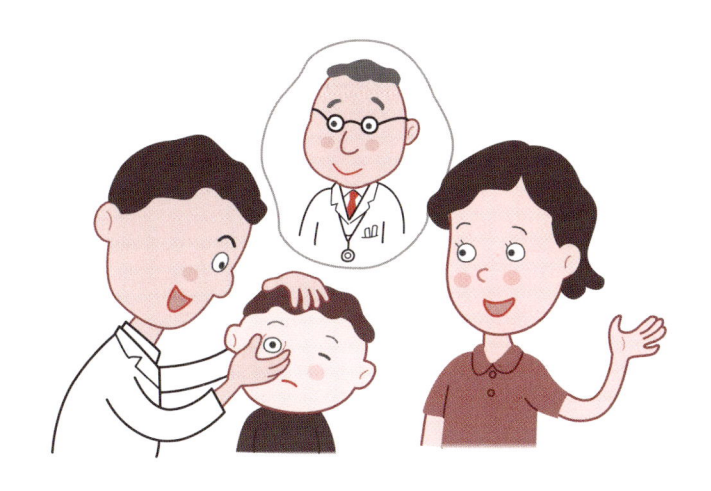

対応方法の指導を受けることができ、両目にラップを貼り保護をすることで、Aちゃんの目は守られました。

　このように、生活のなかで気づく子どもの変化が、必ずしも往診医のみで解決できるとは限りません。眼科や耳鼻科、歯科等専門的な医療機関がかかわる必要がある場合もあります。訪問看護師はその橋渡しを、その子どもの病状や生活に合わせ適切な医療が受けられるように支援していくことが必要となります。

ケース②：療育施設通院の移動を援助する

　後天障害で脳症のBちゃん（2歳）は、経管栄養を行っており、日に5回程度はてんかん発作がある状態でした。頸定が減弱しており、点頭発作時は座位をとっていると首が前に勢いよく倒れてしまいます。母親は「首が折れてしまうんじゃないかと心配で、車に乗せて療育施設に行くのは不安です。途中で発作があったら、運転中はどうにもできない」と訴えました。退院後は療育施設へのリハビリテーション通院が決定していたBちゃんは、週に2回のリハビリテーション通院をどのようにしていくかが問題となっていました。入院先の主治医からは、リハビリテーションをすることが大切で、療育施設に通うことが今最も重要であ

ると告げられていました。療育施設へは事前に母親が受診し、初診日も決定しており、医療機関同士の情報提供も行われ、医療の連携は十分にとれていました。

　本ケースでは、通院の援助を行い安全に移動ができる方法をともに考える必要がありました。そこで、訪問看護師は、初回の通院時に同行し、車の中での体位の工夫を理学療法士とともに検討しました。そして、発作が起こっても首が安定した状態で座位保持ができる方法をとったことで、母親は安心して車での移動が行えるようになりました。

　このように、親の抱える不安感の軽減をともに実践しながら具体的な方法を見つけていくことも、訪問看護師には必要です。

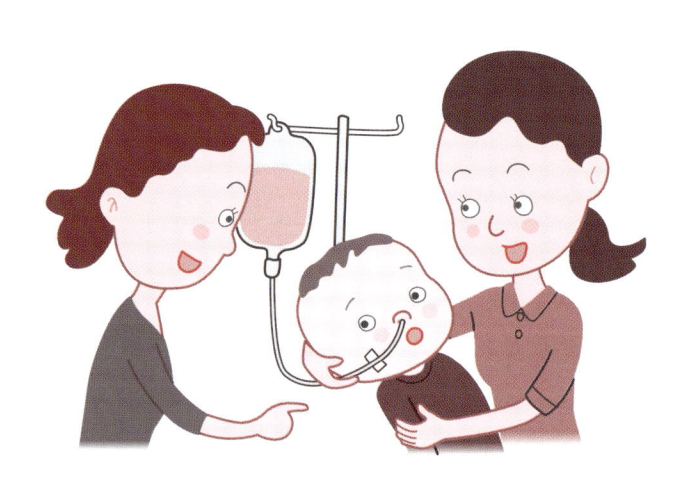

参考文献
○ 前田浩利・岡野恵里香編著：NICU から始める退院調整＆在宅ケアガイドブック，NEONATAL CARE2013 年秋季増刊（通巻第 352 号），2013.

2 在宅におけるケア

5 吸引チューブ類の保管・消毒

Q 吸引チューブ類の保管・消毒はどうすればよいの？

A 健康な場合には、気管・気管支から細菌が検出されることはあまりありません。しかし、気管切開や人工呼吸器装着などにより気道浄化機能が低下した子どもは、気道分泌物の停滞による窒息や呼吸器感染症を引き起こし、重症化するケースも多くあります。そのため、気管内や鼻腔内への吸引が必要となり、呼吸器感染症の予防の観点からも吸引チューブ類の保管・消毒方法の清潔管理は重要となります。

■ 解説
交換・保管・消毒

　在宅では、気管吸引カテーテルの交換は1日1回が標準とされています。気道内分泌物を吸引したカテーテルの外側は、即効性があり、かつ薬物残存の危険性がないアルコールで清拭します。カテーテル内部の分泌物を取り除くための洗浄水については、水道水を使用します。鼻腔カテーテルの場合は、1日使用して交換する場合や、使用頻度により何日かで交換する場合もあります。鼻腔カテーテルの洗浄用の水も、水道水

で問題ありません。

　保管方法は、消毒液に浸潤して保管する方法と、洗浄後、乾燥させて清潔な蓋付き容器に保管する方法があります。どちらの方法もメリット、デメリットがあり、吸引カテーテルを滅菌状態に保つことは困難です。在宅の場合、カテーテル保管容器として高価な物品を購入しなくても、家にあるコーヒーなどの空き瓶を煮沸消毒し、よく乾燥したあと、利用することも多くあります。

　吸引カテーテルの浸潤用の消毒液として一般的に用いられるのは、0.1％塩化ザルコニウム液や、0.1％クロルヘキシジン液など、低水準または中水準の消毒薬です。薬液は、痰などの有機物が少しでも混入していると効果がなくなるため、24時間以内に交換する必要があります。

感染予防の基本

　カテーテルの消毒や保管方法などについて訪問看護師は、子どもが退院する際に退院時カンファレンスなどでどのように指導されているか把握し、退院後に子ども・家族が混乱することのないよう適切な指導をすることが重要になります。また、吸引（**写真2－7**）する場合には、まず基本的な手洗いなどを行うことが、在宅においても感染予防のために大切となります。

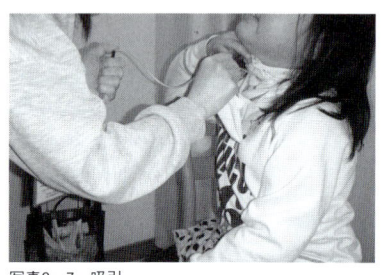

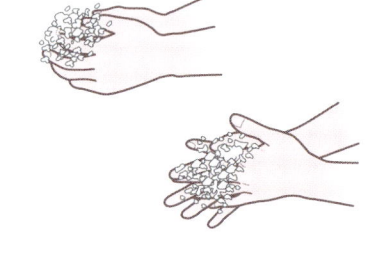

写真2－7　吸引

参考文献
○ 角田直枝編：よくわかる在宅看護, p67, 学研メディカル秀潤社, 2012.
○ 川越博美・山崎摩耶・佐藤美穂子総編集：最新　訪問看護研修テキスト　ステップ1, 日本看護協会出版会, p377, 2005.

6 気管カニューレの交換

Q 気管カニューレ交換はどのようにするの？ どんな種類があるの？

A 気管カニューレ交換は、2週間に1度を目安に行います。家族が行うことが多いですが、自信がないときや慣れないうちは、(受診時や往診時に)医師や訪問看護師とともに行います。

■ 解説
カニューレの交換方法
必要物品

気管カニューレ、カニューレホルダー(自作のものなど工夫している人も多い)、綿棒(気管切開部の清拭用)のほか、Yガーゼや軟膏類も必要となることがあります。また、バッグバルブマスク、吸引器も使いやすいよう整えます。

手順

カニューレ交換の手順は次のようになります。

① 必要物品をそろえる:気管カニューレの内側に必ずスタイレットを入れる。
② 手を洗う
③ 肩枕を入れて首を伸展させて気管切開孔を直視できるようにする:肩枕を入れ首を伸展させて作業面積を広くとり、子どもが安楽な体位となるようタオルで巻いたりして工夫する。声をかけて子どもの不安も取り除く
④ 吸引し分泌物を取り除く

⑤　カニューレバンドを外す
⑥　気管切開部の観察をし、カニューレを抜く
⑦　新しいカニューレを挿入する
⑧　スタイレットを抜く
⑨　新しいカニューレが抜けないよう注意しながら新しいバンドを装着する
⑩　古いカニューレを観察する
⑪　片づけて手を洗う

カニューレの種類

　気管カニューレはさまざまあり、その子どもに適したものを医師が選択して選びます。
　カフあり、カフなしをはじめ、柔らかさや曲がりの強さなど、それぞれ特徴があります。子どもにはカフなしカニューレを使用することが多いです。また、スピーチカニューレやスピーチバルブ（**写真2−8**）なども状況によっては使用する場合もあり、子どもの状態や主治医の方針により使用の有無が決まります。

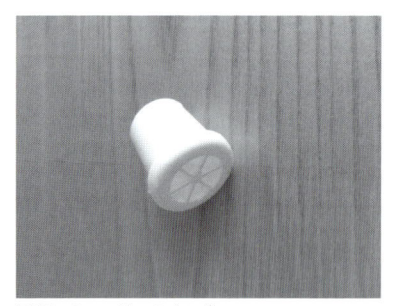

写真2−8　スピーチバルブ

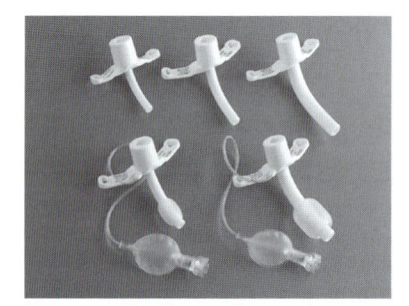

写真2−9　気管切開チューブ例(shiley)

カニューレの管理

　カニューレが想定外で抜けてしまうことに対しても、リスクマネジメ

ントをする必要があります。子どもの状態によっては、抜けてしまうと切開孔が閉塞しやすく再挿入がしにくい場合、気管切開孔が収縮せず呼吸状態が安定している場合など危機感が異なりますが、再挿入しなければならないことは同じです。

　事故抜去時には、基本的に抜けたカニューレを挿入します。その後、状態が安定したところで、必要に応じて新しいカニューレを挿入します。

　気管カニューレ（**写真2−10**）は、予備として1個は常備しておく必要があります。また、気管切開孔が収縮しやすい子どもには、ワンサイズ下のカニューレも常備しておくことが望ましいです。

　また、緊急時に使用できるよう、バッグバルブマスクをしまいこんでおかないよう、環境を整えることも大切です。

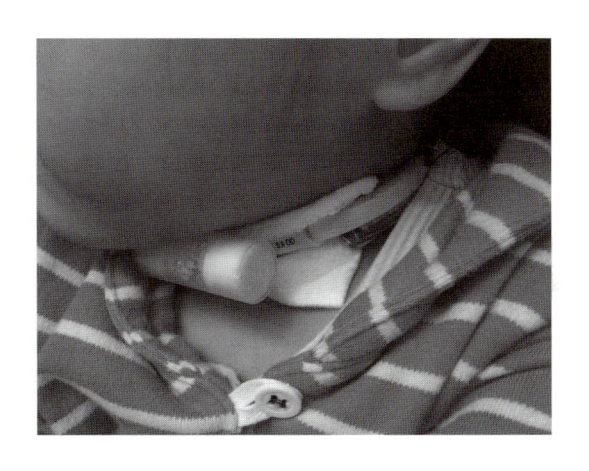

写真2−10　気管カニューレをしている子ども

7 人工呼吸器の設定

Q 子どもの人工呼吸器はどのような設定になっているの？

A 在宅で使用される人工呼吸器は、一般的にポータブルタイプです。入院中に病院で使用していたものとは異なり、電源一つで作動するものになります。

　人工呼吸器は、侵襲的在宅人工呼吸療法（TPPV）と非侵襲的在宅人工呼吸療法（NPPV）に分けられます。気管切開をして装着するのがTPPV、マスクなどを使用し装着するのがNPPVとなります（図2－2）。

　子どもにとって呼吸状態や全身状態をサポートするためのものではありますが、子どもが生活していくためにQOLを向上させるものを選択する必要もあります。家族も使いやすく、操作しやすいものでなければなりません。簡易取扱説明書を人工呼吸器とともに置いておきましょう。

図2-2 TPPV用人工呼吸器とNPPV用人工呼吸器の原理

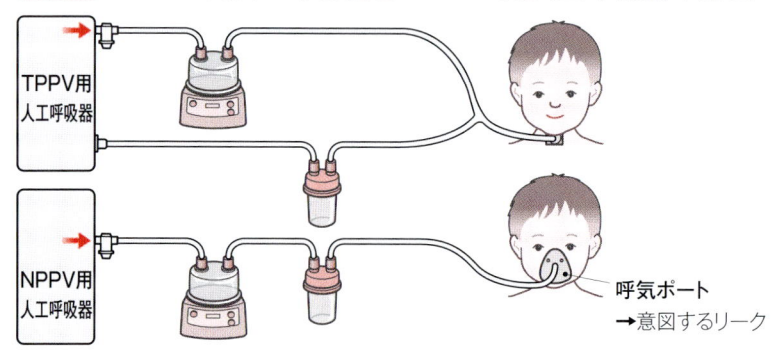

呼気ポート
→意図するリーク

松井晃：在宅人工呼吸器はどう設定する？，前田浩利・岡野恵里香編著：NICUから始める退院調整＆在宅ケアガイドブック，NEONATAL CARE2013年秋季増刊（通巻第352号），p105，2013.

■ 解説
TPPV

換気モード

　自発呼吸に関係なく強制的に換気する持続的強制換気（CMV）、自発呼吸をトリガーし、自発呼吸がなければ設定どおりに換気を行う補助・強制換気（A/C）、自発呼吸をトリガーし設定した分だけ自発呼吸と同調して換気される同期的間欠的強制換気（SIMV）、自発呼吸をトリガーして圧を補助する圧支持換気（PSV）、自発呼吸に一定のPEEPを持続的にかける持続的陽圧換気（CPAP）などがあります。

設定

　換気モードが決まった後には、1回換気量、吸気時間／呼気時間（I/E）、換気回数などが指示されます。子どもの呼吸状態によって医師が指示を出しますが、子どもの呼吸状態がどう変化するかを観察する必要があります。設定が合わずファイティング（子どもの呼吸と人工呼吸器の換気が合わないこと）を起こしていないかなども注意してみていきます。

アラーム

　アラームが鳴ったときの原因と対処方法を把握しておく必要があります（表2-2）。子どもの安全を確認し、換気ができていない状況であれば、呼吸状態に合わせてバッグバルブマスクで加圧してサポートします。子どもの状態が安定したら、アラームの内容を確認し対応します。アラーム対応の後も、子どもの呼吸状態を観察し、呼吸器が正常に運転しているか確認します。

　また、むやみにアラームをオフにしないよう家族に伝え、アラームによるトラブルが多いときには医師に相談し、アラーム設定を確認してもらうことも必要です。

回路

　通常回路は月に1回交換となり、使用している回路のほかに1セット

表2-2　人工呼吸器のアラームの種類と原因

アラームの種類	原因
気道内圧高圧アラーム	気道分泌物の貯留、咳嗽やファイティングによる気道内圧の上昇、気管カニューレや回路の閉塞等
気道低圧アラーム	回路の破損などによるリーク、回路の緩み、強制換気よりも大きい自発呼吸があるとき等
低換気量アラーム	自己換気量の低下、回路の破損や緩み等のリーク等
高換気量アラーム	自発呼吸の増加
呼吸回数過多アラーム	自発呼吸回数の増加、トリガーの過敏等
呼吸回数減少アラーム	自発呼吸回数の減少、トリガーの鈍感等
無呼吸アラーム	自発呼吸設定の患者の呼吸がない状態
バッテリー・電源アラーム	バッテリーの駆動時、バッテリーの残量が減少したとき等
回路外れのアラーム	何らかの原因で回路が外れたとき等

東京都福祉保健局障害者施策推進部居住支援課編：訪問看護師のための重症心身障害児在宅療育支援マニュアル，第2版，p57，東京都生活文化局広報広聴部都民の声課，2013.を一部改変

予備の回路もベッドサイドに備えておきます。回路トラブルなどの緊急時に備えて、回路交換は子どもにかかわる人は誰でもできるようにしておきましょう。

加湿器

　自宅では病院と異なり乾燥していることが多く、どうしても加湿をしっかりかけないと、分泌物のトラブルが生じることがあります。現在は自宅でもMR850（フィッシャー＆バイケルヘルケア社）などの高機能の加温加湿器等が使用されることもあります。分泌物トラブルを起こさないようにすることが、在宅で気管切開の子どもを元気に生活させるポイントであるといっても過言ではないでしょう。

NPPV
設定

　鼻マスクやフェイスマスクを使用しながら、呼吸をサポートします。

自発呼吸に合わせて設定したIPAP（吸気圧）とEPAP（呼気圧）を調整する方法で換気サポートをします。

　NPPVのモードには、吸気・呼気にかかわらず一定の圧をかけるCPAPと、吸気と呼気で圧を変える二相性のBiPAP（Bilevel PAP）があります。BiPAPにはSモード、Tモード、S/Tモードがあります。Sモードは子どもの自発呼吸だけに同調した換気モード、Tモードは換気回数と吸気時間を設定し、子どもの自発呼吸に関係なくIPAPとEPAPをかけるモード、S/TモードはSモードとTモードを合わせたモードとなります。多くの子どもはS/Tモードで設定されていることが多いです。

アラーム

　回路外れや呼吸回数上限、分時換気量加減などでアラームが鳴るように設定されています。アラームが鳴ったときには、子どもの状態と合わせ、回路内の水払い、マスクのずれ、回路の閉塞など原因を探り対応します。

注意点

　マスクなどの圧迫により皮膚に潰瘍ができることもあります。リーク（漏れ）がないようマスクを装着しようとし、あまりにも押しつけて装着してはいけません。皮膚の状態を観察しながら皮膚ケアも怠らないよ

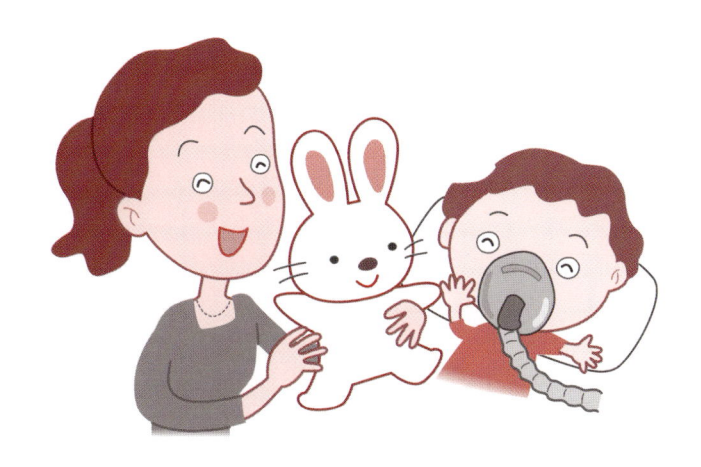

う努めます。また、呼気終末陽圧呼吸（PEEP）をかけ続けることによって腹満をきたしやすいため、嘔吐などにも注意する必要があります。腹満が強いときなどは設定の変更も考慮したほうがよいこともあるので、医師と相談します。

呼吸器を使用するための環境

TPPVとNPPVのどちらにもいえることですが、自宅の電力が何Wまで使用できるのかは、在宅生活を始める前に確認しなければなりません。どのような環境で過ごして、どのような配置で呼吸器を設置するのか、吸引や物品などはどのように配置するのか等、実際に子どもが自宅に帰ってくる前にイメージしておく必要があります。

また、呼吸器のバッテリーの有無も確認しなければなりません。内部バッテリー、外部バッテリーがそれぞれどのくらいの充電が可能なのか、バッテリーが付けられるものであるのかを確認します。さらには、災害時の対策も個別支援計画（図2－3）等をもとに関係者で確認していく必要があります。

図2-3　災害時個別支援計画

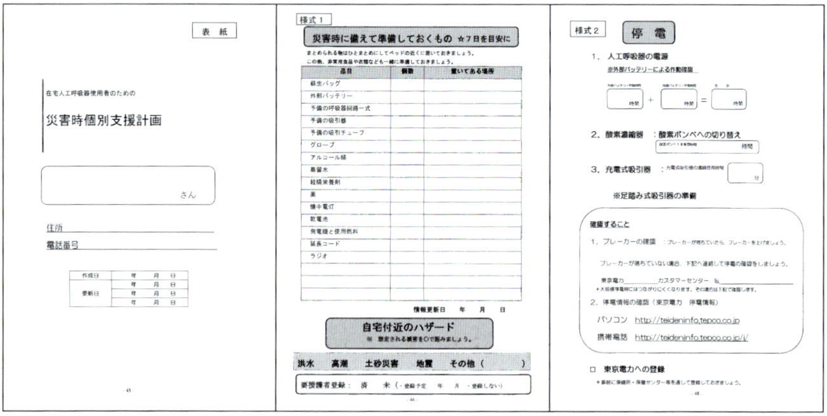
表　紙

在宅人工呼吸器使用者のための

災害時個別支援計画

さん

住所

電話番号

作成日	年　月　日
更新日	年　月　日
	年　月　日
	年　月　日

- 45 -

様式1

災害時に備えて準備しておくもの　☆7日を目安に

まとめられる物はひとまとめにしてベッドの近くに置いておきましょう。
この他、非常用食品や衣類なども一緒に準備しておきましょう。

品目	個数	置いてある場所
蘇生バッグ		
外部バッテリー		
予備の呼吸器回路一式		
予備の吸引器		
予備の吸引チューブ		
グローブ		
アルコール綿		
蒸留水		
経腸栄養剤		
薬		
懐中電灯		
乾電池		
発電機と使用燃料		
延長コード		
ラジオ		

情報更新日　年　月　日

自宅付近のハザード
※ 想定される被害を○で囲みましょう。

洪水　高潮　土砂災害　地震　その他（　　）

要援護者登録：　済　未（・登録予定　年　月　・登録しない）

- 46 -

様式2　停　電

1．人工呼吸器の電源
※外部バッテリーによる作動確認

時間 ＋ 時間 ＝ 時間

2．酸素濃縮器　：酸素ボンベへの切り替え
時間

3．充電式吸引器　：充電式吸引器の連続使用時間
分

※足踏み式吸引器の準備

確認すること
1．ブレーカーの確認　：ブレーカーが落ちていたら、ブレーカーを上げましょう。
ブレーカーが落ちていない場合、下記へ連絡して停電の確認をしましょう。
東京電力＿＿＿＿カスタマーセンター　℡＿＿＿＿
＊大規模停電時にはつながりにくくなります。その場合は下記で確認します。
2．停電情報の確認（東京電力　停電情報）
パソコン　http://teideninfo.tepco.co.jp
携帯電話　http://teideninfo.tepco.co.jp/i/

□　東京電力への登録
＊事前に保健所・保健センター等を通して登録しておきましょう。

- 48 -

東京都健康部保健福祉課

8 経鼻経管栄養チューブの挿入

Q 経鼻経管栄養のチューブの挿入のコツを教えて…

A スムーズに苦痛なく安全にチューブを挿入するためには、コツをつかんだ確かな技術と誤嚥のリスクを予防するための配慮が重要です。重症心身障害児の経鼻経管栄養のチューブの挿入は、鼻腔や咽頭が柔らかく傷つきやすいこと、また強く刺激すると子どもが嫌がって泣き、咳き込み、嘔吐、頸部後屈による挿入困難、鼻・咽頭・食道を傷つけ出血するリスクもあるので、慎重さと子どもを緊張させないような働きかけが重要です。学童の場合は、脊柱の側彎や拘縮変形が進み、左右差や癖がつくられ、入れる方向や位置、姿勢に個別の配慮が必要なので、家族から子どもの"くせ"を聞いておきます。

訴えや表出の難しい重症児に対して、むせ症状を示さない不顕性誤嚥の危険に注意し、挿入前・後の安全の確認が必要で、慣れても油断は禁物です。

■ 解説
挿入前のポイント
チューブ挿入の長さの確認
日々成長している乳幼児は、交換ごとに測定して長さの確認をすることが大事です。挿入が短いと誤嚥を招くおそれがあります。長さが決まったら、油性ペン等で印をつけておきます（**図2−4**）。

挿入のタイミング
嘔吐を予防するため、胃に内容物が残っている時間（注入後2時間程

図2-4　経鼻経管栄養チューブの長さの決め方（乳幼児・学童の場合）

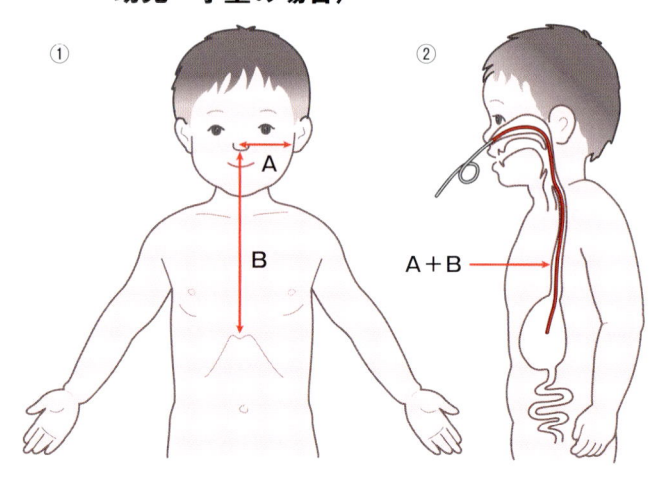

① A：耳〜鼻までの直線距離
　 B：鼻〜みぞおちまでの直線距離
② [挿入長]＝(A＋B)長を鼻孔から胃内部まで挿入

度）は避けましょう。また、便秘による腹部膨満があれば、浣腸やマッサージで排便を促してから行います。

子どもへの働きかけ

　挿入する子どもには、経鼻経管栄養チューブ挿入の必要性をわかりやすく言葉で伝えて同意を得ます。同意を得られない乳幼児や重症児に対しても声かけして、恐怖心や緊張を与えない配慮が必要です。

　抱っこしてリラックスさせたり、口唇周囲、顎下などを優しくマッサージして緊張をほぐしておくと挿入がスムーズになります。

姿勢、体位を整える

　仰臥位では、頭側高位にベッドアップ30度、頸部前屈を基本とし、子どもの状態により抱っこや座位にし、上体を挙上します。安全の確保が難しい乳幼児の場合には、上肢と体幹をバスタオルでくるむことも必要

でしょう。

挿入時のポイント

　チューブは、挿入前に湯に浸けて滑りをよくするとよいでしょう（潤滑油としてオリーブオイルやグリセリンを代用してもよい）。長く湯に浸けて柔らかくなりすぎると、かえって挿入しづらくなるので注意が必要です。片手で頭部を固定し、もう片方の手で鼻孔からチューブを挿入します。子どもの顎を少し上げ、軽く頭部後屈位とし、顔面に対してまっすぐに入れます（図2-5）。

図2-5　チューブの挿入

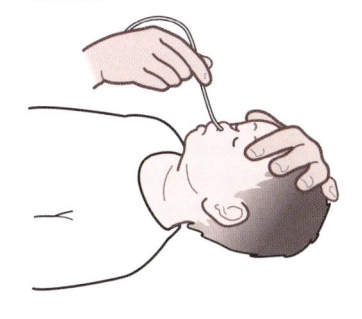

　咽頭部に到達すると抵抗があり、刺激でくしゃみが出たりしますが、頭部をやや前屈しチューブを進ませる方向を顔に対してまっすぐから、弧を描くように進ませます。このときは"ごっくん"という嚥下を促しながら、声をかけながら急がずゆっくり印をつけておいた位置まで挿入します。"ごっくん"を促すように介助者が顎下を指で軽く刺激すると、自然に嚥下が促されます。

　挿入中に強い抵抗を感じたら無理せずにチューブを抜去し、反対の鼻孔から挿入します。また、気道に誤挿入した場合は通常、咳嗽反射が起こります。激しい咳嗽、顔色が悪くなるなど、子どもに変化が見られた場合はすぐに中止し、落ち着くまで待ちます。嚥下、咳嗽反射の少ない子どもや人工呼吸器を装着している子どもは、気管に入りやすいため、特に注意が必要です。

挿入後のポイント──チューブが胃内に入っているか

　挿入後はチューブが胃内に入っているかを確認する必要があります。次のような手順で行います。

① 　チューブにシリンジをつなげ、胃液をひいてみます。
② 　乳幼児は心窩部、学童は左上腹部に聴診器を当てて空気を入れたシリンジをチューブに接続し、勢いよく空気を入れ、ぽこぽこという気泡音がするか、確認します。

　チューブの先が気管に入ったり、食道に戻っている場合でも、気泡音が左上腹部で聞こえることがあります。このような場合は、音の聞こえ方が弱く、しっかりとは聞こえません。空気の注入音が**図2−6**のAの部分でしっかり聞こえないときは、Bの部分と聞き比べて、Bの音のほうが大きければ、食道か気管にチューブ先端が入っている可能性があります。確認できないときは、複数人での確認や繰り返しにより確認します。

　また、乳幼児の場合は**図2−7**にある①〜③の3か所で確認します。

③ 　チューブの胃内挿入の確認に不安が残るときは、すぐには経管栄養内容を注入せずに、湯冷ましやソリタ水等をシリンジで注入し、しばらく様子を見て体調の変化がないのを確認してから、注入を実施するほうが確実です。

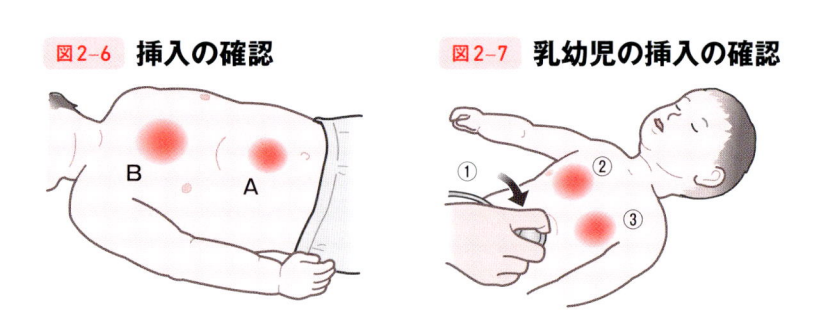

図2-6 **挿入の確認**

図2-7 **乳幼児の挿入の確認**

チューブの固定

チューブは1か所以上、鼻孔部と頬に固定します（**図2-8**）。皮膚がかぶれやすい子どもにはテープ固定の下に湿潤環境創傷被覆材（ハイドロコロイド・ドレッシング材）のような保護テープの上に固定テープを貼る工夫が必要になります。よく動く子ども、顔に手をもっていきやすい子どもには、挿入側と反対方向にチューブを固定すると、ひっぱられてもすぐには抜けないので安全でしょう。

図2-8　チューブの固定

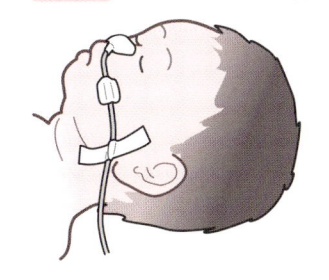

参考文献
- 前田浩利・岡野恵里香編著：NICUから始める退院調整・在宅ケアガイドブック，NEONATAL CARE2013年秋季増刊（通巻第352号），2013.
- 東京都福祉保健局障害者施策推進部居住支援課編：訪問看護師のための重症心身障害児在宅療育支援マニュアル，第2版，東京都生活文化局広報広聴部都民の声課，2013.
- 犬山和子編：特集経管栄養を必要とする子どもの看護，小児看護，36(7)，2013.

9 経管栄養の内容の変更

Q 経管栄養の内容はいつミルクから栄養剤に変えるの？

A 　栄養内容の変更を考える際に大事なのは、子どもの身体発達状況に合わせて変えていくということです。子どもの栄養において、乳児期、特に新生児期の栄養は母乳やミルクが最も理想的とされています。なぜなら、母乳にはIgAなどの感染防御因子が含まれていて、栄養バランスだけでなく消化吸収が大変優れているからです。また、ミルクも母乳に近い栄養バランスに調整されています（ただし、フォローアップミルクについては離乳食を摂取しているのが前提でつくられているために不完全な栄養であり、微量元素やタンパク質の欠乏をきたすことに注意が必要です）。

　離乳期後半になると、低かった消化酵素の活性が増し、摂取した食物を体内で分解できるようになるため、食物の種類を増やすことができる

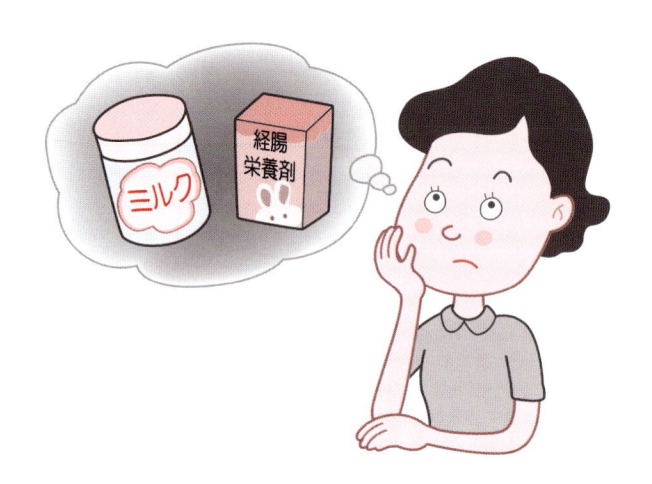

ようになります。この頃になると、母乳やミルクだけでなく、乳幼児用につくられた成分栄養剤（エレンタールPなど）を組み合わせて使うことが可能になります。

そして、1歳半から2歳頃になってようやく腎の濃縮能が成人と等しくなるため、「ミルク＋半消化態栄養剤」が使えるようになります。成長に伴って母乳やミルクだけでは足りない栄養素も出てくるため、この頃からの栄養剤開始が多くみられています。

4歳以上では、通常の経腸栄養剤のみでもよいとされていますが、最近では小児用の栄養剤が開発されてきていますので、それを使用するとさらによいでしょう。

■ 解説
経腸栄養剤の種類と特徴

経腸栄養剤にはさまざまな種類があります（図2-9）。しかし通常、成人を対象につくられたものが多いため、1日1000kcal以下の摂取だと、エネルギーやタンパク質が必要量を満たしていても、亜鉛、銅、ヨード、カルニチン、セレンなどの微量元素やビタミンの欠乏をきたす可能性があります。よって、子どもの利用では注意が必要です。最近では2

図2-9　経腸栄養剤の種類

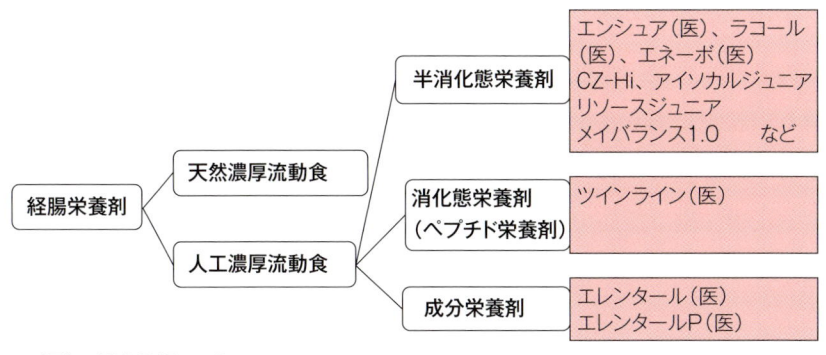

経腸栄養剤			
	天然濃厚流動食		
	人工濃厚流動食	半消化態栄養剤	エンシュア（医）、ラコール（医）、エネーボ（医）、CZ-Hi、アイソカルジュニア、リソースジュニア、メイバランス1.0　など
		消化態栄養剤（ペプチド栄養剤）	ツインライン（医）
		成分栄養剤	エレンタール（医）、エレンタールP（医）

※（医）　医薬品扱いのもの

歳以上の子どもの使用を推奨した商品（リソースジュニアやアイソカルジュニアなど）もあるので、上手に活用するとよいでしょう。

　また、子どものアレルギーに対応したミルクもありますが、微量元素が欠乏しやすいため、テゾン、ビタジクス、ブイ・クレスなどの微量元素の補充商品を組み合わせると、さらによいでしょう。

経腸栄養剤の分類

　経腸栄養剤は次のように分類できます。
①タンパク質の分解の程度によるもの
②栄養剤の剤型によるもの（粉末状、液状）
③取り扱い形式によるもの（医薬品、食品）
④濃度別、病態別、半固形栄養剤など

経腸栄養剤の選択

　経腸栄養剤の選択にあたっては以下のことを考慮する必要があります。
①対象児の消化・吸収能の評価
②特殊な病態別栄養剤を使用すべき病態であるか否か
③水分制限の必要性の有無の確認とタンパク含有量の多少の選択
④1日1000kcal以下の投与の際、微量元素やビタミンを強化した栄養剤の使用が必要かどうか

経腸栄養剤導入の際の注意点

　在宅で看護を必要とする子どもの多くは、身体の発育や運動量が同年齢の子どもに比べて低いことが多く、適正な栄養基準を決定することが難しい状況にあります。栄養剤の導入については、体重や年齢からだけでなく、体重の推移（発育曲線、理想体重との開き）とともに、全身状態や皮膚・皮下脂肪の状態など、総合的に判断するのが望ましいとされています。そのため、医師や栄養士と連携をとって進めていくとよいでしょう。

栄養剤を変更してしばらくは、腹の張りや下痢、腹痛、嘔気・嘔吐などの消化器症状の観察が重要です。訪問看護を必要としている子どもは言葉で表現することが難しいため、「何かいつもと違う」という変化に気づく目をもって接することが、在宅で支援するにあたって看護師や介護者に求められます。また、栄養評価は摂取量を変更してから3か月ごとに行うのが望ましいとされ、そういった評価の繰り返しをすることにより本人に合った最もよい栄養環境がつくられることにつながります。

子どものQOL向上のために

　経腸栄養剤は薬ではなく食事です。たとえ口から十分な量の栄養を摂取することが難しくても、食べる楽しみが感じられる時間であってほしいものです。食物由来の栄養剤には食物繊維やまだ発見されていない栄養成分も含まれているといいます。経腸栄養は単に身体をつくるだけでなく、消化管を刺激してホルモンに影響を与え、免疫力を上げる効果もあります。子どもたちのQOL向上のためにも、訪問看護師は経腸栄養剤についての正しい知識をもって家族に伝えていくことが重要です。

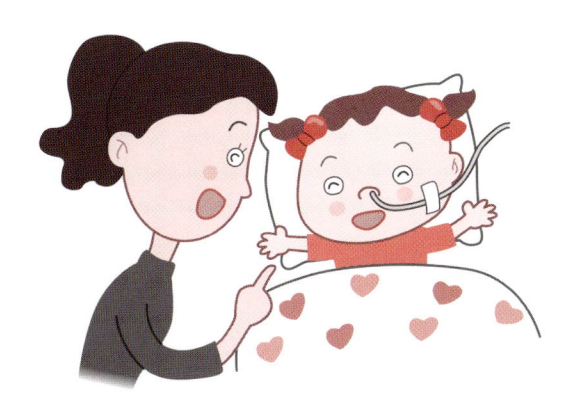

参考文献
- 口分田政夫・永江彰子：重症心身障害児の栄養管理，静脈経腸栄養，27(5)，p1175〜1182，2012.
- 日本小児外科学会 HP（http://www.jsps.gr.jp/）
- 平成25年度口腔保健研修会資料，東京都立心身障害者口腔保健センター，2013.

10 てんかん発作があったとき

Q てんかん発作があったときはどうしたらよいの？

A てんかん発作の種類（図2-10）にはさまざまありますが、てんかん発作時対応の7か条からイメージして、緊急時に備えることが大切です。

図2-10 てんかん発作の種類

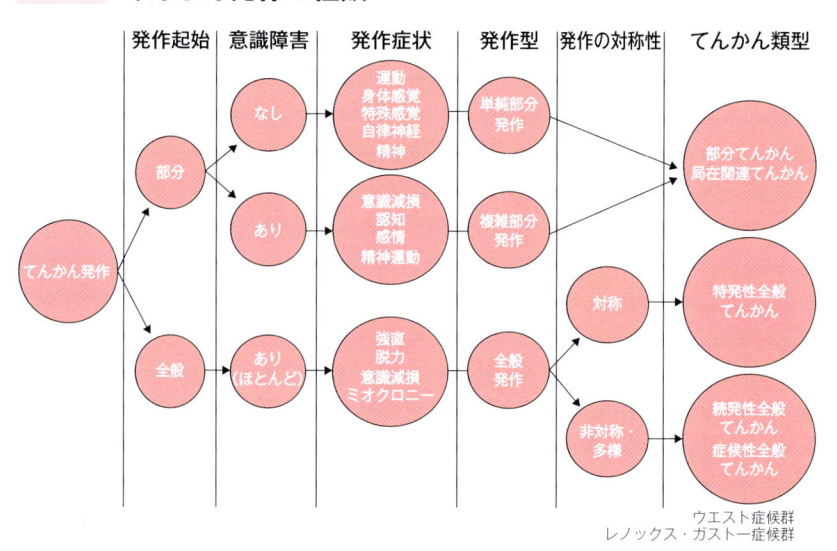

発作起始	意識障害	発作症状	発作型	発作の対称性	てんかん類型
部分	なし	運動／身体感覚／特殊感覚／自律神経／精神	単純部分発作		部分てんかん／局在関連てんかん
部分	あり	意識減損／認知／感情／精神運動	複雑部分発作		部分てんかん／局在関連てんかん
全般	あり（ほとんど）	強直／脱力／意識減損／ミオクロニー	全般発作	対称	特発性全般てんかん
全般	あり（ほとんど）	強直／脱力／意識減損／ミオクロニー	全般発作	非対称・多様	続発性全般てんかん／症候性全般てんかん（ウエスト症候群、レノックス・ガストー症候群）

山内俊雄：やさしいてんかんの本，保健同人社，p55，2009を一部改変

■ **解説**
てんかん発作時対応の7か条

1 **あわてず、静かに見守りながら、身辺に危険なものがあれば取り除く**

　静かに床に寝かせ、衣服のきつい箇所があれば緩めます。狭い場所など危険な場所で発作が出現したときは、安全な場所へ移動します。

2 **呼吸しやすい体位の確保**

　誤嚥防止が大切なので、唾液や吐物が外に流れやすいように顔を横に向けます。硬い物を口に無理やりはさんだりしてはいけません。

3 **意識を取り戻したとき**

　"うつろ"であったり、眠たそうな場合は、そのまま休ませます。長時間休ませる必要はなく、睡眠リズムの崩れが発作の要因となる場合もあるので注意します。

4 **いつもの発作と大きく異なる場合**

　てんかん発作が5～10分以上持続する場合、意識が回復しないまま頻回にてんかん発作が継続するような重積状態、全身状態が悪い場合（発作の時間が長い、顔色が悪い、無呼吸発作を繰り返す、高熱が

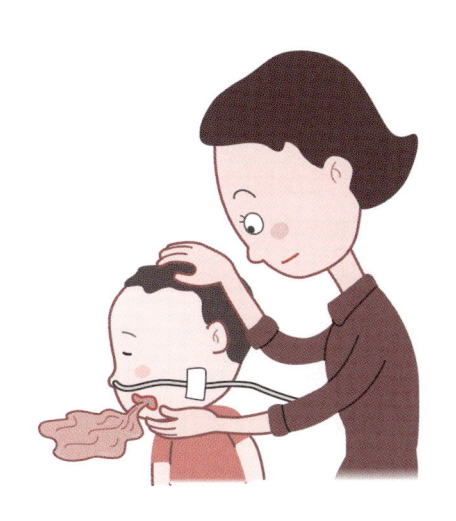

ある、頻脈、酸素飽和度の値が低いなど）は、主治医の指示や診察を受けるようにします。

5　てんかん発作を動画で撮影する

　発作の様子を十分観察し、家族の了解をとって動画を撮影し、主治医に報告することも大切です。その際、臨時薬の使用状況や常備薬の内容も報告します。スマートフォンアプリに、毎月の状況の記録などができる「てんかん発作日誌アプリ」があります。このようなものを利用するのもよいでしょう。

6　入浴介助中の場合

　まず、呼吸が楽にできるように介助します。顔が上げられないときは迷わず浴槽の栓を抜き排水します。呼吸が止まったり、チアノーゼがあった場合、安全な場所へ移動して医師へ連絡します。

7　あらかじめ主治医とてんかん発作時の対応を確認しておく

　てんかん発作はいつ出現するかわからないので、事前に主治医と確認しておくとよいでしょう。確認内容は、臨時薬を使うときはどのような状況か、緊急受診しなければならないときはどのような状況かなどです。

　てんかん発作に使われる薬剤もさまざまです（**表2-3**）。臨時薬は座薬が多いので（**表2-4**）、冷所保存の場合は冷蔵庫で保管します。使用期限の確認を忘れないようにする必要があります。

訪問時にてんかん発作が起きたケース

　Aちゃん（2歳）は両親との3人暮らしで、母親が主な介護者です。染色体異常、点頭てんかんがあります。定頸はなく、気管切開をしており、1日に栄養の注入を5回しています。主治医へは月1回の受診、訪問看護は体調管理と入浴介助を中心に週1回利用しています。

　ある日、訪問看護師がAちゃん宅を訪問すると、Aちゃんは風邪気味でした。上気道からの分泌物が普段より多く見られましたが、バイタル

表2-3 主な抗てんかん薬

一般名	主な商品名	略号	1日常用量(mg/kg)	有効血中濃度(μ/mL)	主な副作用
フェノバルビタール	フェノバールルミナール	PB	3〜5	15〜30	眠気、精神活動水準低下、不穏・多動、注意力低下、興奮、発疹、肝機能障害
プリミドン	マイソリン	PRM	5〜20	4〜10	眠気、めまい、ふらつき、多動、発疹、骨髄抑制
フェニトイン	アレビアチン	PHT	3〜10	3〜20	歯肉増殖、多毛、ふらつき・失調、眼振、にきび、発疹、眠気、肝機能障害、免疫グロブリン減少、骨粗鬆症、小脳萎縮、末梢神経障害
カルバマゼピン	テグレトール	CBZ	5〜20	4〜10	眠気、めまい・失調、複視、頭痛、発疹、胃腸障害、白血球減少、低Na血症
バルプロ酸ナトリウム	デパケン ハイセレニン	VPA	10〜50	50〜100	眠気、胃腸障害、脱毛、重症肝機能障害、高アンモニア血症、血小板減少、肥満
ニトラゼパム	ベンザリン ネルボン	NZP	0.1〜0.5	未定	眠気、筋緊張低下、気道分泌物増加、喘鳴、呼吸障害、失調、集中力・注意力低下
クロナゼパム	リボトリール	CZP	0.02〜0.2	0.01〜0.06	眠気、筋緊張低下、気道分泌物増加、喘鳴、呼吸障害、失調、注意力低下
クロバザム	マイスタン	CLB	0.2〜1.0	未定	興奮、痙攣増加、微小発作誘発、嚥下障害、眠気
エトサクシミド	ザロンチン エメサイド	ESM	15〜35	40〜80	眠気、めまい、胃腸障害、骨髄抑制、発疹、不随意運動
アセタゾールアミド	ダイアモックス	AZA	10〜30	8〜15	眠気、めまい、胃腸障害、多尿、頭痛、骨軟化症、骨髄抑制、腎尿細管性アシードシス、尿路結石
ゾニサミド	エクセグラン	ZNS	4〜12	10〜30	眠気、活動性低下、発汗障害、幻覚・妄想、精神病様症状、振戦、食欲低下、視覚異常、失調、記銘力・判断力低下、尿路結石
トピラマート	トピナ	TPM	小児5〜9/日、分2	未定	眠気、めまい、体重減少
ガバペンチン	ガバペン	GBP	小児25〜35/日、分3	モニターの必要なし	傾眠、めまい、頭痛、複視
ラモトリギン	ラミクタール	LTG	1回使用量 ①フェノバルビタール、プリミドン、フェニトイン、カルハマゼピン併用でバルプロ酸非併用 5〜15/日、分2 ②フェノバルビタール、プリミドン、フェニトイン、カルハマゼピン併用でバルプロ酸併用 1〜5/日、分2 ③フェノバルビタール、プリミドン、フェニトイン、カルハマゼピン非併用なら 1〜3/日、分2	未定	傾眠、めまい、発疹(重症発疹を含む)、不眠
レベチラセタム	イーケプラ	LEV	成人1000〜3000/kg日、分2	未定	鼻咽頭炎、傾眠、めまい、頭痛、下痢、便秘、体重減少

東京都福祉保健局障害者施策推進部居住支援課編:訪問看護師のための重症心身障害児在宅療育支援マニュアル，第2版，p208，東京都生活文化局広報広聴部都民の声課，2013.

表2-4 緊急時に使う主な抗痙攣薬（座薬）

一般名	主な商品名	略号	1日使用量 (mg/kg)	有効血中濃度 (μ/mL)	主な副作用
ジアゼパム	ダイアップ坐薬	DZP	0.3～0.5	0.3～0.5	効果は15～30分で現れ、8時間以上続く。即効性があるので、発作をすぐに止めたいときに使われる。呼吸機能低下のある人や大量使用時には呼吸抑制が見られる場合がある。
抱水クロラール	エスクレ坐薬		30～50	30～50	効果は10～40分で現れ、30～70分続く。通常、軽い発作が続くときや、治まりかけているときに使う。大量使用時に、呼吸抑制や徐脈が見られる場合がある。
フェノバルビタール	ワコビタール坐薬 ルピアール坐薬	PB	5～10	5～10	効果発現は60分以内、即効性はないが、持続時間は長い。抗痙攣効果が大きく、痙攣の再発防止に使われることが多い。大量使用時に呼吸抑制が見られる場合がある。

表2-3と同じ

サインをチェックし、問題ないと判断し、入浴することにしました。

　訪問看護師と母親が介助し、浴室でベビーバスにて入浴していたところ、Ａちゃんは急に顔色不良になり、強直間代発作がみられました。呼吸の抑制はなく、意識状況は不明確でした。そこで訪問看護師は、すぐにＡちゃんを連れて浴室を出てベッドに戻り、Ａちゃんの身体を拭き、おむつを当て、寒くないようにタオルで包み込んで、様子をみるようにしました。上気道からの分泌物がみられたので、気管内吸引および鼻口腔の吸引を実施しました。その間、母親には、次回受診時に医師に様子を伝えるため、携帯電話で動画を撮影してもらいました。てんかん発作開始時間も確認し、発作は5分間継続しました。やがて、Ａちゃんは顔色もよくなり、呼吸も安定しました。

　訪問看護師は母親とＡちゃんの状態を確認し、事前に主治医とてんかん発作時の対応として用意していた臨時の座薬を挿入しました。その後、Ａちゃんは嘔吐もなく、入眠しました。そして、訪問看護師は母親とＡちゃんの着替えを行い、カニューレのホルダー交換をして訪問を終了しました。

後日、主治医の診察の際にてんかん発作時の動画を見てもらい、内服薬の調整に役立てることができました。

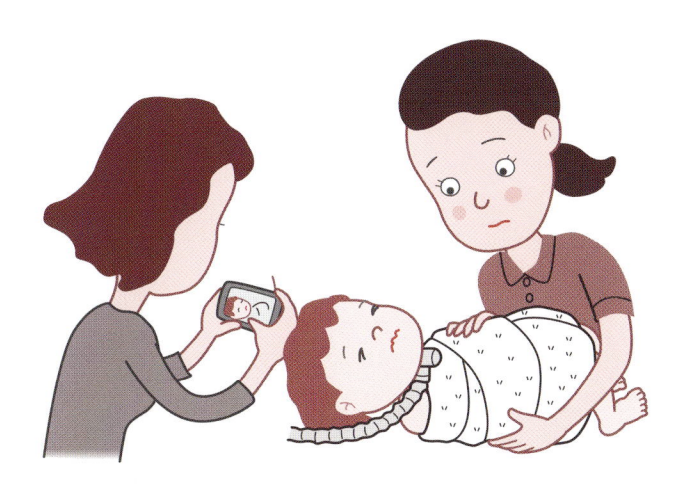

参考文献
○　東京都福祉保健局障害者施策推進部居住支援課編：訪問看護師のための重症心身障害児在宅療育支援マニュアル，第2版，東京都生活文化局広報広聴部都民の声課，2013.

11 予防接種

Q **予防接種**はどうやって決めていくの？

A 　予防接種は、年々複雑になり制度も変わっていきます。その都度、情報収集が大切になります。

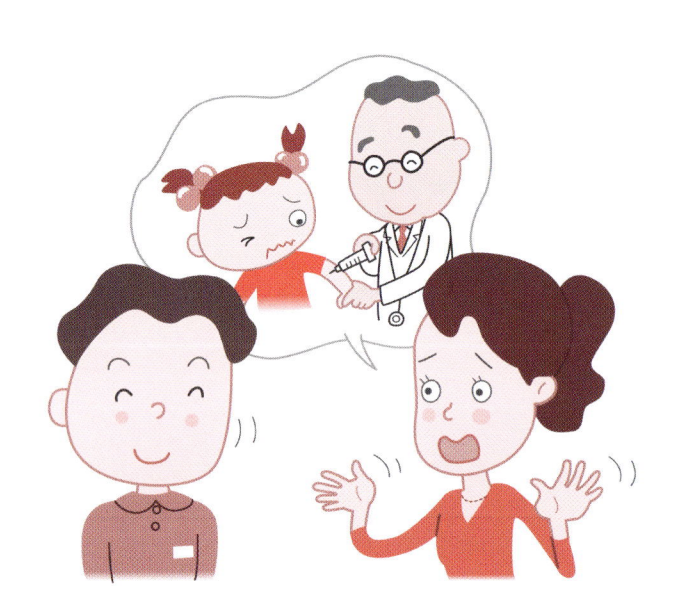

■ **解説**

　子どもへの予防接種は、予防接種法第5条第1項の規定による予防接種の実施に基づいて行われます。

　スケジュールに関しては、親と医師が決めていき、保健師がアドバイスをするという形が多いと思いますが、訪問看護師もある程度の把握をしていたほうがよいと思います（図2-11）。定期的に自宅を訪問する訪問看護師は、親にとって相談しやすい相手だからです。

　例えば、病院や往診で予防接種を計画するほかに、生ワクチンのBCGは集団接種で親が予定を立てるため、どのタイミングでするのがよいかなどの相談もあります。

　また、2013（平成25）年4月より予防接種法の一部が改正され、
・Hib感染症、小児の肺炎球菌感染症、ヒトパピローマウイルス感染症の定期接種
・予防接種施策の適正な実施のための副反応報告の法定化（医療機関からの報告の義務化）

が追加されました。

　予防接種について訪問看護師がある程度知っていることで、親の質問に対して、答えることができます（表2-5）。また、その場で答えられなかったとしても、どこに問い合わせればよいかを知っておくことが重要です。

表2-5 予防接種について把握しておきたい項目

- 現在の定期接種
- 生ワクチンと不活化ワクチンの種類
- 接種間隔
- 予防接種の副作用
- 自治体ごとの助成
- 定期予防接種の期限

図2-11 予防接種スケジュール

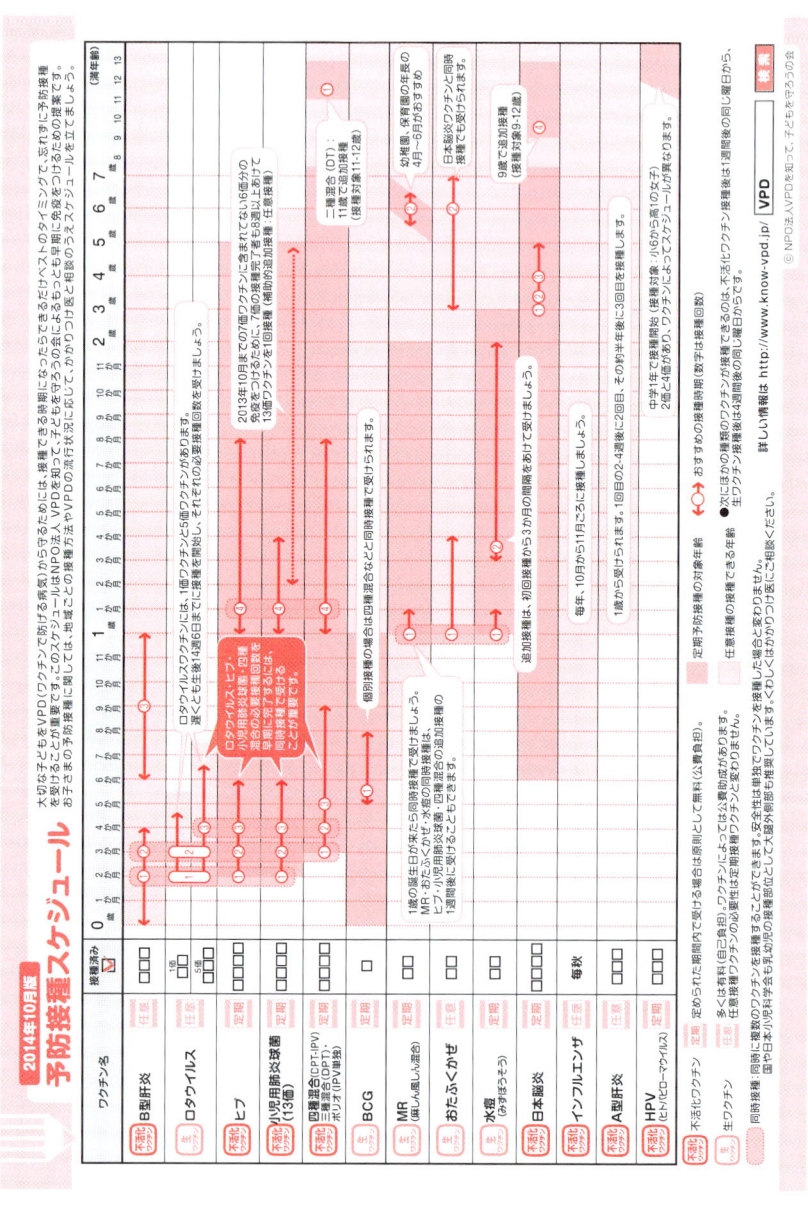

12 緊急時の対応

Q 緊急時の対応について教えて…

A 訪問時に緊急の対応をすることもあります。適切な対応をするためには、子どもの普段の状態の把握、異常時の対応方法の把握をしておくことが必要です（**表2-6**）。

表2-6 緊急時の種類

- 状態悪化（発熱など）
- 呼吸停止（SpO₂低下）
- 気管カニューレの閉塞・抜去
- カテーテルの閉塞・抜去（胃瘻、腸瘻、EDチューブ、膀胱留置カテーテルなど）

■ 解説
発熱などによる状態悪化

　子どもの普段の状態を把握していれば、いつもと違うことがわかってくると思います。状態の悪化が見られる際には、医師への報告が必要なものなのかどうかのアセスメントをすることが重要です。子どもは急激な状態悪化が起こり得るため、必要に応じて医師に報告し、指示を受けて行動することもあります。また、アセスメントの結果、訪問看護師から親に受診を勧めることもあります。

呼吸停止（SpO₂低下）

　てんかん発作や緊張による息詰めなどの呼吸停止の場合、バッグバル

ブマスク（**写真2−11**）を使用する必要があるかの見極めが重要となります。刺激で回復するものなのか、安静にさせておくものなのかをアセスメントします。SpO_2 低下が著しい場合は、酸素をつなぎながらの換気も考慮します。また、薬の使用が必要なのかの判断もします。

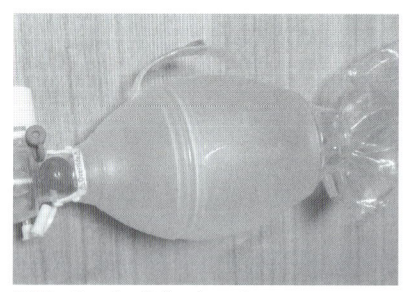

写真2−11　バッグバルブマスク

　特に親が不在で訪問看護師のみの場合があることも考えられるのであれば、換気で回復した後に、どのような状態になったら薬の投与（てんかん発作時に使用するジアゼパム（ダイアップ）や、睡眠薬として使用するトリクロホスナトリウム（トリクロリール）など）をしたほうがよいのかを親から事前に申し送りを受けるようにします。判断に迷うときには親に電話をするなどの対応も必要になります。

　息詰めがあるのがあらかじめわかっていれば、早めの薬の投与も検討します。また、緊張緩和も必要になります。緊張緩和の方法としては、体温が上昇してきたらクーリングしたり、抱っこするなどの対応が考えられます。

気管カニューレの閉塞・抜去

　まず、気管切開部を保持するため気管切開口を開いておき、近くに新しいカニューレがない場合は抜けてしまったカニューレをアルコール綿などで清潔にし、挿入します。

　子どものカニューレ（**写真2−12**）はカフがないので容易に抜けてしまいますが、気管支軟化症などがある場合は容易に入っていかない場合があります。子どもを落ち着かせて、スタイレットなどを用いて挿入するか、どうしても入らないときは、気管切開口を指などでふさいで、マ

スクバッグをし、病院搬送を行います。

いずれにしても、緊急時ほど冷静な判断や行動が必要で、他に人がいる場合、指示を出せるかが重要になってきます。

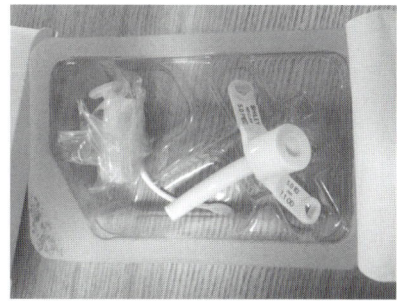

写真2-12　子どもに使われるカニューレ

カテーテルの閉塞・抜去

カテーテルの閉塞・抜去がある場合には、病院受診もしくは主治医への連絡が必要になります。指示を仰ぎ、迅速に対応するようにします。

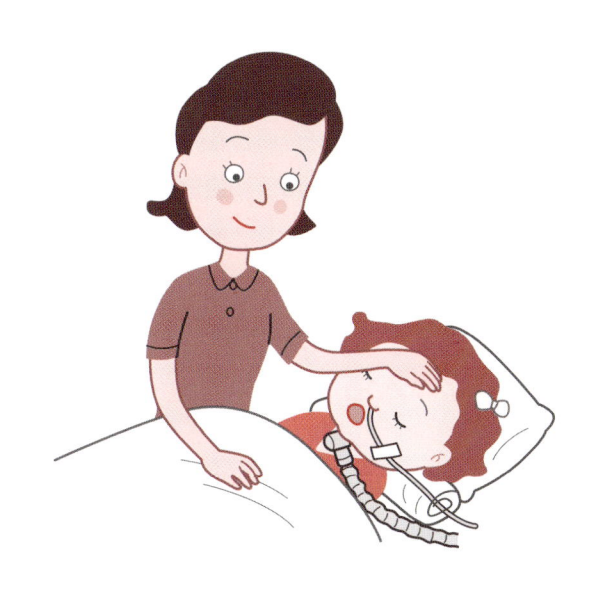

13 自宅での入浴の工夫

Q 自宅で入浴する場合、どんな工夫があるの？

A 子どもが在宅生活を送るなかで家族が負担を感じることの一つとして、「入浴介助」があります。しかし、新陳代謝の活発な乳幼児期は皮膚のトラブルを起こしやすく、毎日入浴させてあげたいものです。障害を抱えた子どもも成長により体格の変化が見られ、その成長に伴いケア方法が変化していきます。入浴の主な介護者は母親で、一人ですべての介護を行っているケースも多く見られますが、医療的なケアがある場合は、できれば父親や訪問看護師、ホームヘルパーなどの協力を得て2人体制で行うことが安全面からみてもベストです。

基本的に自宅での入浴は、①安全に、②簡潔に、③介護者の負担が少ない方法、という点を考慮して検討する必要があります。

■ 解説
生後12か月頃までの入浴

生後12か月（または体重10kg以内）頃までは、子どもの身体もまだ小さいため、ベビーバスを利用した方法が最も安全で、洗体や洗髪は洗い場の床にマットなどの敷物を敷くか、シャワーチェアを使って行います（**図2−12**）。

また、衣装ケースやシャワー付き洗面台を使用することも可能です。ベビーバスでは身長が伸びてくると十分に湯に浸かれなくなるため、成長に合わせ、幼児用プールや自宅の浴槽を使う方法に切り替えていきます。

図2-12 生後12か月（または体重10kg以内）頃に使用される物品

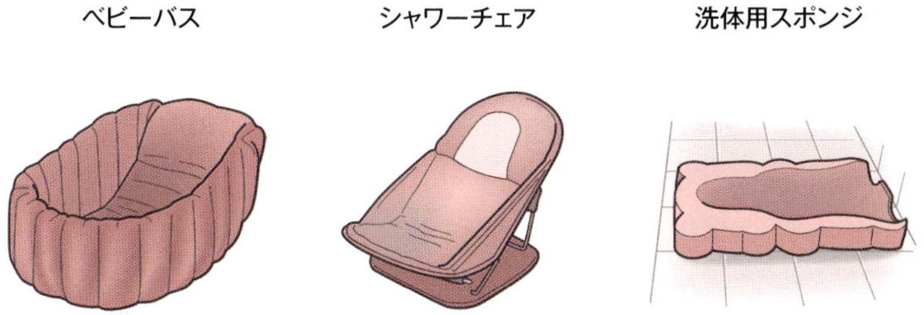

ベビーバス　　　シャワーチェア　　　洗体用スポンジ

ベビーバス、シャワーチェア、洗体用スポンジは市販のものを使用します。

　吸引が必要な場合には、吸引に必要な物品を一まとめにし、コンセントがなくても使用できる充電式の吸引器をどこにでも持っていけるようにしておくと、途中で吸引が必要になった場合もあわてずに対応が可能で便利です。できるだけ介助者の両手がフリーとなる方法を考えましょう。気管カニューレや栄養チューブ等がある場合には、入浴前に固定を確認し、途中で抜けないように細心の注意が必要です。また、気管切開部に水が入らないようにシャンプーハットを加工して使用するなど、体型に合った工夫が必要となります。バッグバルブマスクを使用しながらの入浴では、2人以上の人を確保することが必須です。

乳児期・小学校低学年の入浴

　子どもの体重が増えると、抱っこでの介助には危険が伴います。シャワーチェアはリクライニング機能やヘッドサポート、ベルトなど子どもの体型や成長に合わせられるものを選ぶことがポイントです。シャワーチェアなどの福祉用具は、日常生活用具給付として補助が出る場合もあるため、役所などで相談してみてください。
　自宅の浴槽を使う場合は、介助者が抱きかかえて一緒に浴槽に入る方

法とシャワーチェアを浴槽内に設置して使用する方法があります。いずれにしても、体格が大きくなると、寝室や居間から子どもを抱っこして移動することは介助者に大変な負担がかかり危険です。移動の際にはシャワーキャリー（図2－13）を使うなど、負担なく安全に行う方法を検討する必要があります。どうしても抱きかかえての移動が必要な場合は、介助者との間にタオルや滑り止めシートをはさみ、落とすことのないように注意します。

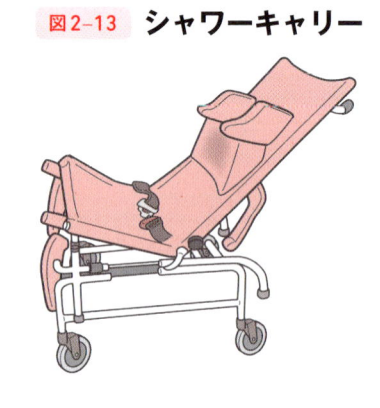

　2人で介助が可能な場合は、バスタオルを担架のように使用することもあります。

図2-13　シャワーキャリー

小学校高学年以上の入浴

　子どもの体重が増えると、介助者が抱きかかえて入浴させることは難しくなります。無理をすると介助者の身体を痛めてしまうこともあります。リフトの使用には抵抗がある人も多いですが、安全で子どもにとっても無理のない方法といえます。身体障害者は、施設入浴や訪問入浴

図2-14　訪問入浴サービスで使われる物品

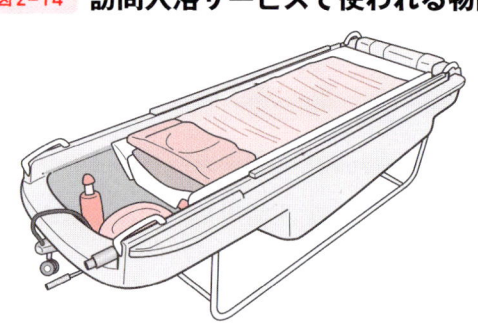

サービス（**図2−14**）が利用できることもあります。利用回数や料金については役所に相談してみてください。

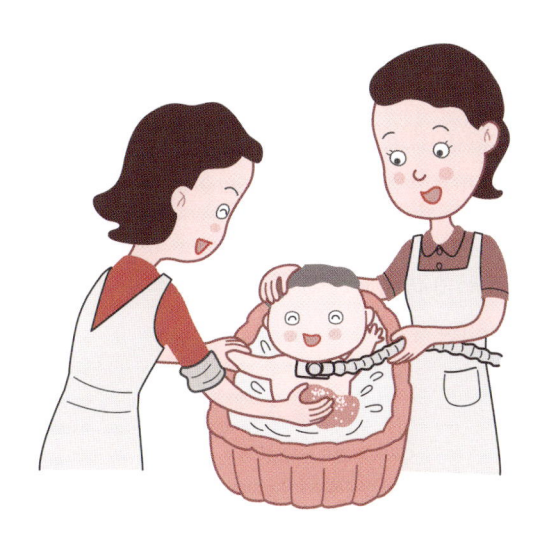

2.在宅におけるケア

14 ショートステイ

Q ショートステイを利用するにはどうしたらよいの？

A 障害福祉サービスの一つであるショートステイ（短期入所）を子どもが利用するには、まず、障害者の日常生活及び社会生活を総合的に支援するための法律（障害者総合支援法）による受給者証の交付を受け、短期入所利用の支給決定を受けなければなりません。そのためには、相談支援事業者（あるいは市町村）に相談を依頼し契約するという流れになります（児童福祉法および障害者総合支援法では、障害児支援利用計画、サービス等利用計画の作成が義務づけられています）。

障害福祉サービスの支給決定までの流れは複雑です（障害児の障害福祉福祉サービス利用までの支給決定プロセスは**図2−16**を参照してください。障害者の支給決定プロセスは障害児と異なります）。しかし、子ども・家族とかかわる訪問看護師も障害福祉サービスの仕組みについての理解が必要となります。

■ **解説**
重症児のショートステイの難しさ

「重症」「超重症」などといわれる子どもたちがショートステイを利用するには、さまざまなハードルがあるといっても過言ではありません。例えば、「医療ケア」が必要な子どもの場合、サービス提供事業者は激減します。緊急時に即座に対応できる事業所も数多くはありません。このような課題に対応できる事業所・社会資源を増やすために、訪

問看護師として何ができるかという視点をもつことも重要になります。

また、すべての障害児への障害児支援利用計画（障害者へのサービス等利用計画）作成を相談支援事業者の相談支援専門員が行うことになっていますが、その数が足りていないこと、高度とされる医療ニーズを要する子どもをマネジメントできる相談支援専門員となると、なおさら不足しているという現状についても、今後取り組まなければならない課題の一つです。

重症児が利用できるショートステイを増やすには

ショートステイを実施している機関としては、病院（医療・療育センターや病院機構等）、重症心身障害児施設（医療機関でもある旧・児童福祉法に基づく施設）、病院や施設に併設されていない単独型の事業所がありますが、医療ニーズが高いとされる「重症児者」の受け皿としての役割を病院が担おうという動きがみられています。しかし、そのような病院でも、特別な配慮（常時のかたわらでの見守り等）を要する子どもたちは、体制（病院・施設の人員配置）等の課題もあり、なかなか利用しきれていない状況であるといえます。

こういった厳しい状況ではありますが、兵庫県尼崎市や伊丹市などには、重症児者が利用（宿泊）できる単独型のショートステイ事業所があります。もちろん、多人数を受け入れることはできませんが、病院や施設での受け入れが困難といわれる人々も利用しています。これは、利用できるモノと相談できるヒトが不足している状況のなかで、支援者が本人・家族に寄り添ってともに考えていくことで生まれたものといえます。

なかには、県をまたいでショートステイに訪れる家族もいます（**写真2-13**）。ようやくつながることができたという家族も多くいます。実際、これまでに少なくない家族が、なかなかショートステイを利用できない、相談できる人もいないという経験をしています。このような思い

写真2-13　県をまたいでショートステイに訪れる本人・家族と支援スタッフ

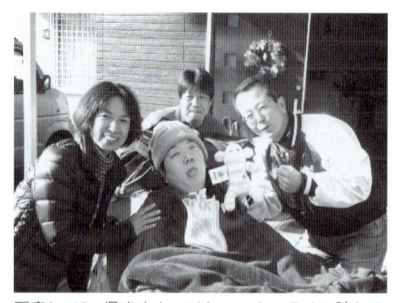

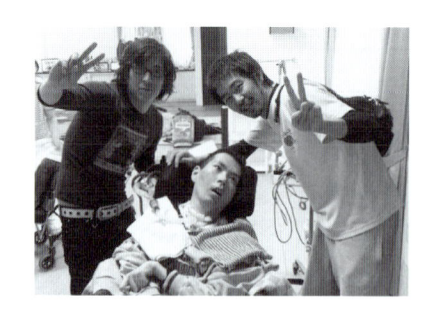

をしている家族を減らしていくことも、支援者の役割の一つだといえます。

新たな社会資源創出につなげる

　一方で、訪問看護などを通して人々の暮らし（生活）にかかわる専門職者は、単に「ショートステイ」という一つのサービスを模索するのではなく、本人・家族の望む暮らしを、かかわる人々（必ずしも専門職者のみではなく、できるだけ多くの人々）で確認しながら考えていくということが望まれます。それによって少数のニーズも顕在化され、新たな社会資源の創出にもつながる糸口になります。

　そして専門職者は、既成の制度のみで「重症児者」といわれる人たちの暮らしを支えるという考えがあるとすれば、払拭したほうがよいでしょう。ショートステイにしても、日頃から付き合いのある、一緒に過ごす時間を重ねた人がかかわっていける環境にこそ、安心と安全があるといえます。そこに「楽しみ」があることが大切であり、「ショートステイ」も気軽に頼める社会を目指す必要があります。

15 自宅での長時間の見守り

Q 子どもの親から、長時間の見守りをしてもらえないかと相談された…

A なかなか日中の活動場所（学校なども含む）等へ出かけられない（出かけにくい）子どもたちを、専門職等が自宅で長時間見守ることは、特に子どもの親にとって切実な願いです。そういった要望に応えられるサービスとしては、障害者の日常生活及び社会生活を総合的に支援するための法律（障害者総合支援法）による重度訪問介護がありますが、利用するにあたっての制限（15歳未満では利用できない）があります。同法による身体介護サービスを行う居宅介護も、1回当たり原則3時間までというルールがあり、医療ニーズが高いとされる人に重宝される訪問看護も原則1.5時間までとなっています（延長での自費利用も可能ですが、負担額は大きくなります）。

八方ふさがりのような感もありますが、このようなときこそ、家族と一緒に考える相談者が機能するものです。そのような相談者（相談支援専門員や医療ソーシャルワーカー等）もまだまだ不足しているのが現状ですが、対応できる方法などを考えてみましょう。

■ 解説
かかわれる人、職種を増やす

例えば、医療ニーズが高いとされる厚生労働大臣が定める疾病や状態（「特掲診療料の施設基準等」（平成20年厚生労働省告示第63号）別表第7・別表第8に記される）にある場合は、訪問看護師が複数回訪問することができます。また、障害者総合支援法による居宅介護も、原則とし

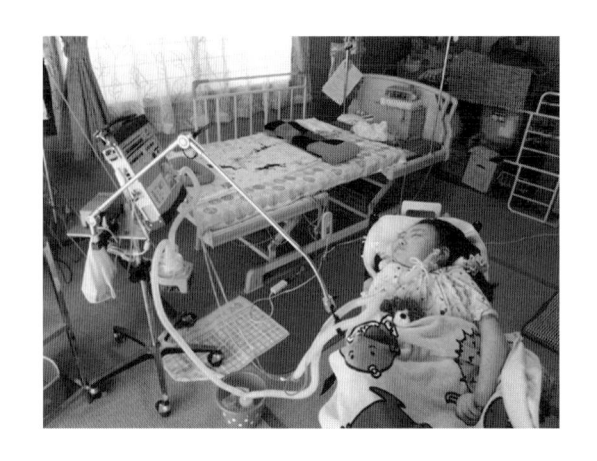

て3時間が上限というルールがありますが、本人の支援プラン（障害児支援利用計画、サービス等利用計画）を作成する際に必要であると判断されれば、長時間（3時間以上）の居宅介護の利用も可能です（ただし市町村によって支給決定基準に相違があり、どの市町村でもというわけにはいかないようです）。

　しかし、いずれにしても、単一のサービス、単一の職種のみで「長時間の見守り」を実施するのではなく、かかわれる人（職種）を増やし（つくり）、つなげていくという発想が必要です。2012（平成24）年4月からは「介護サービスの基盤強化のための介護保険法の一部を改正する法律」により、医療職者以外でも喀痰吸引と経管栄養の実施が可能となりました。

　ここで考えてみたいのは、医療職者以外に喀痰吸引と経管栄養の実施のみが限定されているなかで、いかに本人が普通に自宅で過ごせるかということです。特定の行為（医療的ケア）があるからといって、本人の人間関係が妨げられ（支援・ケアされる人が限定され）ては本末転倒としかいいようがありません。

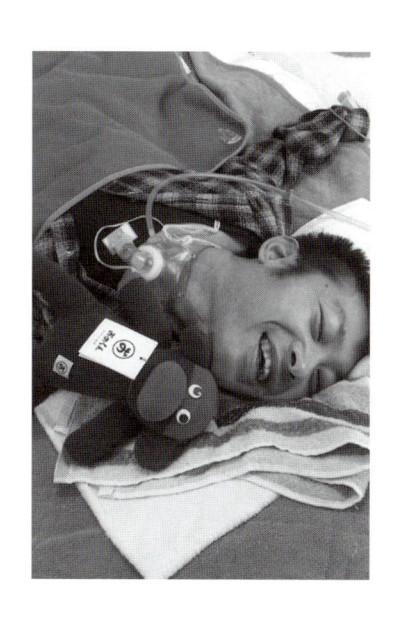

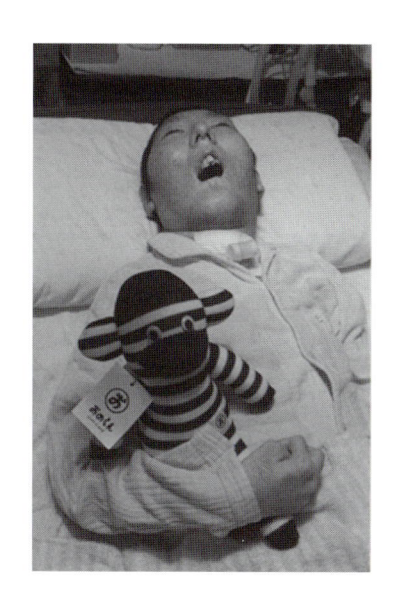

「本人中心」の支援を

　私たち専門職者は多職種連携だとかネットワークなどという言葉をよく使いますが、得てしてケアによって、あるいは制度に合わせて支援計画を立てがちです。障害者ケアマネジメントで強調されている「本人のしたいこと」を基軸とした個別総合支援計画（本人中心支援計画）ということを、あらためて確認しておきたいものです。

　どのような地域でもという状況ではありませんが、全国各地を見渡すと、本人を主体とした実践があります。看護・介護の専門職者は是非、今ある現状のみにとらわれず（とどまらず）、変わりゆく制度や先進的な実践等の情報を積極的に収集したいものです。

　長時間の見守りを考える際には、単にサービスをあてはめるということではないということを、繰り返し記しておきます。医療ニーズが高いとされる子どもとも、いかに時間をともにするかということでそのことが可能となります。結果的に「長時間一緒にいれるようになった」とい

える人が増えるような取り組みが求められています。もちろん、その際にかかわる職種は二の次です。

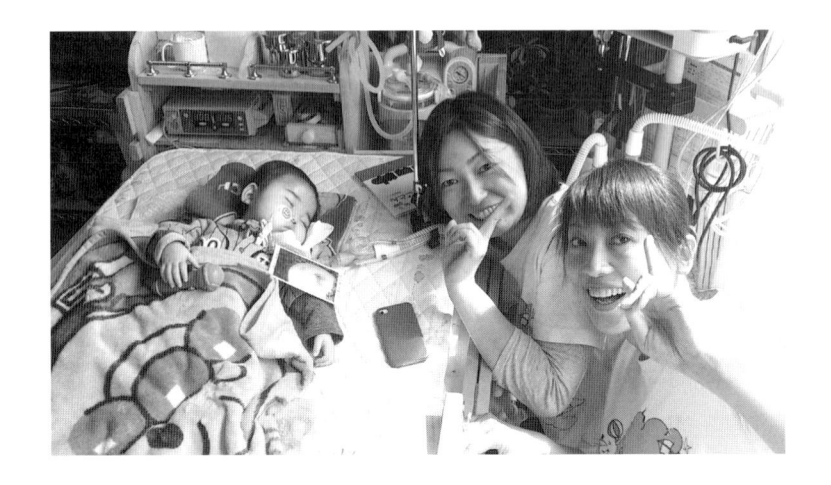

16 外出したいときの準備

Q 外出したいときはどんな準備が必要？

A 病気や障害のある子どもが自宅で生活していくうえでは、体調を維持するために通院が必要なこともあれば、その子の発達や楽しみのための外出が特別な意味をもつこともあります。家族や支援者など限られた空間・人間関係のなかで過ごすことが少なくない子どもにとって、外出は日常に変化をもたらす大切な機会です。しかし、医療的なケアを必要とする子どもの外出には、ささいなアクシデントが生命の危機につながってしまう可能性がないとはいえません。子どもが安全に外出を楽しめるよう、また、親や支援者が安心して付き添えるように準備しましょう。

外出する際には、まず子どもの体調、使用している医療機器や必要なケア、物品を確認し、どんな目的で外出するのか、そのメリットやデメリットは何か、リスクに対してどのような対策を講じるか、といったアセスメントが必要です。

外出するときに必要な準備は、その目的や時間・期間、頻度によって持っていく物品や支援体制が異なります。

■ 解説
散歩時

自宅近くへの散歩は、外気や外の景色といった室内とは異なる環境にふれられる一方、暑さ寒さ、湿気や乾燥の影響を直接受けるため、体調を崩すきっかけにもなります。気温や湿度に対するその子の反応の特徴

に合わせて、衣服や掛け物を調整していきましょう。気管切開部の保護とおしゃれを兼ねて大判のハンカチをスカーフ代わりに巻くこともあります。移動には、バギーや車いすなどその子に合わせた乗り物を使用し、移動や振動で負担がかからないよう体位を整えます。

　医療依存度の高い子どもにとっては、短時間の散歩であっても注意が必要です。吸引が頻回に必要な状況であれば、充電式の吸引器もしくは手動の簡易吸引器を持っていきます（**写真2－14**）。人工呼吸器を使用している場合には、万が一移動中に呼吸器のラインが傷つき、漏れが生じてしまったときに備え、バッグバルブマスクを携行します。また、屋外で吸引等のケアを行う際に介助者側の清潔を保持するため、ウェットティッシュや手指消毒用のアルコールスプレー等も必要です。

　病状が必ずしもよくない子どものQOLを目的とした散歩のときは、体調や気候だけでなく、安全や状態変化時の対応に備え、必要に応じて複数の介助者を確保して支援します。

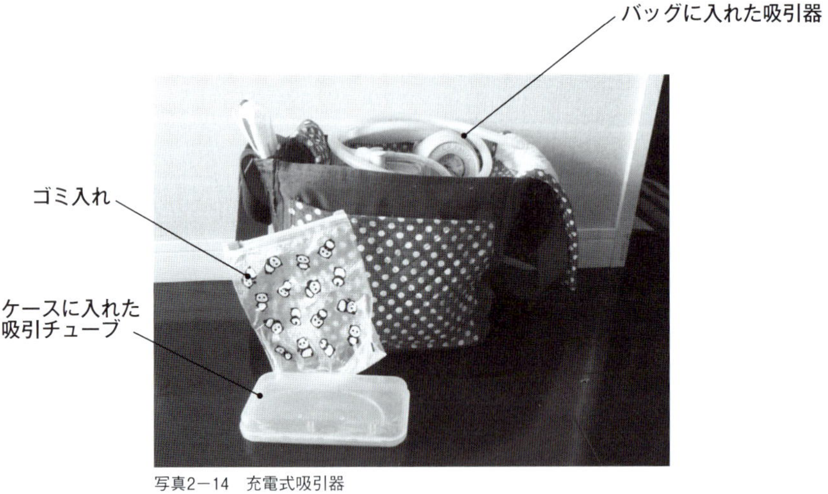

写真2－14　充電式吸引器

通院・通学時

　通院や通学のために毎回複数の介助者を確保することは難しく、介助者が1人のみということもあります。臨時の受診や継続的な通学といった場面ごとに持ち物を選択しておき、持ち運びしやすいようにまとめておくことがポイントです。

　車で移動する場合、介助者が運転者しかいないときには助手席に子どもを乗せることが多いと思います。状況により後部座席に子どもを乗せているときには、様子を見るためにルームミラーを大きなものにしたり、ベビーチェアに後ろ向きに寝かせた子どもの顔を確認できる市販のミラーを設置したりすることもあります。

　子どもに目を配ることも大切ですが、吸引などのケアが必要な際にはまず安全に配慮して停車し、落ち着いて対応するよう保護者と確認しましょう。

外出時

　人工呼吸器を使用している子どもでも、体調が安定していれば遊園地や水族館などへ積極的に出かけるケースもあります。数時間から半日を超えるなど、外出中に経管栄養や補水などが必要となる場合には、予備の胃チューブなども持っていく必要があります。**写真2－15**に外出時に携行する主なものを紹介します。ポーチ（キシロカインゼリー入り）、気管カニューレ、ホルダー、人工鼻、Yガーゼ、軟膏、アルコール綿、胃

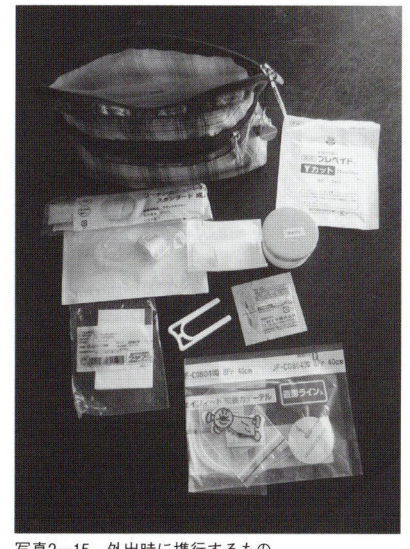

写真2－15　外出時に携行するもの

チューブ・テープなどを用意します。中央にある白いプラスチック器具は、人工鼻がカニューレから外れなくなってしまったときに使う器具です。

　荷物が多くなるので車を使う場合がほとんどのようですが、公共交通機関を使って移動する場合には、エレベーターの有無などバリアフリーの状況を確認しておく必要があります。

外泊時

　遠出の際には、外出中に電源を確保することが難しい状況になってしまうことも考え、必要に応じてバッグバルブマスクや手動式の吸引器を準備しておきます（**写真2−16**）。

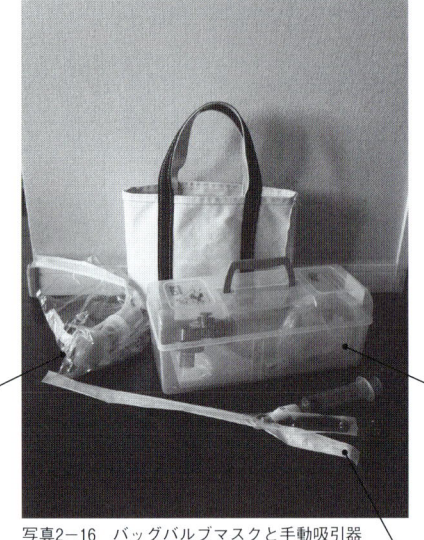

手動ポンプ式吸引器

ケースに入れたバッグバルブマスク

写真2−16　バッグバルブマスクと手動吸引器

シリンジを使用した緊急用吸引器

子どもの場合には、保護者が疾患や経緯などについてきちんと説明できることが多いですが、場合によっては主治医から医療情報提供書をもらっておくとよいでしょう。旅行先で体調が変化し、緊急の対応が必要となったときにはどうするか、医療依存度の高い子どもに対応できる医療機関の有無を調べておくことも大切です。子どもの体調をみながら余裕をもったスケジュールで移動し、体調によっては予定の変更を検討します。終末期など、体調の変化がある程度予測される状況のなかで外出する場合には、あらかじめ外出先の医療機関と連携しておくことを主治医と相談しましょう。

17 医療的配慮が必要な子どもの通所

Q 医療的配慮が必要な子どもの通所はどんなところ？

A 　2012（平成24）年4月に、障害者自立支援法（現・障害者の日常生活及び社会生活を総合的に支援するための法律（障害者総合支援法））と児童福祉法が一部改正され、医療的配慮が必要な子どもの通所は、児童発達支援事業（児童発達支援；就学前児童、放課後等デイサービス；就学児童）として法定化されました。また、地域生活支援事業の市町村事業における任意事業として、日中一時支援事業でも通園事業が行われています。また、同年、介護保険の居宅サービスである療養通所介護事業所において、医療ニーズの高い重症心身障害児者のQOLの向上と介護者等のレスパイトを目的に、児童発達支援、多機能

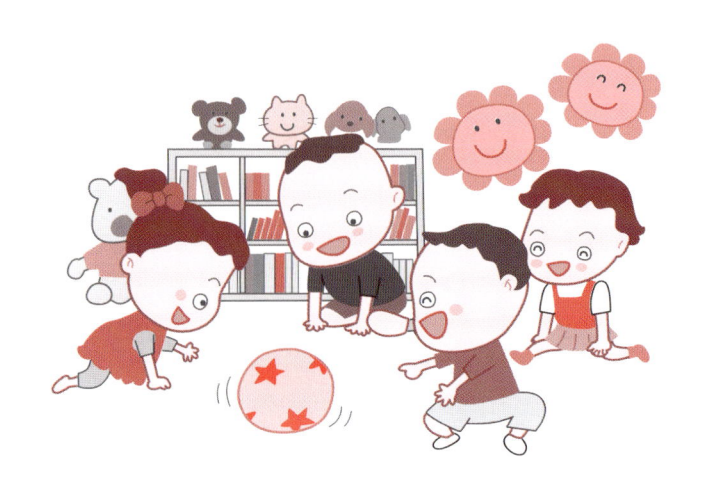

図2-15 療養通所介護における児童発達支援事業の仕組み

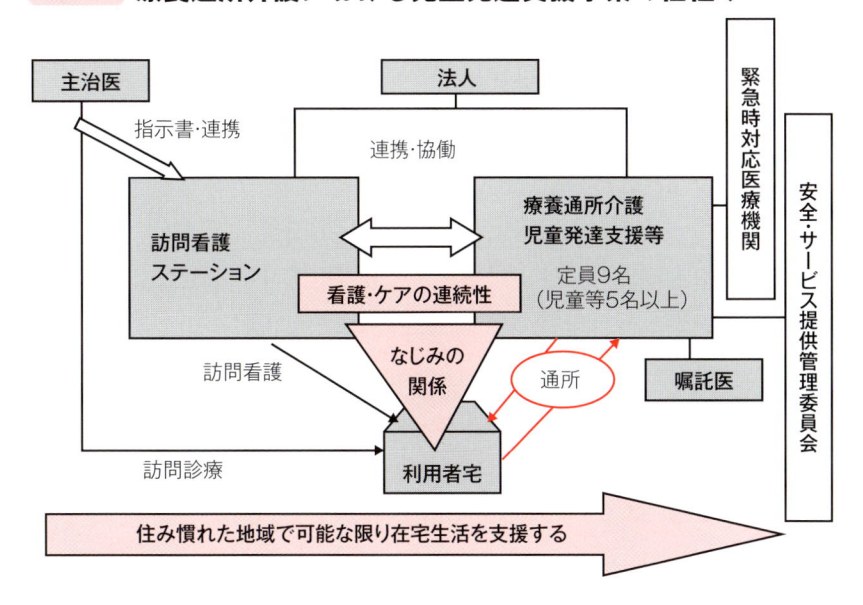

型事業（児童発達支援・放課後デイサービス・生活介護）の指定を受け実施できるようになりました。

療養通所介護は、図2-15に示すように訪問看護と一体的に実施されています。

■ 解説
各サービスの内容

児童発達支援

　療育の観点から、集団療育および個人療育を行う必要があると認められる未就学の障害児に対して、日常生活における基本的な動作の指導、知識技能の付与、集団生活への適応訓練、その他必要な支援を行います。

放課後等デイサービス

　学校教育法第1条に規定している学校（幼稚園および大学を除く）に

就学しており、授業の終了後または休業日に支援が必要と認められた障害児に対して、生活能力の向上のために必要な訓練、社会との交流の促進その他の必要な支援を行います。

支給決定プロセス

　障害福祉サービスの支給決定までの流れ（障害児）ですが、まず市町村もしくは指定障害児相談支援事業所に相談します。そして、市町村に申請します。すると、現在の生活状況や障害の状況について調査が行われ、その結果をもとに市町村で審査・判定がされます。サービスの利用にあたっては、児童発達支援センターの障害児相談支援専門員または指定障害児相談支援事業者が障害児支援利用計画案を作成します。それらを踏まえ、支給決定され、通知、受給者証が交付されます。その後、サービスを利用する事業者を決定し、サービス担当者会議を開催し、サービスの利用が開始されます（**図2-16**）。

図2-16　支給決定プロセス

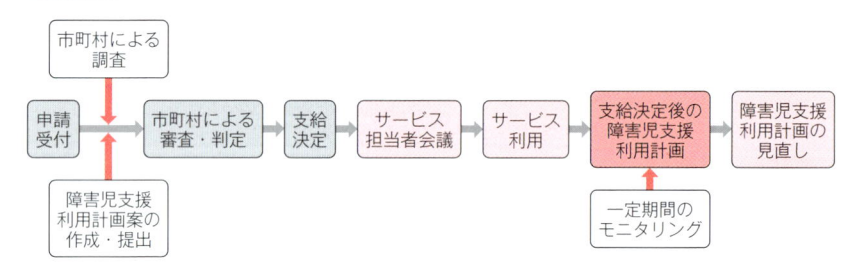

申請受付 → 市町村による審査・判定 → 支給決定 → サービス担当者会議 → サービス利用 → 支給決定後の障害児支援利用計画 → 障害児支援利用計画の見直し

（市町村による調査／障害児支援利用計画案の作成・提出／一定期間のモニタリング）

18 室温や湿度の管理

Q 室温や湿度の管理はどうしたらよいの？

A 重症児の場合、抵抗力が弱く呼吸機能に障害をもつことが多いため、病状が急変しやすいという特徴があります。また、体温調節に障害をもつ場合も多く、低体温や高体温になりやすい傾向があります。室温や外気温に影響を受けやすいため、室温・湿度を常に快適な状態に保つことは体調の安定のためにとても重要なことです。

■ 解説
室内環境の調整

　クーラーや扇風機の風は子どもの身体に当たらないようにします（**写真2-17**）。夏期は外気温と室温差を−5℃以内とし、室温26〜28℃を目安にします。蒸し暑いときはクーラーの除湿機能を利用するようにします。冬期は室温20〜23℃、湿度40〜60％を目安に調整します。温度計は子どもの寝ている位置で測定します。

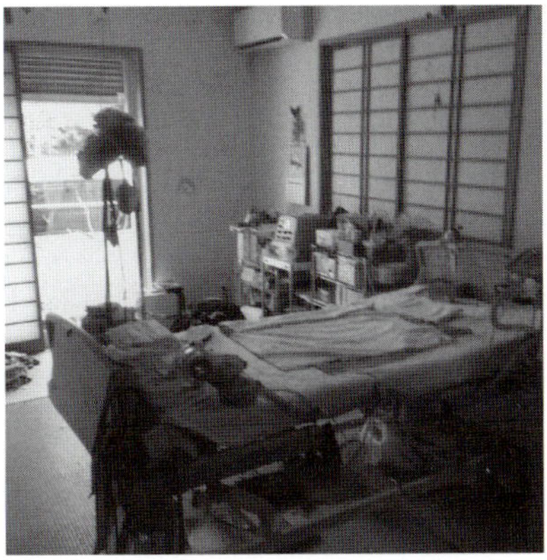

写真2-17　風が子どもに当たらないような工夫

　また、身体を起こして生活している私たちと、常に床に近い場所で生活している子どもとの体感温度には違いがあります。体温を測定するだけではなく、子どもの様子をよく見てこまめな室温や環境調節が必要に

なります。平熱が36℃台後半であれば、たとえ37℃であっても高体温とはいえませんが、平熱が35℃台の場合は、37℃では高体温になっていることになります。日頃から子どもの平熱を知っておき、その体温が正常範囲なのかを見極めることが必要です。直接身体に触れてみて熱くないか、冷たくないかと確認するようにします。そして、どのようなときに高体温や低体温になるのかを理解して対応する必要があります。

高体温になりやすい場合

　重症児の場合は感染症による発熱以外にも、体温コントロールの未熟によるうつ熱、体温中枢の機能障害による中枢性発熱や筋緊張の亢進による発熱などで高体温になりやすい場合があります。筋緊張や反り返りが強ければ容易に発汗を伴うような発熱が起こり、その発熱の不快感からさらに身体を反り返し、痙攣発作を誘発するようなこともあります。適宜、氷枕や保冷枕などでクーリングを行い、衣服の調整で体温を下げるように調節する必要性があります。冷却ジェルマットや送風機付きマット（**写真2-18**）などで対応することもあります。

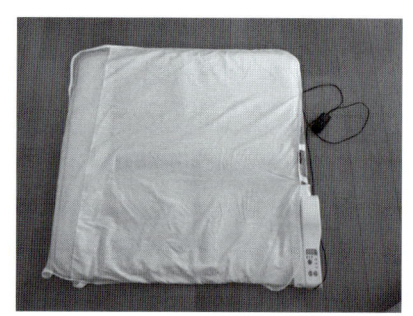

写真2-18　送風機付きマット

　ただし、四肢の変形や筋緊張の強い場合や不隋意運動のある場合は長時間同じ姿勢でいると褥瘡ができることがありますので注意が必要です。また、脱水による高体温時は水分補給が必要です。

低体温になりやすい場合

　視床下部の機能障害、甲状腺機能低下、低栄養、低緊張による活動性の低下などから低体温を起こしやすい場合があります。長期間にわたり低体温が続く状態は新陳代謝の低下をきたし、免疫力の低下や睡眠リズ

ムの乱れ、アレルギー症状を発症しやすくなる等の体調悪化の誘因になります。室温を適温に保ち、掛け物や電気毛布の調整、腹巻の着用などで体温が下がらないよう配慮する必要性があります。四肢の冷感が強いときは靴下や手袋を着用します。手指の変形が強く手袋が着けられない場合は、靴下を手にはめて使用する場合もあります。また、頭部から熱の発散もありますので、帽子をかぶるなどの対応も必要です。

　低栄養による低体温が続く場合は、栄養状態の改善も必要です。また、排泄物や胃瘻からの注入漏れなどで衣類やシーツ、枕等が濡れていて低体温になることもあります。こまめな観察が必要です。

冬の乾燥対策

　冬期は空気の乾燥による感染症の流行も懸念されます。抵抗力の弱い重症児の場合、症状が重症化しやすいため、冬期の体調管理は特に注意が必要です。湿度の低下により痰が硬くなり、気管切開をしている子どもはカニューレの閉塞などのトラブルを起こす可能性もあります。痰の性状に気を配る必要性があります。痰が硬ければ、加湿器などで十分な加湿をして室内の湿度を40～60％に保ち、それでも痰が硬いようであれば、生食での吸入回数を通常より多く行うことや、入浴などで十分加湿を行うなどの排痰ケアをするようにします。

Hくんのケース

　Hくんは7歳（小学1年生）で、気管切開、24時間人工呼吸器使用、胃瘻からの注入食をしています。超重症児スコアは39点で、両親、姉の4人家族です。

　Hくんは、全身の低緊張のため身体を動かすことは困難ですが、口唇をわずかに動かしてYES、NOの意思表示はできます。低体温になりやすく、体温管理に注意が必要な状態です。

　しかし、夏の暑い時期にはプールに水を張り十分に日光で温めて、遊

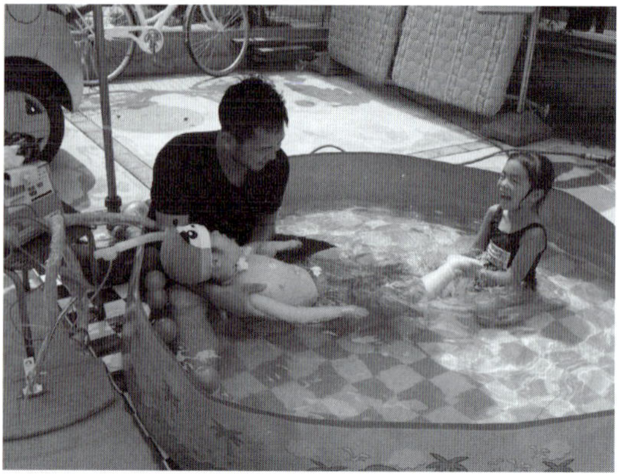

写真2-19　プール遊びをするHくん

びとリハビリテーションを楽しんでいます。外気温も高いなかでのプール遊びのため、その後に低体温になることはありません。プールの後には入浴介助をして保温に努めるように配慮しています（**写真2-19**）。

　Hくんは重度の障害をもち、日常生活すべてに支援を必要としています。医療依存度も高いため、常に注意深い観察が必要な状態です。核家族で周囲の支援も少ないなかで、家族は慢性的な疲労を抱え、気を抜くことのできない毎日を送っています。そのなかでも、Hくんは学校へ通学して授業を受け、ホームヘルパーと大好きな恐竜の本を読み、時々家族とテーマパークへ出かけ、日々の生活を家族とともに楽しんで過ごしています。

　家族の用事があるときは、ホームヘルパーと訪問看護師で留守番看護をすることもあります。訪問看護はHくんの体調が安定していくようにサポートし、生活の一部を支えていくかかわりをしています。そして、Hくんの成長を家族とともに喜び、見守り、姉の支援も含め、子育てを楽しめるような看護を常に考え実践していくことをめざしています。

3 リハビリテーション

19 福祉用具

Q 福祉用具が身体の大きさに合わないときはどうしたらよいの？　座位保持用具って何？

A　質問の言葉の意味から説明しましょう。
　まずは「福祉用具」ですが、「補装具」と「日常生活用具」の総称をいいます。詳細は厚生労働省ホームページ（http://www.mhlw.go.jp/stf/seisakunitsuite/bunya/hukushi_kaigo/shougaishahukushi/yogu/）などを参照してください。
　障害児の「補装具」としては下肢装具、車いす、座位保持装置などが一般的です。「日常生活用具」としては介護用ベッド、シャワーチェアなどを訪問の際にも目にすることが多いでしょう。
　次に「座位保持用具」ですが、「座位保持用具」という言葉は、福祉制度上の言葉としては「座位保持装置」と「座位保持椅子」「訓練いす」という言葉になります。「座位保持装置」は木製の「工房いす」といわれている物が一般的です。「座位保持椅子」は簡易のいすです。なお、「座位保持椅子」に「車載用」を加算しカーシートを作製することもできます。
　以下に、訪問場面でありがちな「座位保持装置＝工房いす」の適合に

ついてお答えします。

■ 解説
座る姿勢の確認

「身体の大きさに合わない」ということですが、①座る姿勢が正しいか、②サイズが合わなくなっているかを判断します。

案外、ありがちなのは座らせ方が正しくないことです。基本的には**図2-17**のような姿勢になっているかを確認します。よくある尻が前にずれることに対しては、上半身を前に倒して尻といすの背中に隙間がなくなるように入れ込むことで解消できます。

ティルト式の車いす（**写真2-20**）であれば、乗せるときは面倒でも、ティルトするとしっかりと尻を奥まで入れることができます。また、いすから降ろす際も腰痛を起こすような介助になりにくいため、ティルトするとよいでしょう。

図2-17 姿勢の確認

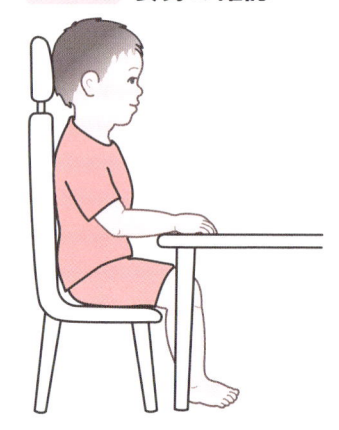

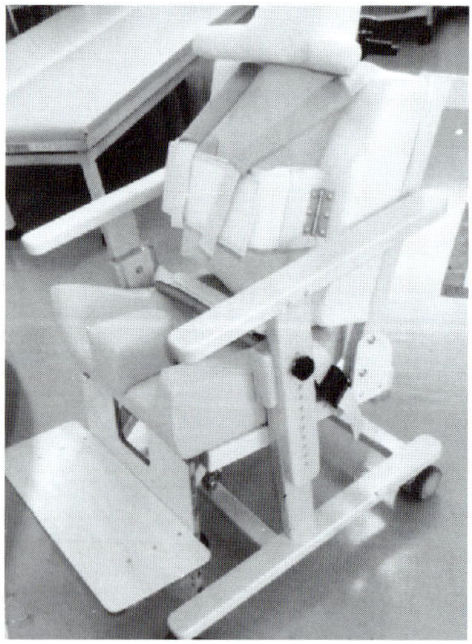

写真2-20 ティルト式の車いす

サイズの確認

次に、**図2-17**のように正しく座った状態で、②サイズが合わなくなっているかをチェックします。

ⅰ座面の横幅：尻が安定するように座面のスポンジを掘ってあることが多いため、はみ出していないか？　→カッターで削ることも可能です。

ⅱ座奥の長さ：膝裏と座面に2cmくらいの隙間があるのが理想です。それ以上になっていないか？　太もも全体が座面に着いているか？　→通常は座面の裏側にある調整ねじで長くすることができます。

ⅲ座の高さ：膝が浮いていないか？　足裏が床あるいは足台に着いているのが理想です。　→いすの足を伸ばす、または足台を下げる調整をします。

ⅳベルトの長さ：ベルトの合わせが足りない。　→木ねじで本体に固定されています。

ⅴ胸ベルトの高さ：わきの下から少し下にあるのが理想です。　→背にある調整ねじで背全体を上げることで調整できます。

ⅵ肘台の高さ：肘が浮いていないか？　肩が下がり過ぎていないか？　腕を下ろして肘が90度に曲がっているのが理想です。　→肘台を上げます。

以上、簡単な調整は家族でも可能です。

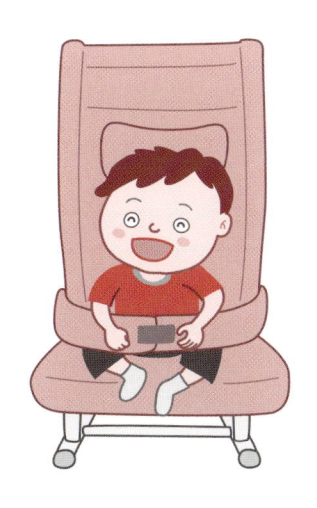

修理

　それでも解消されないときには、業者に修理依頼します。

　修理は基本的には医師の意見書は必要ないので、業者の見積もりを福祉事務所に提出します。修理ができないようであれば新規作製ですが、限りある福祉費です。無駄なく使っていきたいものです。

その子に合った姿勢を

　しかしやはり一番大事なのは、①座る姿勢が正しいかです。

　図2－17のような姿勢はあくまで座位姿勢の基本であり、日常生活で子どもたちがとる姿勢は多種多様です。そして何より、不快ではなく、楽に座っていることが重要です。

　姿勢保持が自分ではしにくいために作製したいす、学習、食事をしやすくするために作製したいす、リラックスするためのいすなど目的に合わせて作製をしているはずです。そのため、なかなか図のような姿勢をとらせることはしにくいです。

　目的を把握し、その子にとってどのような姿勢がよいのかを知る必要があります。

20 大人と子どもの リハビリテーションの違い

Q 大人のリハビリテーションと子どものリハビリテーションでは何が違うの？

A 心も身体も運動もできあがった大人の「リハビリテーション（Re-habilitation）」は文字どおり、「Re＝回復・復権＋Habil＝役立つ・生きる」ということから、「元に戻す」という意味になっています。しかし、子どもは成長、発達段階であることから「リハビリ＝元に戻す」ではなく、「ハビリテーション（Habilitation）＝新たに学習していく・機能を役立たせていく」ということになります。そのため、筆者は、訓練、リハビリテーションという言葉より練習という言葉を多く使っています。

■ 解説
先天性疾患の子どもの場合

特に先天性疾患の子どもたちの練習に必要なのは、できるだけ正しい姿勢運動、機能を学習できるように手伝いながら育てていくことです。健常といわれる子どもたちは、首が据わる、寝返りをする、四つ這いをする、立ち上がる、歩くと運動発達していきますが、障害を負うとうまく動けず少しずつ運動の仕方や時期がずれていきます。練習のなかでそのずれが起きないように、小さくなるようにと進めていきます。その大きな役割を担うのが家族となります。そのため、家族と一緒に生活のなかでかかわっていくことが非常に有意義となってきます。

例をあげて説明していきましょう。

ケース①　Aさん（脳出血、片麻痺、70歳）とB君（脳性麻痺・片麻痺、5歳）

　両者ともに脳の状態としては片側に何らかの病変があり（起こり）、片側の上下肢の運動ができなくなっている麻痺状態です。

　練習としては、Aさんには麻痺側の上下肢を動かすことを思い出してもらいます。B君には麻痺側の上下肢を気にすること、動かし方を学習してもらいます。遊びやおやつは麻痺側から取り組むようにします。生活の一部として取り入れたいので、ストレスのないようにします。かかわるときには麻痺側からが当たり前のように（帰宅したら手洗いをするのが当たり前になるように）なっていくことが理想です。

ケース②　ダウン症候群のC君（1歳）

　ダウン症候群の特徴として筋緊張の低下があります。筋肉が柔らかく力が入りにくいために、身体を持ち上げたり動かすことをやりたがらず、発達が遅れます。また、力が弱いために中途半端な姿勢を嫌がり、ますます運動発達が遅れます。そのため、練習では肘や膝が少し曲がった状態でも支えられるようにするための練習を助けながら行い、異常な運動発達をしないように、動く楽しみを覚えてもらいます。

　子どもたちの練習では、遊び、おもちゃの役割はとても大きいものとなります。練習で手を伸ばすという課題において、そのきっかけとして好きなおもちゃに手を伸ばすことができれば課題達成です。また、遊びがやりやすいようにおもちゃを工夫するだけで練習を続けることができます。**写真**

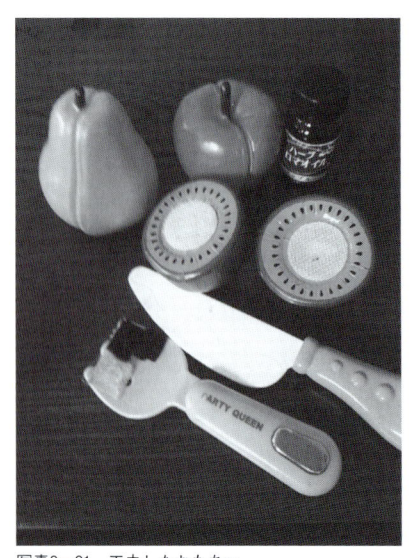

写真2-21　工夫したおもちゃ

2−21はままごとで使用するおもちゃですが、フォークにマジックテープを付け、切った果物を簡単に取れるように工夫しました。これによりままごと遊び（練習）が途切れることなくできます。

子どもを中心とした顔見知りの連携

　大人のリハビリテーションでは、病院での治療・訓練が終わるとリハビリテーション施設や地域に戻っていきます。そのため、同時にいくつものリハビリテーションサービスを受けることはありません。しかし、子どもを取り巻く環境は、病院での練習、通園や通所での練習、学校での自立活動、訪問での練習と、同時にかかわる人が多いことが大きな違いです。そのため、関係者は互いに連携をとって進めていかなくてはなりません。互いが何をしているかを知って、顔見知りの連携（**図2−18**）をとっていくことを心がけていきます。

　また、生活場面に医療者が入っていくことは、子どもや家族にとって

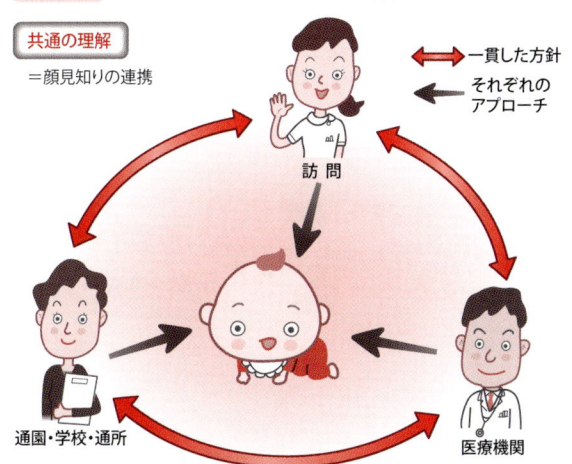

図2-18 **子どもを中心にした顔見知りの連携**

特別なことになります。生活のリズムや習慣など、急激な変化がないように気をつけることが肝心です。

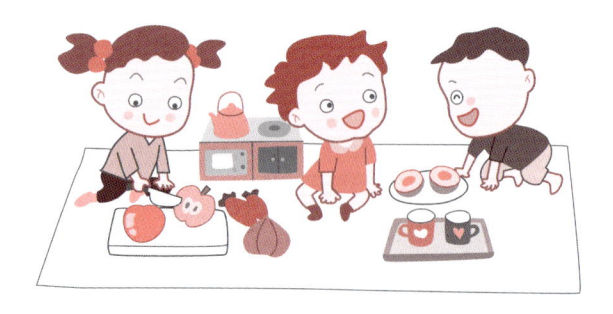

21 補装具の種類

Q 補装具の種類を教えてください…

A 補装具の考え方ですが、「障害児がそれを使わないと生活、学習ができないもの」とされています。不十分な姿勢運動、機能を補い生活を豊かにしていく意味で使用していきますが、同時にそれを使うことで身体機能が上がり、徐々に補装具の助けが少なくなっていくことも狙っていきます。補装具にはさまざまな種類があります。

■ 解説
補装具作製の際の注意点

まず、補装具の作製の際の注意を述べます。というのも、高齢者の介護保険ではケアマネジャーが利用者の必要とするサービスや福祉用具を提案します。しかし小児分野では、相談支援専門員はまだ効率よく動いておらず、家族がその任を負うことになるからです。

装具は作製の時期によって名称が変わります。治療中、または訓練的意味合いのあるものに関しては「治療用装具」と呼ばれます。治療にかかわるために医療保険での作製となります（一番最初に作製するときにはこの範疇になります）。

治療が終わり、日常生活でもその装具が必要となると「更生用装具」「補装具」と呼ばれます。社会福祉制度に則って作製することとなります。

また、作製に際しては、使用する①目的、②場所、③頻度、④子どもに適しているかなどを、担当のセラピストと一緒に考えていきましょ

う。その後に⑤色やデザインを考えましょう。

下肢装具

　靴型装具は足部の変形予防や立位、歩行時の安定のため、変形が強く市販の靴は履けないが、日常生活上立位、歩行をとる人などに処方します。短下肢装具は膝下までの長さの装具のことで、主に足首の変形予防や力が弱い人用です。

　写真2－22は、家で仮合わせをしているところです。家で合わせることができると、使い勝手やいすなどと合わせることができます（仮合わせの状態で業者から借りてくることができます）。また、**写真2－23**のように、プラスチック製のものもあります。軽量のため、幼児や軽い変形の人に使用します。

　また、太ももまでの長さの装具を長下肢装具といいます。下肢全体の力が弱い、膝の可動域制限のある人用です。下肢の筋力が弱く、膝も伸びにくい子どもが長下肢装具を使用することにより下肢が安定します。**写真2－24**では、ロフストランド杖を使用しながら家の周りを危なげな

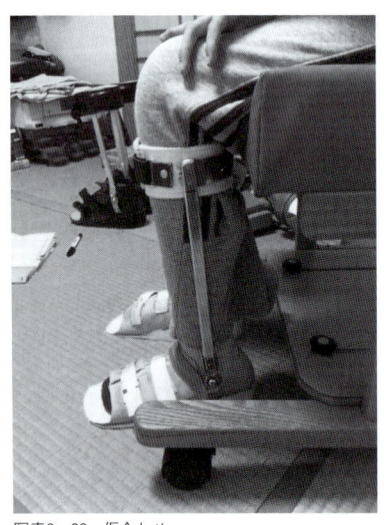

写真2－22　仮合わせ

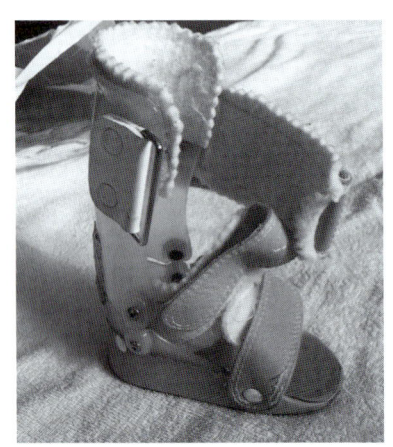

写真2－23　プラスチック製の下肢装具

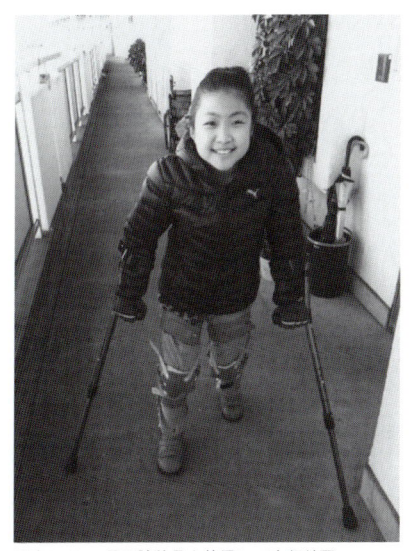

写真2−24　長下肢装具を使用して歩行練習

く歩くことができるようになっています。

体幹装具

　脊柱の固定、矯正用装具でコルセットと呼ばれるものです。市販されているような腰痛ベルトに似た素材のものを軟性コルセット、しっかりとしたプラスチック製のものを硬性コルセットといいます。

　最近の傾向としては、動的な脊柱装具（**写真2−25**）があります。三点支持で側彎を修正するような構造になっています。

　導入にあたっては、身体を起こしていこうという意識づけをしながら、身体の重さで崩れてしまう体幹を支えるようにしていく必要があり、練習と並行して装着していくと効果が出やすいです。

　筆者は装具業者と共同で、重度な側彎に対してコルセット（**写真2−26**）を作製しています。安定して座位がとれ、四肢もリラックスし上肢操作もしやすくなります。

　補装具全般について、作製にあたっては、セラピストはしっかりと身体・動きを評価し、補装具に再現できることが望まれます。

3.リハビリテーション　　191

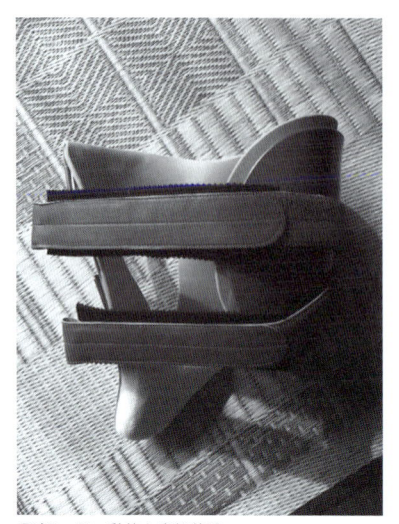

写真2−25　動的な脊柱装具　　　　写真2−26　コルセット

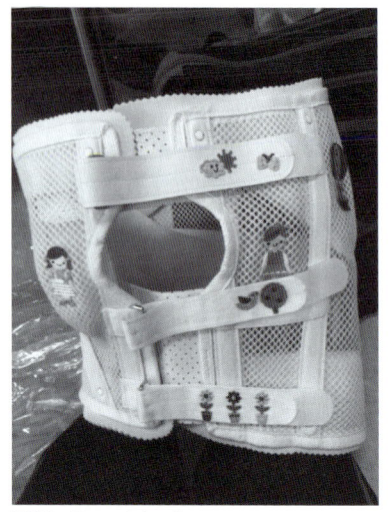

車いす・座位保持装置
　現在、既製品からフルオーダーまでたくさんの種類の車いすやいすがあります。

子どもが使いやすいものを選ぶ
　解説でも述べたように、色やデザインに惑わされることなく、子どもが心地よく使えるものを選択できるようにします。時にはセラピストが良肢位を狙うあまり、生活上では使えないものを作製してしまうこともみられます。施設ではみられない日常生活を写真やビデオなどで伝えることも必要です。

4 制度・教育

22 ホームヘルパーの利用

Q ホームヘルパーを利用するにはどうしたらよいの？

A ホームヘルパーを利用するには、本人が望む暮らしに合わせた計画を作成し（障害児相談支援事業者に依頼することで作成してもらえます）、障害者の日常生活及び社会生活を総合的に支援するための法律（障害者総合支援法）による居宅介護等の支給決定を受け、指定居宅介護事業所と契約を交わすことで、利用ができます。

■ 解説
子どものホームヘルプサービスの現状

しかし、子ども、特に重症などといわれる子どもが利用できる事

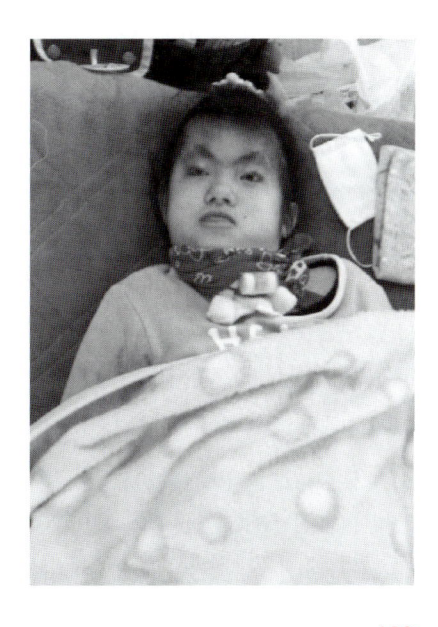

業所は少ない状況です。この際にネックになっていることは、「障害が重たい」「医療ケアが必要」、あるいは「（子どもの）経験がない」等といわれます。ここでもやはり、「今あるもの」のみで考える（既成のサービスのみで支援計画を立てる）のではなく、一緒に相談できる人（相談支援専門員や医療ソーシャルワーカーなど）と本人・家族の意向を明らかにしていくことが大切です。

　その際にも、重症といわれる子どもたちの意向（思い）がわからない、あるいはわかりにくいということがあるかもしれませんが、その意向（思い）は決してないわけではなく、かかわる人々が集まり考えていくということが大切です。そのことが個別総合支援計画（本人中心支援計画）へとつながるのです。是非、看護・介護の専門職者は「ヘルパーを利用するにはどうしたらよいの?」という問いに対し、今あるもののみで考えないということや、使えていないサービスをいかに利用できるのかという視点をもちたいものです。

　我が国でも2014（平成26）年1月20日、障害者の権利に関する条約の発効から5年余りで同条約を批准することとなりました。そこには「どこで誰と生活するかを選択する機会を有すること」「地域社会支援サービス（パーソナル・アシスタンスを含む）にアクセスすること」が明記されています。そういったことも、専門職者はしっかりと認識し、子どもたちやその家族、関係者とかかわっていきたいものです。

障害のある子どもたちのとらえ方を変える

　冒頭にも述べたように、いまだ「重症」等といわれる子どもたちへのサービス提供は、指定居宅介護事業所の「応諾義務」が課せられているにもかかわらず、例えば「医療ケア」が必要ということで事業者側から断られるという構図が続いています。このことに関する解決策の一つとして、2012（平成24）年4月から「介護サービスの基盤強化のための介護保険法の一部を改正する法律」により、医療職者以外でも喀痰吸引と

経管栄養の実施が可能となりました。ただし、居宅介護等にかかわる「第三号研修（特定の対象者に対する喀痰吸引および経管栄養に関する研修）」の実施状況は都道府県により大きな格差があり、国全体としてもなかなか進んでいない状況があります。看護・介護の専門職者が、現状を把握しながら積極的に変えていく意識が求められています。

　また、2011（平成23）年8月5日に公布・施行された障害者基本法の改正法では、障害者の定義が第2条で、障害者とは「障害及び社会的障壁により継続的に日常生活又は社会生活に相当な制限を受ける状態にあるものをいう」とされました。これまでと違うのは「社会的障壁」という概念が加わったことです。社会的障壁には、物理的なバリアだけではなく、障害児者といわれる人をこぼし落とす法律や制度、普段の暮らしのなかでの習慣や偏見も含んでいます。要するに、個人の知識不足や意識、価値観などが「社会的障壁」であるといえます。このこともしっかりと意識・認識したいものです。

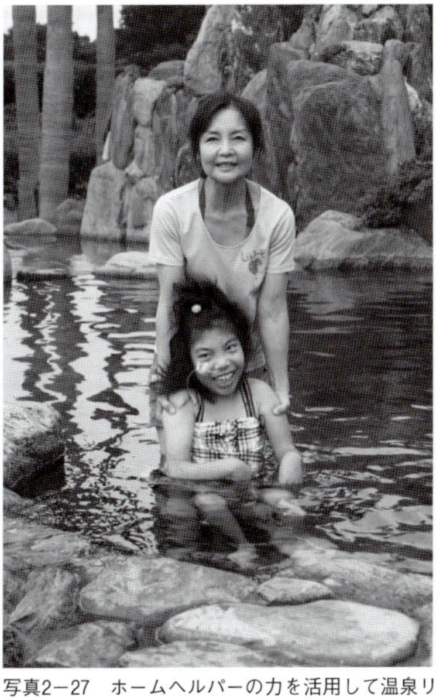

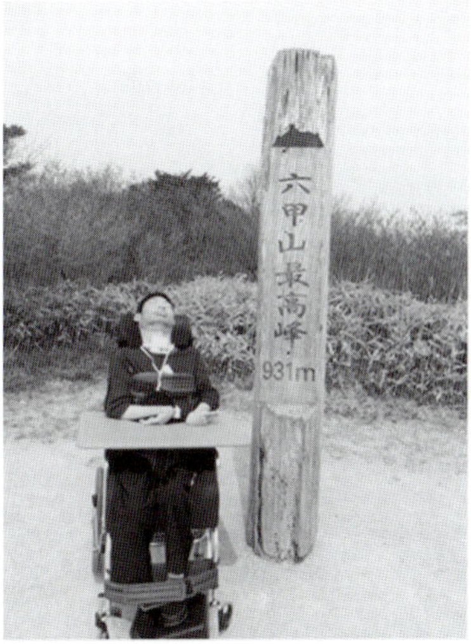

写真2-27　ホームヘルパーの力を活用して温泉リゾートや登山を楽しむ

ホームヘルパーが行う支援サービスとしては、自宅へ伺う居宅介護だけではなく、通院等介助（文字どおり受診に付き添う）、行動援護、同行援護、重度訪問介護等があり、さらに市町村事業としての「移動支援」（ガイドヘルパー）制度もあります。

　まだまだ重症児の存在が社会に十分知られていない現状がありますが、私たち支援者が、重症といわれる子どもたちと行動をともにすることで、社会的障壁を崩していくことができると考えます。

23 特別支援学校に必要な手続き

Q 特別支援学校へ入るにはどのような手続きをするの？

A 特別支援学校への入学手続きとしては、一般的に入学日前年の11月末頃までに「就学前健康診断」等が行われ、その後、就学指導委員会の開催、保護者への意見聴取が行われ、おおよそ入学日年の1月末までに保護者への認定通知（認定特別支援就学者として）がされるようです。相談の窓口は市町村の教育委員会となりますが、ここでもできれば、幼少の頃からかかわる相談者（相談支援専門員など）がいれば心強いと考えられます。

■ 解説
特別支援学校をめぐる状況

　特別支援学校にも「盲学校」「聾学校」「養護学校」等があり、都道府県によっては通うことが遠い等の理由で「寄宿舎」が併設されている学校もあるようです。また、障害が重く（重症等といわれ）、通学が困難等である子どもには訪問学級（訪問籍）という在籍型があり、おおむね週3回2時間程度の訪問教育を受けられるとされています。いずれにしても、通学（入学）に関しては十分な事前の検討が必要です。

　例えば、進学（通学）が決定した際にも「常時医療ケア」が必要とされる子どもたちは、支援の担い手が不足あるいは不在であるために、母親が通学に同伴し、授業中は学校内で待機しておかねばならないという現状もまだ見受けられます。もちろん地域によっての違い（学校側が担ってくれる等）があるので、できるだけ具体的に進学後のイメージが

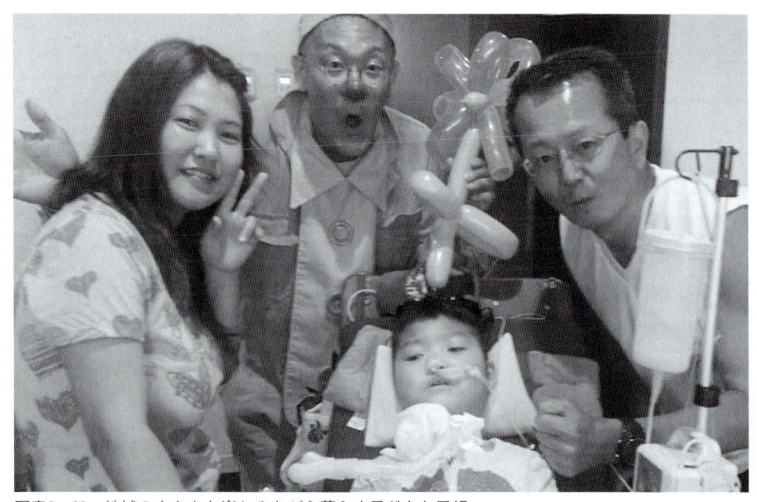

写真2-28　地域の人たちと楽しみながら暮らす子どもと母親

できるようにする必要があります。また、2012（平成24）年4月からは「介護サービスの基盤強化のための介護保険法等の一部を改正する法律」による社会福祉士及び介護福祉士法の一部改正に伴い、一定の研修を受けた者が一定の条件下で痰の吸引と経管栄養が実施できることとなりました。看護・介護職者にとっても、そういった制度などの背景を知ることが重要です。

インクルーシブ教育

　さて、Q22でも述べた障害者の権利に関する条約第24条では、「締約国は、教育についての障害者の権利を認める。締約国は、この権利を差別なしに、かつ、機会の均等を基礎として実現するため、障害者を包容するあらゆる段階の教育制度及び生涯学習を確保する」とあり、これは「インクルーシブ教育」を意味します。

　この国での障害者の教育政策はどのような状況かと考えた際に、冒頭で記した「就学認定」において「障害のある子どもは特別支援学校に就学する」という原則は改められましたが、いまだ「分離教育体制」であ

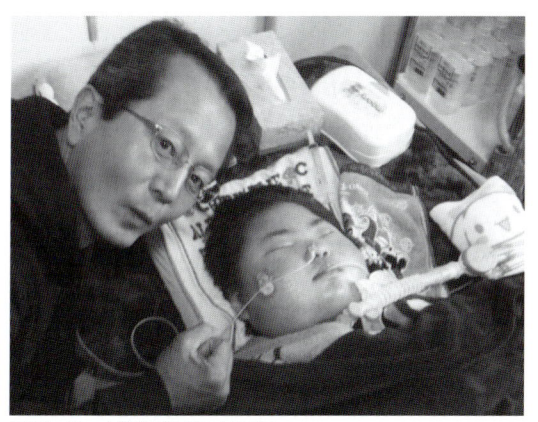

写真2-29　小学校に進学した子ども

ると言わざるを得ません。親の希望ももちろんですが、一人ひとりの子どもたちが同じ場所でともに育つという環境を、かかわる皆とでつくっていきたいものです。

　とはいえ、障害児、ましてや重症児といわれる子どもおよび家族は、出生後からさまざまな障壁（制度や慣習、地域格差等）により、まさに「怒涛な暮らし」を強いられるといったことも少なくありません。就学までの6か年でいかに多くの人とかかわっていけるかが重要になります。もちろんその際、家族のみが頑張るのではないのはいうまでもありません。

　また、全国を見渡すと、「重症児」等といわれる子どもが地域の学校に通い、まさに「インクルーシブ教育」が行われている例もあります。支援者はそういった前例を知りながら、それが可能となる環境をつくり出すことにも思いを寄せなければなりません。

　兵庫県尼崎市には人工呼吸器ユーザーといわれながら、小・中・高校と地域の学校に通った子どもがいます。彼女は当時のことを振り返り、「地域での教育の『良さ』とは何かということですが、友達と通学できたこと、友達と遊んだり勉強できたことだと思います。今でも、小学校

4.制度・教育　　199

の時の友達とメールをしています。低学年の頃は、友達が私のところにたくさん来てくれたので、とても楽しかったです。今でも、仲のいい先生とメールしたり、道で会うと声をかけてくれるので、地域の学校に行ってよかったなと思います」と述べています。[1]

　こういった例がどこにでもあるということではないのでしょうが、すべての子どもたちが「どう暮らしていきたいのか？」ということを、教育のみではなく、医療・福祉といわれる専門職者たちも「よってたかって考えて」いきたいものです。もちろん、そこには専門職者のみではない関係（というよりも、その子どもに吸い寄せられていく人々、子どもたちを含む）がつくられていくことが望まれます。

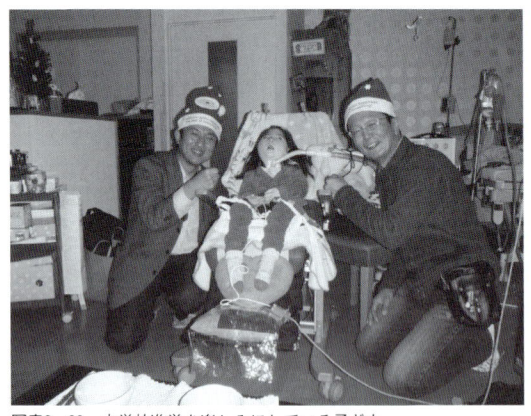

写真2-30　小学校進学を楽しみにしている子ども

引用文献
1) 公開インタビュー「人工呼吸器をつけた子の親の会〈バクバクの会〉の成り立ちと現在、第二部　バクバクっ子による報告」平本歩さんの発表原稿，2011．（http://www.arsvi.com/2010/1107ha.htm）

24 高校を卒業したら…

Q 高校を卒業したらどこに通えるの？

A 高校卒業後に通える場所として、一般的には、生活介護事業所（常に介護を必要とする人に、日中に、入浴、排泄、食事の介護等を行うとともに、創作的活動または生産活動の機会を提供する）、自立訓練事業所（機能訓練・生活訓練があり、自立した日常生活または社会生活ができるよう、一定期間、身体機能または生活能力の向上のために必要な訓練を行う）、就労移行支援事業所（一般企業への就労を希望する人に、一定期間、就労に必要な知識および能力の向上のために必要な訓練を行う）、就労継続支援事業所（A型＝雇用型、B型＝非雇用型があり、一般企業で就労が困難な人に、働く場を提供するとともに、知識および能力の向上のために必要な訓練を行う）、地域活動支援センター（創作的活動または生産性活動の機会の提供、社会との交流等を行う）等があります。

■ 解説
本人・家族と支援者で一緒に決める

まずは、学齢期といわれる12年間にさまざまな社会資源を知ることが必要です。しかし、その制度すらも、この十数年で様変わりを繰り返していますので、大変なことです。看護・介護職者も、本人・家族と一緒に考えていける知識と意識をもちたいものです。

高校を卒業する際には、やはり本人を中心にその意向に沿った「個別支援会議」がかかわる人々、これからかかわろうとする人々で開催され、本人の進路先を決定していくという流れが一般的です。この際に、相談支援専門員によって作成されるのが「サービス等利用計画」で、これをもって、その後に利用するサービスに合わせた介護給付費を申請し、支給決定を受けることになります。

　例えば、生活介護という形態の事業にもさまざまな形・規模があり、自らに合った活動場所をいかに見つけられるかということも大切なことです。しかし、暮らしていくうえでのさまざまな岐路で「障害が重い」あるいは「重症」等といわれる子どもたちの選択肢が少ないということは確かです。支援者は、その際にも既成の制度のみ、あるいは従来のサービスのみでの思考（発想）をいかに変えられるのかが大切になります。このことが、障害者ケアマネジメントでいう地域での社会資源の連携および創出につながります。

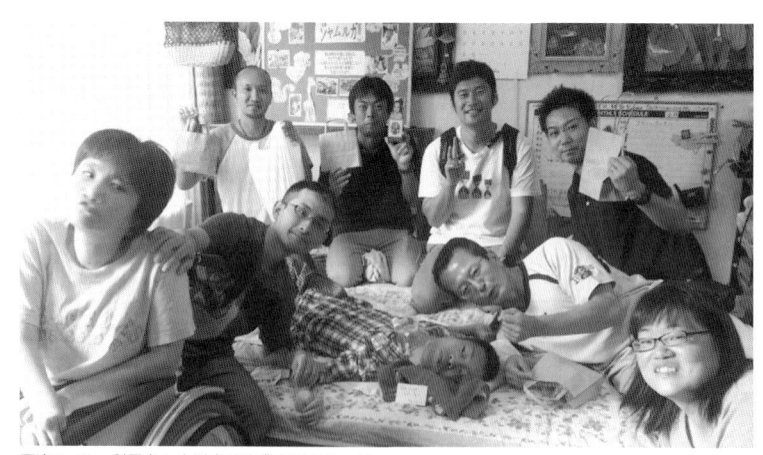

写真2-31　利用者と生活介護事業所のスタッフ

「通う」だけが活動ではない

　また、在学時に体力的等により、なかなか学校に通えないといった子どもたち、あるいは交通事故等で遷延性意識障害といわれる状態になった子どもたちにとっては、決して「通う」ことだけが日中活動のあり方ではありません。その際には、自宅へのホームヘルパーあるいは看護師等の訪問によって、日々の生活を整えながら、体調をみながらガイドヘルパー（移動支援・重度訪問介護）とともに出かける、活動するということも可能です。

　兵庫県伊丹市にはＮＰＯ法人地域生活を考えよーかいと有限会社しぇあーどが運営する「こうのいけスペース」（敷地面積113坪２階建て）があり、そこでは２階の居住スペースで短期入所事業を実施し、１階では法定事業（生活介護等）は一切行わず「フリースペース」として開放しており、体調をみながら日頃、居宅介護等でかかわっているホームヘルパーと利用するという形をとっています。そうすることで、濃厚な医療ケアが必要とされる子どもたちも自由度を高めた活動が可能となるようです。

　ショートステイや日中の活動の場（卒後の進路先や生活介護等）で

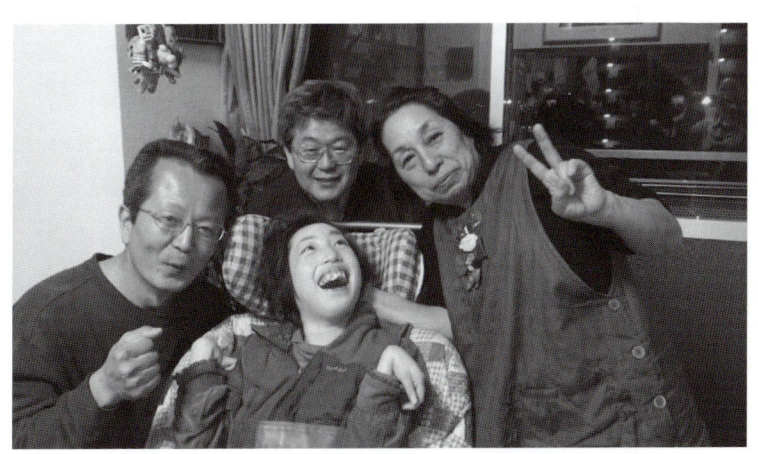

写真2-32　高校卒業後、日中にヘルパーを利用し、聴講生として大学に通う本人と家族

は、どうしても少ないスタッフのなかでの対応となり、特別な配慮を要する子どもが利用しにくいという現状があります。その際にも、既成の枠内でのサービス利用だけではなく、さまざまなアイデアを考え続けるということが大切です。そして、すべての子どもたちが配慮を要する存在であるということも付け加えておきます。

　筆者らは、「フリースペース」のことを「拠点」と呼び、単に子どもたちを集める場所ではなく、そこからどんどん街に出ていき、あるいは地域の人たちとかかわる（交流）場であると考えています。

　この十数年、社会福祉基礎構造改革と称した流れのなかでさまざまな制度が整えられたともいえますが、少なくない人がその制度の網（セーフティネット）からこぼれ続けている現状があります。専門職者および市民が、そういった人々とともに「その人らしく暮らしていける」ことを創造していくという視点が欠かせません。そのことが、卒後に通える場所や、すべての人が暮らしやすい街づくりにつながるのです。

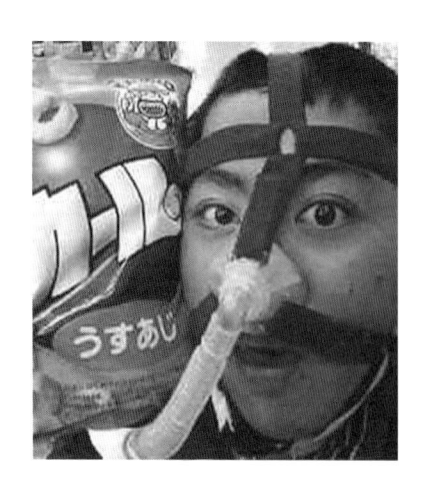

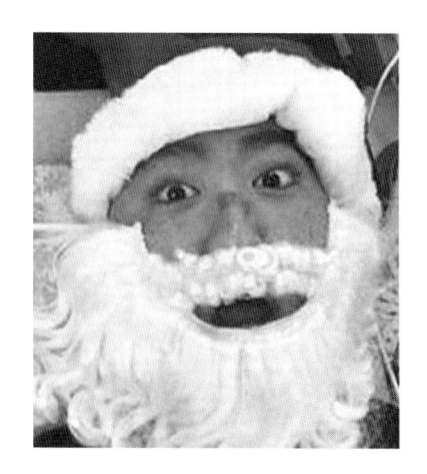

第 **3** 章

実践事例

1 育児不安のある家族とその子どもへのケア

　育児に関する不安は、健常児においても日々の成長発達において直面することが多いものです。栄養・食事、睡眠、排泄…と、生活活動に即した、一つひとつ目の前で起こる現象そのものについて回ります。

　医療依存度が高い重症児といわれる子どもはもちろんですが、疾患により成長・発達が緩やかな子どもの育児を行う際の不安は、焦りも加わり、深刻化することもあるでしょう。その不安は、両親・家族だけで抱え乗り越えるには限度があり、医療職がかかわることで解決できる問題でもありません。その子どもの成長発達に応じて、必要となる機関や職種の関与、支援者の存在が重要です。在宅療養生活を送る地域には、多くの支援者が存在しており、協働することによって、両親・家族の育児をするうえでの不安に一つずつ向き合っていくことができます。

事例紹介
本人の状況：A君（男児）、4歳。染色体異常で出生。
病歴：染色体異常で出生し、心臓についても定期通院、経過観察が必要。
身体的状況：発育の遅れがある。
家族の状況：両親、兄（重度心身障害児）との4人暮らし。父親は就労しており、兄とA君の主な介護者は母親。インフォーマルな支援者としては祖父母がおり、兄の介護には見守り程度の内容で代行が可能な状態であるが、A君の育児協力には積極的に参加しており、必要に応じてA君を自宅で預かるなどしてくれている。兄の在宅療養生活がスタートすることに伴い、在宅医療・介護の各サービスチームが家族に関与しており、A君の出産に向けても計画的に支援にあたっていた。

■ 事例

　A君は染色体異常の診断に伴い、心臓の欠陥についても定期通院、経過観察が必要な状況でした。A君の身体的な発育は発育曲線の下限をたどる状況であったため、母親をはじめとする家族には、成長段階の各期において、ほかの子どもと比較しがちな傾向が見受けられ、時々、焦りや不安などの表出がみられました。

■ アセスメントのポイント

　A君は疾病こそありますが、日々成長をしていきます。そして、両親をはじめとする家族もまた、A君とともに成長という変化をしていけるよう支援するためのポイントを次のように考えました。

A君におけるアセスメント
- 発育と発達：疾患を有しているが数値的な変動にとらわれないこと、発達各期の興味や反応の変化、発声や発語、感情表出の状況など
- 生活習慣：栄養や排泄、睡眠などの日常生活リズムなど
- 遊びの変化：体力面での評価、活動性や社会性の把握など

家族におけるアセスメント
- 日常生活のなかの育児：育児中心の生活スタイルによる疲労の蓄積など
- 心理的状態：発育発達における不安感や焦燥感、A君との向き合い方など
- 支援介入について：介入時期と量、内容、家族の思いなど

■ 看護の目標と具体策

目標
① A君なりの成長発達が促される。
② 家族はA君の成長発達に対する不安が緩和し、育児に取り組める。

具体策

① A君の身体状況、日常生活の状況観察から今後予測される変化の把握
　→早期対応がとれるよう、主治医からの事前の指示受けや連絡ルートの確認
② 家族の育児に関して傾聴し精神的支援
　→A君の育児での思いを表出してもらう。他児と比べた評価は行わず、じっくり向き合えるように助言支援
③ 支援サービス者間での密な情報共有
　→A君の成長発達における変化や、家族の思いと取り組みの姿勢など、支援チーム間での現状把握と課題の共有から統一した支援提供

■ 看護の展開

乳児期

　地域担当保健師には定期的な家庭訪問による指導を行ってもらい、栄養（ミルクや離乳食）摂取に関して、また発育、発声や発語など相談の窓口として、支援をしてもらいました。訪問看護師も担当保健師と課題の支援に対して相違が生じないよう、A君の個としての発育を軸とし、母親の焦りや対比からの不安に対応をしていきました。緩やかではあるけれど、確実に伸びを示していることを、変化があるごとに母親へ伝え、声をかけていくことを繰り返し行っていきました。

　家庭環境的に、兄とのコミュニケーションはとれないため、2歳を迎えようとしていたA君の周囲には大人の支援者しかおらず、ほかの子どもとの接点がもてないことも、発達上の不安として母親から発信がありました。そこで、子どもの発達支援事業を担う機関でのリハビリテーション（言語療法）へつなげ、定期通園も早期に開始しました。

保育所入所まで

　定期通園での支援期間終了が近づくにつれ、その後のA君の日常生活、社会生活をどのように組み立てていくかが課題となりました。母親

は独自に保育所などの情報収集を開始していましたが、決定するまでには至っていない状況でした。通園で知り合ったＡ君の友達が次々と保育所への手続きが完了するなか、母親に焦りからの不安・苛立ちが目につくようになりました。

　話を聞いてみると、周囲の友達の「これから」が決まっていくことも不安の要因ではありましたが、Ａ君がゆっくりながらも成長・発達をしていることを母親が認識をしているからこそ、集団のなかで培われる力を欲していること、その機会と場を求めていることも明確になりました。

　その後、訪問看護師は担当保健師、Ａ君の兄の支援チームコーディネーターへ情報を提供し、Ａ君家族の日常におけるタイムスケジュールから、条件上可能な数か所をピックアップしてもらい、Ａ君本人とともに保育所の見学を重ねていき、内定・決定へつながりました。

現在

　障害児の受け入れ枠の備わった保育所へ、Ａ君は毎日元気に通っています。友達との交流も図れており、日々の活動のなかから基本となる挨拶や、自己主張、擬態などの表現力、手洗いや身支度など生活の基本的習慣も身についてきています（**写真3－1、3－2**）。喧嘩などのトラブル対処等、他者との関係性に戸惑いはあるものの、Ａ君自身の成長発達の課題ととらえ、母親の不安対処の力も変化をしています。

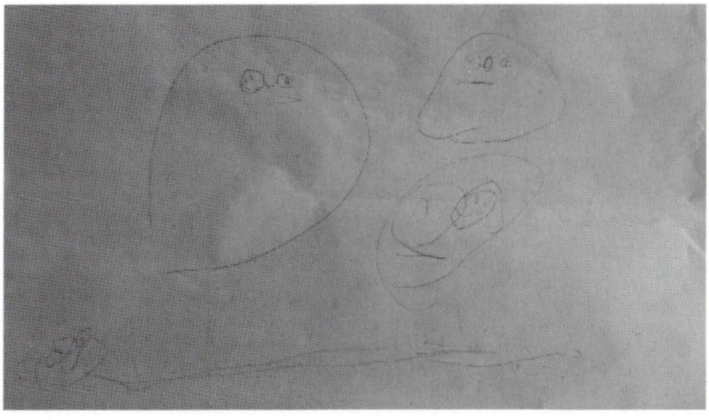

写真3－1　Ａ君が描く家族の絵

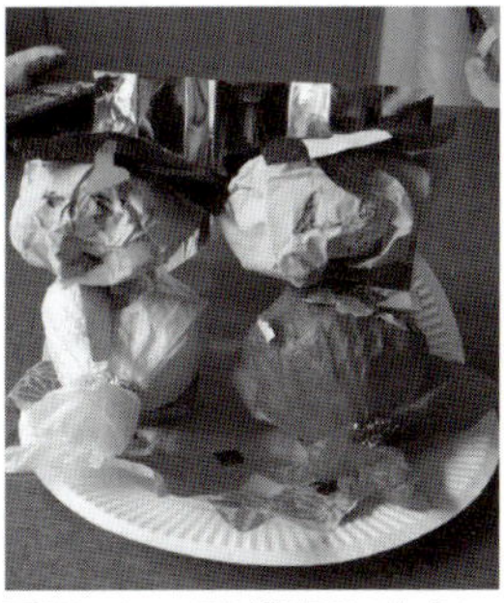

写真3－2　Ａ君が保育所で作成したお雛様

■ 看護の振り返り

　育児に関する不安は、程度を問わず、多くの親が体感する感情であると思います。特にわが子が心身に何かしら「通常との違い」がある場合は、すべてにおいてその「違い」の部分がクローズアップされ、原因としてしまいがちです。

　両親・家族、訪問看護師のみでの育児不安の解消は大変困難なものです。一人の子どもが成長・発達の階段を進むためには、そのステージに応じて外部の他者や機関などの多くのかかわりが必要となるからです。Ａ君は、兄にかかわる在宅でのチームがすでに存在していたので、比較的スムーズに、また、早期から関係者が関与できる環境にありました。

　このＡ君の事例から振り返ると、障害のある子どもを育てていく母親や家族に対し、課題となる時期における関係者を確保し、関係する人材を増やしておくことが大切であることがわかります。そして、その関係者間においての情報共有は欠かせません。Ａ君の育児の何に不安を感じ、どのような対策が望ましいのか、どのタイミングで誰からのアプローチが適切であるのかを考慮し、対応をしていくことが重要です。日々の育児に直面している家庭では、生活のなかからの疑問や不安、焦り、苦悩など素直な気持ちが比較的多く発信されやすく、その思いを受け止めた支援者（在宅医や訪問看護師、ホームヘルパーなど）が、チームのメンバーへ情報を共有するためにさらに発信します。

　ここで重要な役割を果たすのが、チームを調整する「コーディネートする者」の存在です。身体面、心理面、社会的な環境の整備など、発信された思いの内容ごとに、どの職種がどこに対して働きかけを行うことが最も適しているのかを調整します。育児に対する不安を支援していくうえでは、それぞれの関係職種がばらばらに働きかけを行うことでデメリットが生じる可能性もあり、注意が必要です。特に、団体・公的機関へのアプローチは、最も近しい職種が担うことで、よりスムーズに前進することもあり得ます。Ａ君の保育所入所決定までには、母親の焦りか

ら生じた不安について、訪問看護師が心理状態を理解し、担当の保健師へつなぎ、コーディネートする者とともに保育所との調整を繰り返す支援を行った結果、A君に適した保育所を決定することができました。

また、A君の疾患から、身体的に集団への参加が可能であるかどうかや注意点などについては、かかりつけの主治医がリハビリテーションを行う通園施設、保育所に情報提供（継続的な訓練や遊びを通しての訓練内容など）していましたが、行政機関をはじめ多くの支援者が、それぞれ役割のなかでA君とその家族を支えていくため、時に課題に関して確認することも必要です。在宅では一堂に会することは難しいながら、チームとして可能性を高めながら関係機関・職種へと前進するための「カンファレンス」が重要な意味をもちます（**写真3-3**）。

A君の成長はこれからも続いていきます。今後のその過程においても、母親と家族に多くの不安・課題に直面することが考えられます。一人ひとりの支援者がそれぞれの役割の下で協働をし、事例のような過程を繰り返しながら、チームとして進化し続けながら携わっていくことが必要です。

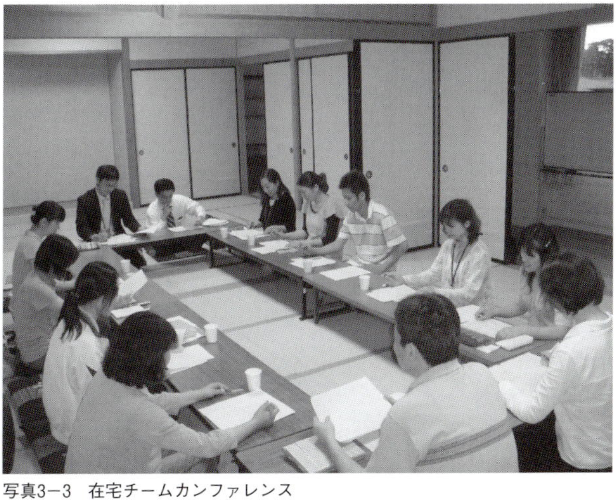

写真3-3　在宅チームカンファレンス

2 多くの医療的管理を求められる子どもと親へのケア

事例紹介
本人の状況：B君（男児）、1歳。出生時新生児仮死、人工呼吸器管理、その後PDHC欠損症の診断後、ケトン食療法開始となり、乳酸アシドーシスの調整を行っている。四肢麻痺で、反応は目を開ける程度。
病歴：6か月時West症候群（点頭てんかん）。7か月時嘔吐し、多量ビタミンB_6投与を中止し、ACTH療法（副腎皮質刺激ホルモン療法）が開始されたが、その後Leigh脳症の診断を受ける。入院中は乳酸値が高くなり、点滴治療をして改善したが、ケトンミルクを24時間入れないと代謝が悪化する可能性がある。
身体的状況：自発呼吸はないので24時間の人工呼吸器管理が必要である。自力での排泄が難しく、バルーンカテーテルによる排尿とマッサージ、浣腸による排便を行っている。
家族の状況：両親と暮らしており、ほとんど母親が介護している。父親は仕事があり時間的制約があるが、休日は両親で入浴、気管カニューレのガーゼ交換などをしている。

■ 事例

1歳のB君は、ピルビン酸脱水素酵素複合体欠損症（PDHC欠損症）、ミトコンドリア脳筋症、West症候群、Leigh脳症、胃食道逆流症、神経因性膀胱、中枢性尿崩症と診断されています。在宅人工呼吸器、経鼻栄養カテーテル、バルーンカテーテル、SpO_2モニター、吸入・吸引など、多様な医療的管理も必要なため、B君が安楽に過ごせるよう支援すること、両親への指導も求められています。B君家族にかかわる関係機関としては、在宅療養支援診療所（訪問診療、訪問リハビリテーション）、

東京都委託事業による重症心身障害児訪問看護、保健所保健師、訪問看護ステーションがあります。

■ アセスメントのポイント

　出生後、両親はさまざまなことを理解し、決断し、悲しんできた経過があり、B君の病状の変化のたびに心が揺さぶられ、子の親となったばかりの両親は支え合ってきました。その病状もやっと安定し、在宅療養が開始となりました。このような両親とB君の体験を十分理解し、どのように両親が乗り越えてきたかを知ることは、この家族のセルフケア能力への支援にとても大切なアセスメントとなります。

　在宅療養への移行時は、家族の日常生活をつくる大きな第一歩です。医療的管理が必要なB君を中心に据えた日常生活を構成していくプロセスに訪問看護師は寄り添い、両親が無理なく負担の少ない生活を送れるよう支援します。また、訪問看護師の役割分担なども含め、B君の支援にあたって導入するサービスについてのすり合わせも重要です。

　B君の身体アセスメントでは、進行性の病態であり、病状の変化が著明、予後も厳しいため、異常の早期発見が重要です。症状は複合的に発現するので、フィジカルアセスメントにより気管や気管支の状態、腹部のガスや排便の貯留により横隔膜を挙上させていないかを観察し、呼吸の安定、酸素化を優先的に判断します。また、痙攣発作とこれまでの経過を参考に予兆の有無を確認し、変化を察知します。易感染であるため、発熱、気管内の痰の量や性状に注意し、下痢、嘔吐、便の性状にも注意します。乳酸アシドーシスの前兆には下痢、嘔吐、過呼吸、倦怠感などの症状が考えられるので注意し、訪問診療医とは連携を密に行い、適切な医療対応につなげられるようにする必要があります。

　また、B君の生命力・発達を促すような五感への働きかけや、母子関係の愛着促進のためのタッチセラピー、抱っこなどのスキンシップを、状態に応じて進められるようなアセスメントも必要です。

B君の在宅療養の主な介護者は母親ですが、医療的管理のため不眠となって、免疫力の低下や気力の低下により、体調を崩しやすくなります。十分な睡眠や食事がとれているか、よく確認することが大切です。子どもの入院中、緊張した期間が長かったために自律神経失調症状をもつ母親も多く、便秘、不眠、動悸、唾液量の低下による虫歯などに罹患していないかにも注意を要します。父親の場合は仕事への影響や収入など経済的な面についても困難を抱えていることも多いので、かかわる際には経済面への配慮が必要になることがあります。B君の在宅療養の安定した継続には、両親への支援も必須なのです。

■ 看護の目標と具体策

目標1
　カニューレが痰で閉塞せず、必要換気量が保持できる。

観察　換気量の確認、酸素飽和度の低下はないか、胸郭の動き、腹部膨満の有無、バイタルサイン（脈の上昇があるかなど）、人工呼吸器の条件の確認、室内の温度・湿度

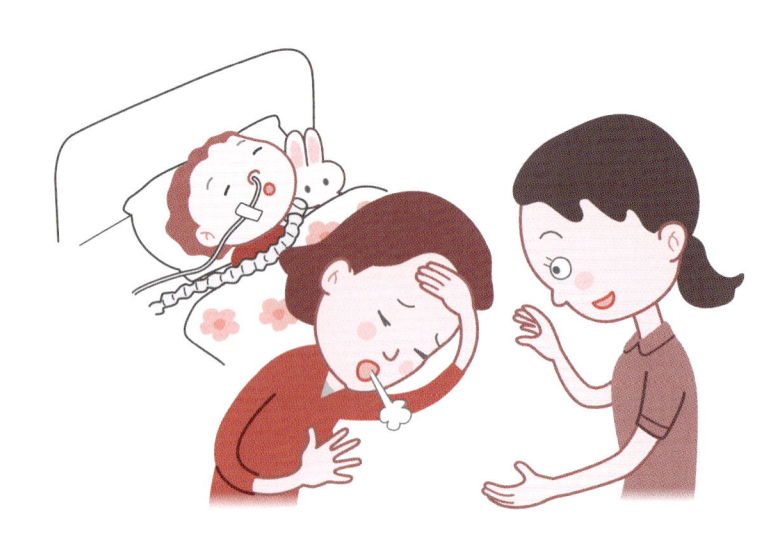

看護 肺理学療法、排痰ドレナージ、吸引、適宜カニューレ交換、体位ドレナージ、ネブライザー（4回／日）

指導 体位変換をし、肺の下葉の痰の貯留を防ぐ。マッサージの方法、身体の動かし方（上半身のリラクゼーション）

目標2

異常の早期発見ができる。

観察 乳酸アシドーシス症状の有無（胃腸症状：下痢、悪心・嘔吐、倦怠感など）、腹部症状、バイタルサイン（発熱の有無、頻脈）、肺の副雑音の有無、経鼻カテーテルの閉塞の有無、チアノーゼ、末梢冷感・熱感、バルーンカテーテル挿入部の浸出液の有無、尿の性状（尿混濁、浮遊物の有無、出血の有無）

看護 気管カニューレの管理、腹満の軽減（適宜浣腸、ガス抜き、シリンジで引くなど）、肺炎症状が見られるとき・倦怠感が強いとき・異常時は主治医への報告、体温管理、身体の清潔保持、尿道カテーテルの交換時期の検討（現在1回／月）

指導 感染予防対策（手洗い、医療処置時の清潔手技）、通常と比べ変化があるときには連絡してもらうようにする

目標3

浮腫が軽減し、皮膚トラブルが起こりにくくなる。

観察 浮腫の状態、湿潤の状態、発赤の有無、浸出液の色や匂い

看護 リンパマッサージ、清潔の保持（入浴やシャワー浴）、適宜軟膏塗布、環境温度や湿度の管理、スキンケア

指導 腋窩、鼠径部、膝下の圧迫を避ける、日々のスキンケア

目標4

筋緊張が増強しない程度に刺激が与えられ、本人のペースで成長発達していける。

観察 発達の程度（身体面、心理面）、身体症状の有無と程度、声かけ時の子どもの反応の程度

看護 快刺激が何かを探り、反応を促す。玩具等を用いて刺激を行う（音楽、絵本の触覚刺激など）。親子のスキンシップがもてるように配慮する。身体測定（体調により1回／月）

目標5

母親の不安の表出ができ、相談できる。

観察 母親の体調、睡眠、室内環境、夫婦関係、父親の仕事の状況と子どもへのかかわり

看護 話しやすい環境をつくる、相談にのる、子どもの反応に対して一緒に喜ぶ

■ 看護の展開

　両親および各サービス機関とも調整し、B君に対する支援を**表3-1**のようにしました。なお、保健師が適宜訪問し、訪問看護師が立案した災害対策基本計画にのっとり、いざというときの安全体制整備づくりの確認も行っています。

　在宅療養の場は、医療者が24時間付き添っているわけではありません。そのため、1～2日に1回、訪問看護師が訪問し、それまでの出来事、症状の変化などを把握し、全身の状態を確認して母親に説明します。そして、母親の介護方法のよい点、あるいは、介護方法の変更点な

表3-1　1週間のサービス調整とケア

月曜日	訪問診療（隔週）、訪問診療のない週に訪問看護
火曜日	東京都委託事業による訪問看護、入浴介助
水曜日	訪問リハビリテーション
木曜日	訪問看護、入浴介助
金曜日	訪問看護
土曜日	両親
日曜日	両親

どがあれば伝えます。これは、在宅療養生活を長く継続するための基本となります。また、日頃の観察をするのは母親や父親ですので、症状の見方や予測の説明を日頃から十分行うことが大切です。

B君は体温調整が困難なため、季節により環境温度、湿度のコントロールに注意するよう指導しました。この場合、エアコンの向きやカーテンの材質、ベッドの高さにも注意が必要となります。

B君へのかかわりは緩和ケアが基本であり、身体、精神、社会、スピリチュアル（霊的）な苦痛を緩和し、全人的ケアをB君、母親、父親に提供することになります。進行していく病態であることに配慮した細やかな観察、異常の早期発見と予測をするとともに、両親の葛藤やつらさを傾聴し、レスパイト支援も行います。B君とのコミュニケーションについては、目を開けた表情をみて声をかけたり、タッチをしたり、積極的に抱っこをするようすすめています。病気は進行していきますが、発達していくB君の可能性を引き出すためのかかわりを看護にも含め、また両親の介護指導にも含めて支援をしています。

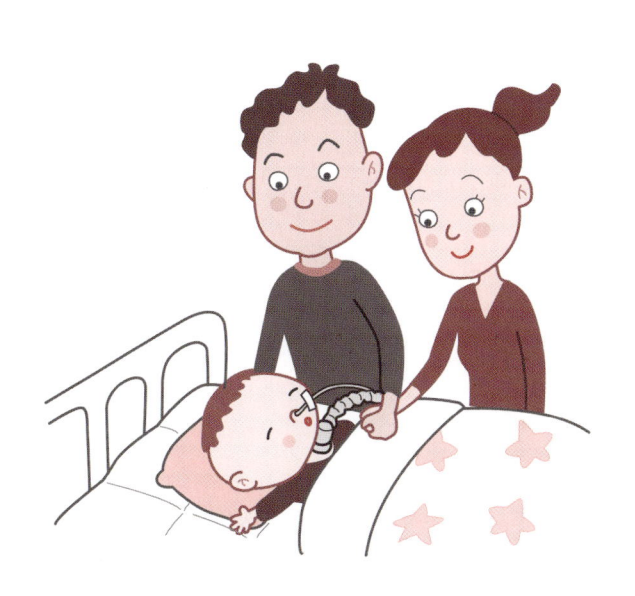

■ 看護の振り返り

　医療的な管理や状態安定がまず在宅療養の基本であり、人工呼吸器やバルーンカテーテル、経鼻栄養カテーテルなどの医療的管理が安全にでき、無用なトラブルを避けられるよう、家族に指導していくことが何よりも必要です。そのうえで看護が大切にしたいことは、子どもの発達過程に両親ができるだけかかわれるよう促していくということです。フロイトの発達課題の理論をもとに、「口唇期」に特徴的な口唇への刺激とタッチによる愛情伝達をケアに取り込むことが緩和ケアにもなり、母親、父親の親としての感情を満たすことにもなります。訪問看護師は医療的管理のみにとらわれず、全人的なかかわりを意識して看護を提供していくことが求められます。

参考文献
- 前田浩利編：地域で支えるみんなで支える実践!! 小児在宅医療ナビ，南山堂，2013．
- 東京都福祉保健局障害施策推進部居住支援課編：訪問看護師のための重症心身障害児在宅療育支援マニュアル，第2版，東京都生活文化局広報広聴部都民の声課，2013．

3 生活指導を行いながら子どもと家族を支えるケア

事例紹介
本人の状況：Cちゃん（女児）、2歳9か月。二分脊椎、膀胱直腸障害、嚥下協調障害、下垂体機能低下症、中枢性無呼吸、慢性肺疾患がある。
病歴：在胎週数38週0日、体重2648gで出生。開放性脊髄髄膜瘤のため大学病院へ搬送となり、脊髄髄膜瘤整復術施行。術後も無呼吸発作を繰り返しNICUにて管理・治療。出生から1年後に退院。
身体的状況：常時、経鼻酸素を1L以上使用し、睡眠中はNPPV管理中。胃瘻から注入、4時間ごとの導尿と排便管理が必要。下肢麻痺あり。座位保持、四つ這いでの移動可能。自力での立位や歩行は不可。
家族の状況：両親と小学2年生の兄との4人家族。

■ 事例

　Cちゃんの退院直後は週5日の訪問看護を行っていましたが、次第に回数を減らし、現在は週2日の訪問となっています。在宅医の往診は月2回あります。このようななか、家族から、必要な医療ケアも多いため、今後のCちゃんと家族の生活のあり方をどのようにしていくのがよいか、相談がありました。

■ アセスメントのポイント

① 誤嚥性肺炎や上気道感染を起こしやすいため、その予防や異常の早期発見に努めることが必要である。
② 呼吸、栄養、排泄の管理すべてに医療ケアを必要とし、生活の多くの時間をそのケアに要することや子どもの体調に関して常に気を配る

必要があるため、家族は精神的、身体的負担が大きい。このことから、日常生活におけるケア内容を生活スタイルに則した方法にアレンジする必要がある。
③　呼吸状態の変調のリスク、下肢麻痺により活動に制限があることから、成長発達が促されにくい可能性がある。このことから、Ｃちゃんが自然に生活のなかで成長が促されていくよう療養環境を整える必要がある。

■ 看護の目標
①　呼吸の変調を早期に発見でき、安定した呼吸管理ができる。
②　活動と休息のバランスがとれ、低血糖発作が減る。
③　医療ケアに割く時間とＣちゃんの活動の時間、家族の時間がバランスよく生活のなかにもてる。

■ 看護の展開
栄養管理

　退院直後、家族は生活の大半をＣちゃんのケアに費やしている状態でした。そのなかでも、家族が特に負担が大きいと感じていたケアが注入でした。

　退院当初、医師から胃食道逆流防止のために注入中は右側臥位を保ち、注入時間は１時間以上かけるよう指示がありました。右側臥位を保つためには常に誰かが側についていなければならず、１日６回の注入時間は家族にもＣちゃんにとってもストレスが大きい時間でした。そのため、トロミ剤を導入して注入時間の短縮を図りましたが、バイタルサインの悪化や逆流の症状はみられず、そのことを主治医へ報告すると、注入時間や体位の指示は解除となり、注入中も見守りで過ごせるようになりました。

　その後も成長発達に合わせて、リハビリテーションや外出に合わせた

注入時間の調整や活動量に合わせたカロリーの調整等が必要となりました。原則として栄養調整は主治医の指示の下で行いますが、外来の診療時間内で細かい部分まで相談するのは難しく、事前にＣちゃんの体重や活動量から必要となるカロリー・水分量を計算し、受診時に確認してもらったうえで、在宅で栄養調整を行いました。

ミルクから経管栄養剤へ移行するときには、目標の注入内容に移行するまでを何段階かに分けて注入メニューをつくり、家族にはそれを参考に進めてもらいました。胃内残渣や腹部膨満、下痢といった症状がみられた場合には、メニューを前段階に戻すなど、事前に対応方法についても確認しておき、ある程度は家族の判断で調整が進められるよう指導しました。

経管栄養剤への移行中にＣちゃんの活動が活発になってきた時期が重なり、低血糖発作がみられることがありました。そこで、短時間注入と同時に血糖値の安定を目的に、半固形食を導入しました。初めは経管栄養剤を寒天で固めたものを使用し、徐々にミキサー食を導入しました。Ｃちゃんの場合は消化・吸収状態には問題なく、むしろミキサー食のほうが血糖値も安定したため、現在は１日３回をミキサー食にしています（表3−2）。

表3-2 現在の注入スケジュール

通常のスケジュール		通所の日	
6：00	ミキサー食	6：30	おやつ（牛乳など50kcalくらい）
10：00	ミキサー食	8：00	ミキサー食
14：00	ラコール（半固形化）	9：30〜	通所、外出
18：00	ミキサー食	12：00	
23：00	ラコール	12：00	帰宅後、ミキサー食
		15：30	ラコール（半固形化）
		18：30	ミキサー食
		23：00	ラコール

療育環境の調整

　退院当初、Cちゃんは座位が不安定で、身体が傾くことへの恐怖心も強く、手を伸ばす、身体をひねるといった動きが少ない状態でした。そこで、まずは自力座位で過ごす機会を増やし、くるくるチャイムなどの玩具を使用して、手を伸ばす、左右の離れた場所の玩具を取る等、遊びのなかで自然に身体のひねりや重心移動の練習ができるようかかわりました。この時点では、まだ体調・体力面で集団生活は負担が大きいと考え、当ステーションの訪問リハビリテーション、区の発達センターの訪問保育、都の療育施設の理学療法・作業療法を順に開始しました。

　その後もCちゃんは座位で遊ぶことを好み、四つ這いや移動・立位は嫌がることが多く、Cちゃんに意欲をもってもらえるよう遊びの工夫を重ねていたところ、家族が福祉用具展で自力操作できる車いすの存在を知り、レンタルで試してみることになりました。Cちゃんはすぐに車いすの操作を覚え、家じゅうを積極的に移動し、自宅前の道路に出たときも動きづらい道路の上や緩やかな坂を自分の力で移動しようと頑張る姿がみられました（**写真3－4**）。この体験を通して移動できる楽しさを知ったCちゃんは、活動意欲も出てきて、四つ這いでの移動ができるようになりました。

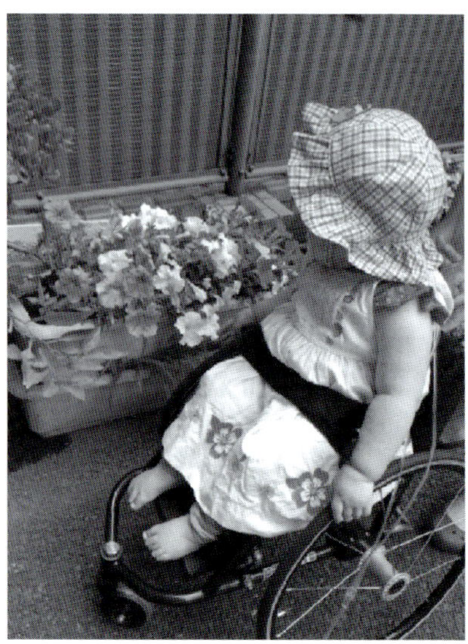

　そして、2歳になった頃には区の発達センターの通所に通えることになり、発達センターの関係者（医師、看護師、指導員、理学療法士）と訪問看護師、母親でカンファレンスを行いました。Cちゃんの状況を関係者が共有することは、家族が安心して通所を利用で

写真3－4　車いすでの外出の様子

きるだけではなく、受け入れる側のスタッフの安心にもつながります。体調を崩して通えない時期もありますが、Cちゃんは通所をとても楽しみにしており、そこで体験した遊びを自宅でも繰り返す姿がよく見られるようになりました。また、長下肢装具を使用した立ち上がり・立位・歩行練習等にも意欲的に取り組めるようになっています（**写真3－5**）。

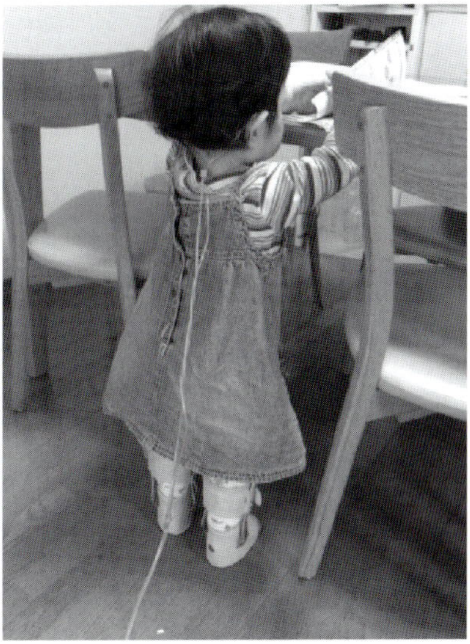

写真3-5　長下肢装具での立位練習

■ 看護の振り返り

　Cちゃんの体調にはさまざまな要因が複雑に関係しており、栄養調整や活動量を増やすなど、ケアの変更には細やかな配慮が必要となります。そのため、小児科・内分泌科・脳神経科・整形外科等の各医師や往診医など、周囲の専門職の意見やアドバイスを聞きながら慎重に調整を進めました。また、変更したことによってCちゃんの様子がどのように変化したか、新たな問題点は出てきていないか等を常に家族と話し合い、共有し、フィードバックしながらケア方法の見直しを図りました。

　訪問看護師には、体調管理や医療ケアの提供だけではなく、成長発達や家族間の役割調整など生活全般にわたって広い視野をもち、柔軟にサポートしていく姿勢が求められます。同時に、地域のなかで家族が主体的に子どもを育てていく力をつけていってもらえるよう、時には指導的な役割を担い、また、常に家族の気持ちに寄り添いながら支えていく必要があります。

　Cちゃんは二分脊椎という疾患とともに生活しており、さまざまなケアやサポートが必要ですが、日々の生活のなかで自ら成長発達していけ

る確かな力をもっています。その力を最大限に発揮できる環境を家族とともに整え、支えていくことが、訪問看護師に求められている役割といえます。

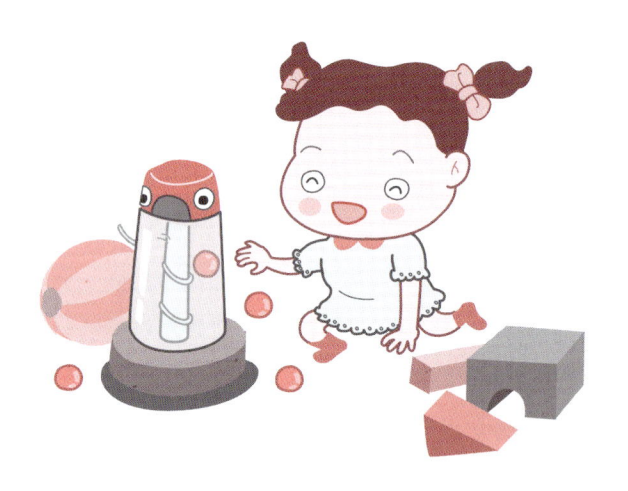

4 進行性で重篤な障害を抱えた子どもの看取りと親へのかかわり

事例紹介
本人の状況：Dちゃん（女児）、享年3歳5か月。先天性代謝異常症。
病歴：生後7か月、肺炎で近くの地域病院に入院。その後、呼吸状態改善がみられず、専門病院へ転院。生後9か月で気管切開、24時間の酸素療法。生後10か月時に先天性代謝異常症と診断される。両親には医師から治療困難な病気であると説明があり、症状の進行を遅らせる定期的な入院治療が開始される。肝脾腫大があるため、薬の使用が制限されるなど細やかな調整とケアが必要。1歳過ぎに地域の病院へ帰院し、その後、在宅移行に向けて準備が開始された。
身体的状況：超重症児スコア29点→41点、医療ケアとして、気管切開、24時間の酸素療法、吸引（6回以上／時）、ネブライザー、経鼻腸管栄養（EDチューブ）、体位変換が必要。中枢性呼吸障害と過緊張による息止めあり。
家族の状況：両親と姉との4人暮らし。父方祖父母による姉の世話や病院への移動支援があり。母方祖父母は遠方在住のため、精神面での母親の支援をしている。

■ 事例

　私たちは自分が進行性で治療困難な疾患であると告げられたとき、「これからの時間をどう過ごしたいか」をきっと考えることでしょう。幼い子どもの場合、自分の気持ちを言葉で伝えることが難しく、その決断の多くが親に求められます。Dちゃんの場合もそうでした。ようやく1歳になろうかという頃、Dちゃんの両親は受容できない深い悲しみのなかで、その決断を求められました。この子にどうしてあげることが一

番よいか。両親が出した答えは「自宅で、家族4人で過ごしたい」ということでした。

■ アセスメントのポイント
子どもについて
・身体の発達状態、体調管理、医療ケア、緊急時の対応などについて情報収集しアセスメントする。

家族について
・家族構成や協力体制、家族の心身の健康状態、介護者のケア力、両親の思いや困っていることなどについてアセスメントする。

社会資源
・活用できるサービスの有無、支援者の連携や方向性の確認。

■ 看護の目標
子どもについて
・親が支援者として子どもの体調管理をすることができ、異常の早期発見と緊急時の速やかな対応をすることができる。
・子どもにとっての心地よい空間をつくることができ、発達を促すことができる。

家族について
・家族が家族の機能を維持しつつ、子どもの在宅生活を継続していくことができる。

■ 看護の展開
　支援を振り返ってみると、Dちゃんの在宅での看取りの経過は四つの時期に分けられました（**図3−1**）。

在宅移行の時期
　Dちゃんが生後10か月のとき、病気についての診断が両親に伝えられ

図3-1 Dちゃんの看取りの経過

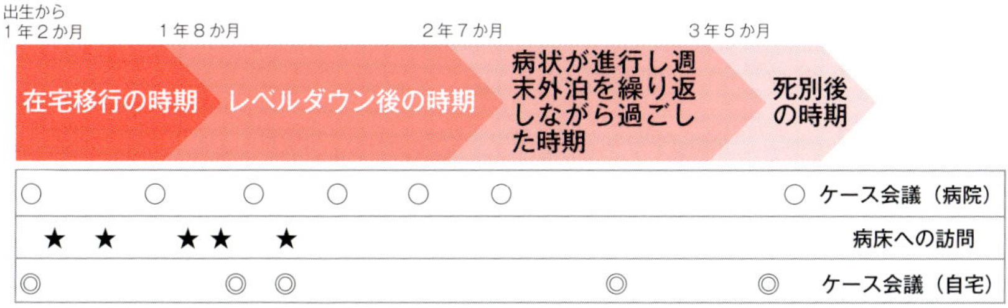

出生から1年2か月	1年8か月	2年7か月	3年5か月	
在宅移行の時期	レベルダウン後の時期	病状が進行し週末外泊を繰り返しながら過ごした時期	死別後の時期	
○ ○ ○ ○ ○			○	ケース会議（病院）
★ ★ ★★ ★				病床への訪問
◎ ◎ ◎		◎	◎	ケース会議（自宅）

ました。両親は、最終的に人工呼吸器を使用しないと決めました。「無理な延命はせず、自然の経過のなかで生命を全うさせたい」「苦痛を最小限にしてあげたい」「家族の時間を大事にしたい」等の思いを母親は語りました。

入院中、母親は家にいても「熱は出ていないか？　呼吸は苦しくないか？」とDちゃんのことが常に気になっており、両親が退院希望を病院に伝えると、速やかに退院に向けて在宅移行が進められ、それを機に訪問看護が開始されました。

月2回の入院治療を繰り返しながらのDちゃんの在宅生活は、無呼吸発作や頻回の吸引などの細やかな観察と医療ケアが必要な状況だったため、母親にとっても大きな不安と負担がありました。しかし、家族で過ごす日常を大事にしたいという母親の思いから、Dちゃんは居間で姉と一緒に遊び、深夜に帰宅した父親にも毎日会うことができ、夜は一緒に添い寝をして過ごしました。時に「まだ小さいのに可哀想ね」という近しい人の言葉に母親は深く傷つきましたが、時折見せてくれるDちゃんのうれしそうな満面の笑顔に励まされていました。

この時期の訪問看護では、①Dちゃんの体調管理、②体調をみながら母親と一緒にケアをする、③Dちゃんのリラクゼーションへのかかわり、④両親の思いを聴く、⑤支援チームの連携体制づくり（母親が何度も支援者に状況を説明しなくてすむように、連絡ノートをつくり、チー

ムの連携をとるようにした）を重点的に行うようにしました。

　Ｄちゃんの体調管理では、呼吸のアセスメントを中心に行いました。呼吸の様子をみながら、呼吸音の聴診、分泌物の貯留の様子、腰背部の緊張や腹部膨満による呼吸への影響などを中心に観察し、母親と看護師のとらえ方の確認をしていきました。母親と一緒にＤちゃんのケアをしている時間は、在宅における母親の役割の大変さを知る時間であり、そして「なぜ、病気になったのがうちの子なの？　この子がどんな悪いことをしたというの？」と現実を受容できずにいる母親のつらい胸のうちを表出する時間でした。訪問をしていて、そのような母親のつらい気持ちや子どもの病状が徐々に進行していくのを見ていることは訪問看護師にとってもつらいことでした。しかし、母親が「Ｄちゃんの母親でよかった」と、また、Ｄちゃんも「ママと一緒にいられて幸せ」と感じられるように、双方の気持ちに思いを寄せてかかわるようにしました。

　このようにして家族が選んだ方法で過ごす看取りの時間に寄り添うなかで、多機関との関係構築が進められました（**図3－2**）。退院当初は連絡ノートやチェック表を受診時にも母親に一緒に持ち歩いてもらい、必要に応じて電話連絡をする形で病院と在宅チームの情報共有がとられました。訪問看護師からみた在宅の状況を病院が知ることで、治療方針の

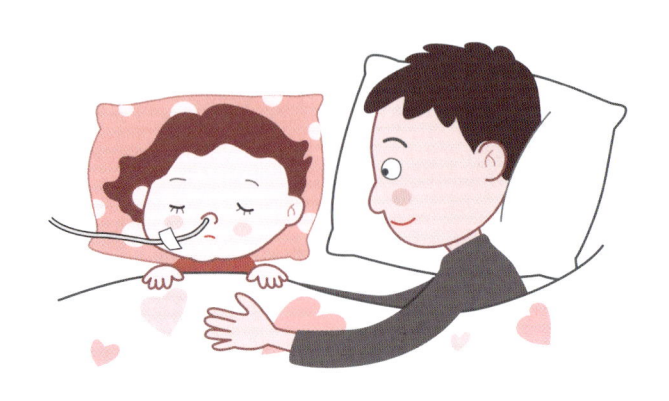

図3-2 支援体制

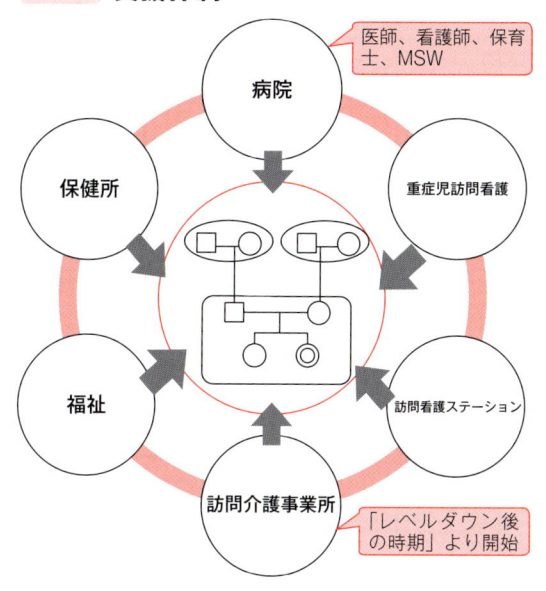

病院（医師、看護師、保育士、MSW）
重症児訪問看護
訪問看護ステーション
訪問介護事業所（「レベルダウン後の時期」より開始）
福祉
保健所

見直しやレスパイトの実施につながりました。また、Ｄちゃんの現状や今後起こり得る病状について在宅チームが病院から情報を得ることで、速やかな対応と安心できる在宅環境づくりにつなげていきました。

Ｄちゃんのケース会議は在宅チームの希望を病院が受け入れ、進行していく病状の共有と方針の確認のため3回実施されました（図3-1）。

レベルダウン後の時期

在宅生活を始めてからおよそ半年後、Ｄちゃんは病状の進行とアクシデントが重なり、一気に意識レベルが低下し、表情がなくなりました。中枢性の過緊張が起きやすく、母親がつきっきりになることが多くなりました。入院もしましたが、体調の安定をみて在宅生活が再開されました。

この時期、Ｄちゃんは夕方から夜にかけて無呼吸発作や過緊張を起こしやすく、唯一緊張を和らげることができたのは、人の温もりが感じられる「抱っこ」の姿勢でした。ケース会議で母親は、Ｄちゃんをみなが

ら家事や姉の育児をこなしていくために、忙しい夕刻時にホームヘルパーの見守りを希望しました。このサービスの導入により、Ｄちゃんが在宅で過ごせる期間を延ばすことができたといえます。

　この時期の訪問看護では、①Ｄちゃんの体調管理とリラクゼーション、②看護師がとらえるＤちゃんの表情の変化を母親と確認する、③両親の思いを聴き家族で過ごす時間を大切にする、④ホームヘルパーの導入とチーム連携、ということにポイントをおいてかかわりました。

　訪問看護師の訪問時には、Ｄちゃんの観察・医療ケア・清潔ケアを母親と確認しながら行いました。また、母親の心身の疲れが強いときには休んでもらい、行き場のないつらい思いを吐き出す時間にしてもらいました。母親としての責任感が現状をやっとの思いで維持させていました。そのなかで、母親を励まし、言葉の表現にも配慮しながら訪問を続けました。訪問時の母子の様子は必要に応じて病院にも伝え、双方で家族の思いに添った支援ができるよう心がけました。

　この時期行った５回のケース会議は、病状説明と方針確認だけでなく、時には各支援者の不安や思いを出し合い共有する場になりました。

病状が進行し週末外泊を繰り返しながら過ごした時期

　その後、Ｄちゃんの病状は進行し、過緊張や息止めの頻度が増していくにつれて、自宅でもバギングでの蘇生が必要になることが多くなってきました。夜も看病でほとんど眠れないときもあり、両親に再び決断が求められました。どこで最期を迎えさせてあげたらよいか。両親は「苦しくなったとき、すぐに適切な対応をしてくれる病院にいたほうが、Ｄちゃんにとってよいのではないか…」と判断し、病院で最期を迎えることを希望しました。

　この時期、Ｄちゃんは病院で過ごすことが多くなり、一時帰宅も父親が休みの週末にするようになりました。訪問回数は少なくなりましたが、在宅チームはＤちゃんを徹夜覚悟でみる母親をサポートすべく時間調整し、ホームヘルパーも看護師も各々ができることを続けました。

死別後の時期

　Dちゃんの最期のとき、それは仕事で忙しい父親が休みの日でした。まるでDちゃんがその日を選んだかのように、病院で両親や姉、医師、看護師たちに見守られて3歳5か月の生涯を静かに終えました。訃報を聞いた後、日時を合わせて在宅チームでお悔やみ訪問に伺いました。Dちゃんの最期のときの様子やその後の葬儀までの数日間を自宅で家族一緒に過ごしたこと、病院で施したエンゼルケアがまるで気持ちよく居眠りしているかのようにきれいだったことなどを母親は涙を流しながら話してくれました。その内容には後悔の言葉はみられず、Dちゃん家族にとってよい看取りの時間を過ごすことができたという病院や在宅チームへの感謝の思いが言葉にあふれていました。

　後日、お悔やみ訪問での様子を伝えに病院を訪れました。病院では、Dちゃんにかかわった病棟や外来の看護師と保育士が出席し、お悔やみ訪問での母親の言葉や様子を共有するとともに、Dちゃんの看取りへのかかわりの振り返りをしました。

■ 看護の振り返り

　子どもの終末期について考える際、成人のがん患者に対するガイドラインとは分けて考える必要があります。なぜなら、がんに限らず染色体異常や中枢神経系に異常をきたした生まれつき重篤な障害を抱えている子どもがいるからです。WHOでは「小児緩和ケア」の定義について**表3－3**のように提唱しています。この定義から、子どもの終末期において緩和ケアを実践していくことを看取りとし、子どもの命にかかわる疾患の治癒が困難であると見込まれたときから息をひきとる最期のとき、そしてその後の家族ケアも含めた期間を看取りの時期としました。

　近年、低年齢で高度な医療ケアが必要な重症心身障害児の在宅移行が増加する傾向にあり、子どもへの訪問看護のニーズも増えてきています。ここでは、進行性で重篤な障害を抱えたDちゃんを看取る家族への

表3-3 小児緩和ケア（WHOの定義）

小児緩和ケアは、成人における緩和ケアと密接に関連する分野であるが、特別である。WHOでは、小児および家族に対する緩和ケアを以下のとおり定義する。この指針はWHOが定める"他の小児慢性疾患（WHO；1998a）"にあてはまる。
- 小児緩和ケアとは、身体、精神、スピリット（霊性）への積極的かつ全人的なケアであり、家族へのケアの提供も含まれる。
- 小児緩和ケアは疾患が診断された時に始まり、根治的な治療の有無にかかわらず、継続的に提供される。
- 医療従事者は子どもの身体的、心理的、社会的な苦痛を適切に評価し、緩和しなければならない。
- 効果的な緩和ケアとは、家族も含めた幅広い多職種的な対応と地域における社会資源の有効な活用を必要とする。必ずしも人材や社会資源が十分でなくても満足のいく緩和ケアを実践することは不可能なことではない。
- 緩和ケアは、三次医療機関でも、地域の診療所でも、そして子どもの自宅でも提供し得るものである。

かかわりを通して、地域における子どもの看取りについて紹介しました。

　高齢者の看取りと子どもの看取りで大きく異なることは、「子どもは発達していく存在である」ということです。静かに余生を過ごすことの多い高齢者の看取りに対して、子どもの看取りには「我が子につらい思いをさせてしまった」という親の自責の念が伴います。子どもの病気をみるだけでなく、病気で苦しむ子どもの姿に涙し、ささやかな発達の変化に喜びを感じる家族へのかかわりも看護師の大切な役割だと思いました。また、支援者にとって、家族が見せる病院での様子と在宅での様子の両方を知ることは、家族理解が深まるだけでなく、より細やかな対応への気配りにつながることを学びました。そして、地域で子どもをみていくにあたり、それにかかわるさまざまな支援者が「子どもと家族を支える」という同じ目標に立って、病院としての立場、在宅チームとしての立場で顔の見えるチーム関係をつくっていくことが大切であるということを確認できました。

　Dちゃん家族とのかかわりのなかで、筆者自身も戸惑いながら訪問し

た時期がありました。しかし、所属内のケースカンファレンスで胸のうちを語ったり、お悔やみ訪問の際に母親と在宅チームのみんなで思いを共有し合う時間をつくることができたのは、筆者自身にとっても自らの看護を振り返る大事な時間となりました。

5 家族関係が不安定な子どもと親へのケア

> **事例紹介**
> **本人の状況**：Eちゃん（女児）、7歳。脳性麻痺、てんかん。
> **病歴**：正常妊娠38週帝王切開で出生。出産直後から手足の痙攣が止まらず、ミルクを飲まないため、NICUのある病院へ転院。そこで、脳幹部の石灰化が原因の脳性麻痺、てんかんと診断された。生後2か月で自宅に退院したが、1週間後に自宅で痙攣を起こし再入院となり、その後も入退院を繰り返している。経口摂取が困難なため、経鼻経管栄養をしているが嘔吐を繰り返すため、6歳で胃瘻を造設し、同時に噴門形成術が施行された。
> **身体的状況**：7歳の現在でも首が座らず肢体不自由で寝たきりの状態。知的障害があり発語もないが、喜怒哀楽の表出はみられる。食事は胃瘻からの栄養管理を要し、吸引が頻回に必要な状態である。
> **家族の状況**：両親はEちゃんが1歳を迎える前に離婚し、以後、母親との2人暮らし。父親との交流はない。母親の両親も離婚しており、祖母は病気療養中で母親の妹が世話をしている。祖父は再婚し、新しい家庭があるため、協力は難しい状況で、近くに協力できる親族はいない。母親はEちゃんが保育所に通っている時間に短時間パートの仕事に就き、その他に自宅でパソコンを使ってできる仕事をしながら生計を維持している。

■ 事例

　訪問看護の依頼はEちゃんが6歳のときでした。胃瘻を造設するために入院した病院で退院後の生活を心配した退院調整看護師から、訪問看護ステーションに直接依頼がありました。訪問看護の依頼内容は、胃瘻管理の支援と入浴支援でした。訪問看護が開始されたことで、初めて生

活上の問題が整理され、これまで保健所や障害福祉課、地域の保健師などの関係機関とうまくつながらず機能していないことが判明しました。

母親はできるだけ他人に頼らないで生活したいという意向がありましたが、Eちゃんとの生活には以下の問題がありました。

① アパートの2階に住んでおり、外出には外階段を使う必要があるが、Eちゃんの成長とともに母親が抱いて移動するには危険で身体的な負担が大きい。
② 入浴は母親が抱いて浴槽に入っていたが、一人介助は危険で身体的な負担が大きい。
③ 母親は仕事と育児に追われ、精神的に追い詰められてしまうことがあり、Eちゃんに怒鳴ることや手をあげてしまうことがある。
④ 母親の体調不良などの緊急時にEちゃんへの対応ができない。

■ アセスメントのポイント

Eちゃんの母親は、Eちゃんが6歳になるまで一人でほぼすべての介護を行っていたため、医療処置の手技に関して問題はありませんでした。訪問看護師は母子の生活に問題が多くあることに注目し、母親のアセスメントを重点的に行いました。その結果、①母親のニーズと実際の支援内容にずれが生じていること、②公的支援を受けるための手続きが煩雑で時間的な余裕がなく利用につながらないこと、③協力できる家族がいないため精神的な余裕がないこと、

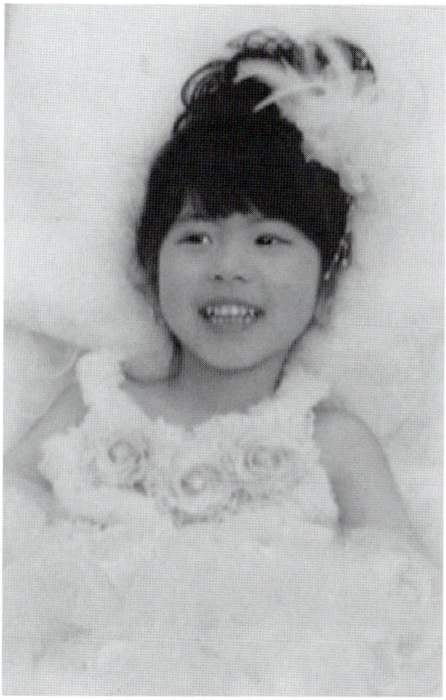

写真3-6 Eちゃんの4歳の誕生日記念写真

5.家族関係が不安定な子どもと親へのケア 235

④緊急時の対応に不安を抱えていること、⑤経済的な面で将来への不安があること、が明らかとなりました。また、母親が十分な愛情をもって育児に取り組んでいることもわかりました。

　これらのアセスメントをもとに、Eちゃんと母親に対する支援方針を作成しました。

■ 看護の目標

長期目標
　生活環境・支援体制が整備され、母子ともに安定した生活が継続できる。

短期目標
① 看護師と母親との信頼関係が構築できる。
② 住環境の問題を明らかにし、安全な移動方法を確立する。
③ 入浴方法を評価し、安全で効果的な入浴方法を確立する。
④ 母親のニーズを明らかにし、関係機関との情報共有や橋渡しができる。
⑤ 緊急時の支援体制が確立できる。
⑥ Eちゃんの体調の安定が図れる。

■ 看護の展開

　訪問看護を開始した当初は、胃瘻の管理や入浴介助を中心に訪問看護を実施しました。これまで関係機関とうまくつながらず、公的な支援をほとんど受けずに生活してきたため、母親は他者に頼ることに抵抗があり、訪問看護の受け入れもよくありませんでした。しかし、回を重ねていくうちに訪問看護師に、「Eを叩いてしまった。今までにも何度か叩いたことがある」「思いどおりにいかないとイライラしてしまう」と話し、少しずつ心を開いて自分の思いや悩みを表出することができるようになりました。訪問看護師は、母親の悩みや苦悩を受け止め、解決する

ためにはどうしたらよいかを一緒に考えることで、信頼関係を構築していきました。

訪問看護師は、「子どもを叩いた」という事実を問題にするのではなく、母親が抱えている問題を解決することが先決と考え、関係者間で話し合いや情報共有を行うように心がけました。母子家庭で協力してくれる親族もなく、身近に相談できる存在のなかった母親が、訪問看護を開始したことで現状の問題点を自覚し、多方面からの支援を受け入れる気持ちになったことは進歩だったといえると思います。

現在では、役所のアドバイスでバリアフリーの障害者用市営住宅への引っ越しが完了し、生活環境はかなり改善することができました。入浴方法についてはまだ問題解決がされていないため、現在も理学療法士を交えて検討を続けています。母親の精神的な負担やストレス状況も早めに把握することができるようになり、母親がEちゃんに手をあげることもなくなってきています。

まだ多くの問題が残されていますが、訪問看護では母親が希望するEちゃんとの愛情いっぱいの生活が継続できるようよき相談相手となり、今後も生活全般を支援していければと考えています。

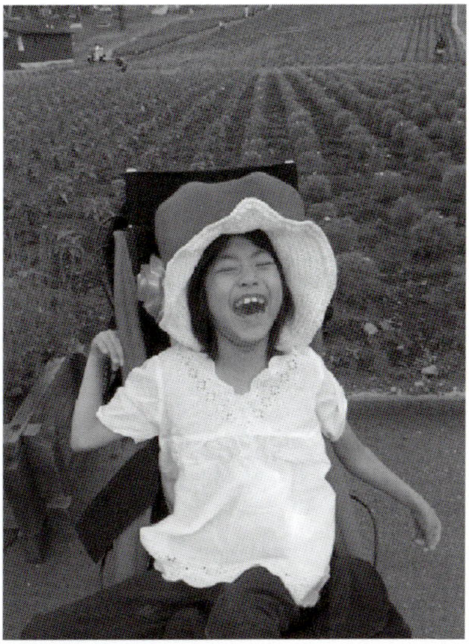

■ 看護の振り返り

訪問看護開始時に関係者からは、他者を受け入れない問題のある家庭（母親）という情報がありました。訪問看護では表面化している問題だけでなく、その原因となっている潜在的な問題をアセスメントすることで、多くの問題を

写真3-7　外出時の笑顔（6歳時）

5.家族関係が不安定な子どもと親へのケア

整理でき解決につなげることができました。家族関係が不安定で母親一人にすべての負担がかかっているこの事例では、家族アセスメントを定期的に行い、成長とともに変化するニーズをきちんととらえることが、これからも必要となると考えています。

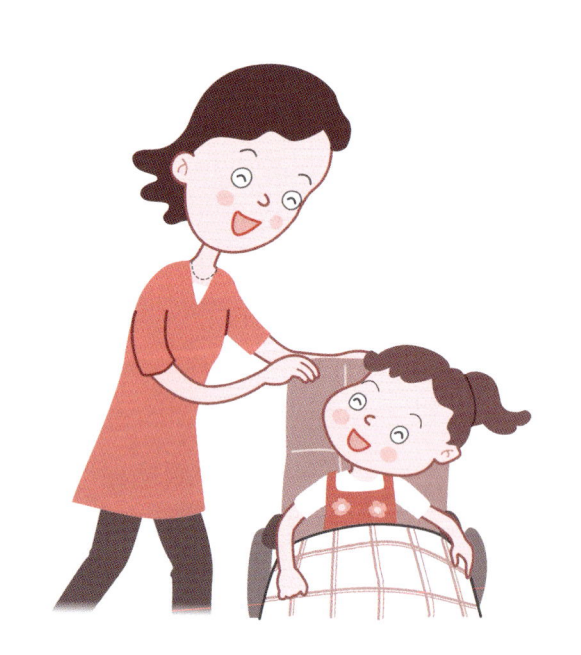

Column

　Eちゃんのお母さんは、ブログ（シングルママと障害児ヒナの2人で成長日記（http://hinamama0425.blog135.fc2.com/））で自分の気持ちや悩み、Eちゃんに対する思いなどを表現されています。ご本人の了解を得て内容の一部をご紹介します。シングルマザーである苦労や普段聞くことのできない正直な思いが伝わる素敵なブログです。

Eちゃんのお母さんのブログから
Eをひっぱたいてしまった…
しかも、力いっぱいほっぺたを叩いてしまったのでEに鼻血を出させてしまった…
力の加減もできないほど、感情のコントロールもできない自分に自己嫌悪。
（中略）
Eのことはものすごく大事に思ってるし、Eと離れる生活なんて考えられないはずなのに、時々Eのことをうっとうしく思ってしまうこと、イライラしてしまうこと、
理屈じゃなくそう思ってしまう自分に自己嫌悪…
Eの日々の世話をする母親としての私と
収入を得て家計を支えなければならない父親としての私と
Eの体調管理や医療的ケアをするEの看護師としての私と
私にはひとり三役なんて無理だったのかもしれない…という自信喪失感
Eは、私のすべてを受け入れてくれるのに、
私はEのすべてを受け入れてあげることのできない、キャパの狭い人間なんだ
Eの笑顔をみるたびに、いつも「ごめんね、ごめんね」って心のなかで謝っているんだよ…

6 強い反り返りのため安楽に過ごせない青年へのリハビリテーション

> **事例紹介**
> **本人の状況**：F君（男子）、19歳。脳性麻痺。
> **病歴**：気管切開をしており、胃瘻手術も施行されている。
> **身体的状況**：右の腰背部を縮めて反り返る動きが著明。首も右に引かれて後屈が強く現れる。自宅では日中、**写真3－8**のような姿勢をとり、頭上にあるタブレット端末でDVDを見て過ごす。しかし、すぐに反り返りの緊張が入りリラックスはしにくい状態。
> **家族の状況**：両親と弟3人の6人家族。一番下の弟が小学生低学年でまだ手がかかる。音楽一家でF君も音楽が大好き。

■ 事例

　脳性麻痺で強い反り返りのあるF君は、日常生活において、その反り返りによって自分のしたいことが思うようにできない状況にありました。どのようにしたら自分のしたいことが少しでも安楽にできるかという相談があり、訪問リハビリテーションが開始となりました。

■ アセスメントのポイント

F君の身体と気持ち

・F君の感情表現の方法：うれしくても、怒っても反り返ってしまう。感情の表現をするとき、反り返るという動きのみである。
・臥床時の姿勢：仰向けで臥床。
・どのような姿勢のときにリラックスするのか：クッションなどを使用

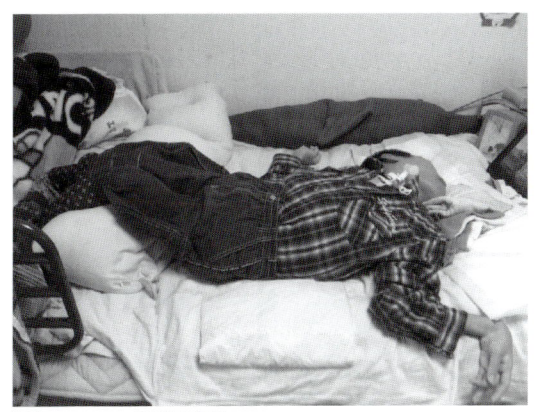

写真3−8　ベッド仰向け臥位

し、背中のすべてが接着している状態のとき。
環境の観察
・日常生活では主に何をして過ごしているのか：日常生活では主に介護ベッドの上でDVDを鑑賞している。
・どのような福祉用具を使用しているのか：車いす、工房いす。

■ リハビリテーションの目標
① 筋肉の過度な緊張が緩和する。
② 座りやすい座位環境が整う。

■ リハビリテーションの展開
　仰向けの姿勢のまま、右腰背部の皮膚の柔軟性を徒手にて上げていきました。

　触られることに慣れてきた頃に、下半身をベッドから降ろして、さらに腰背部の屈曲の動きを入れていきました。

　腰背部を触っても嫌がらないようになると、**写真3−9**のように介護用ベッドの頭側と足側を逆にし、膝を曲げておく機能を利用しながら、彼のあるがままの姿勢（Shape as Natural Posture：SNP）[1]を維持でき

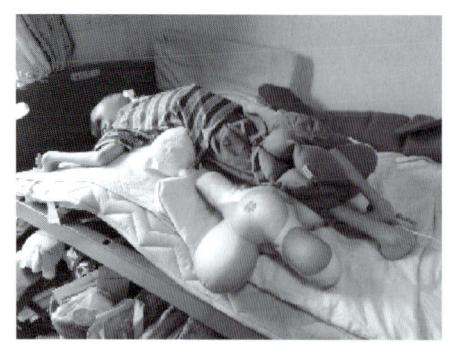

写真3−9　楽な仰向け姿勢となる

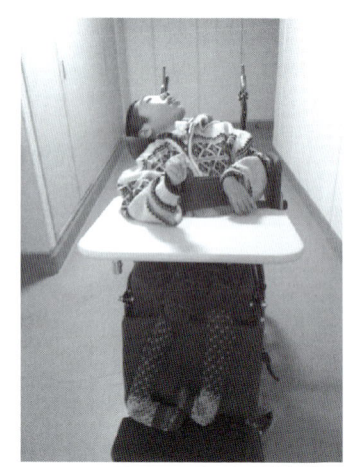

写真3−10　SNPが維持できるいす

るようにしました。以前の車いす、いすはSNPを意識しない普通のものであったため、反り返って座れない状態でした。

　そこで、車いす、いすをSNPが維持できるように作製しました（**写真3−10**）。見た目の姿勢は右に傾いた不良姿勢ではありますが、あるがままの姿勢であるため無理がなく、反り返って苦しくなり、痛みも出てさらに緊張するという悪循環は断ち切ることができました。現在では落ち着いて座れるようになっており、右体幹も伸ばし、顔も真っ直ぐに向けるようになりました。次には、伸びた右体幹をそのまま維持できるようにコルセットの作製を検討しています。

■ リハビリテーションの振り返り

　目標としては、とにかく「楽になる」ことでした。反ってしまう理由を細かく評価していくと、不快感、その動きしか知らない、呼吸苦、気持ちの高ぶりや伝えたいことがあるとき、などがわかってきました。身体的には腰背部の皮膚の柔軟性が乏しいこと、身体の支持面がわかっていないことなどがはっきりとしました。そこで、それらを一つずつ順番

に解消していきました。

　また、日中は通所で過ごしており、腰背部の柔軟性や充実した活動時間が確保されることで、F君の気持ちも安定していきました。

　車いすやいすの作製に際しては、SNPを再現してつくりました。支える場所や支持力、方向、素材など、F君に合った物であれば無理のない姿勢となります。

　このように、練習から補装具の調整まで系統的に総合的に対応することで、目標としていた「楽になる」が達成されました。楽に毎日を過ごすことで家での生活の基盤ができます。今後はさらに積極的な社会への参加へ進めていきたいと考えています。

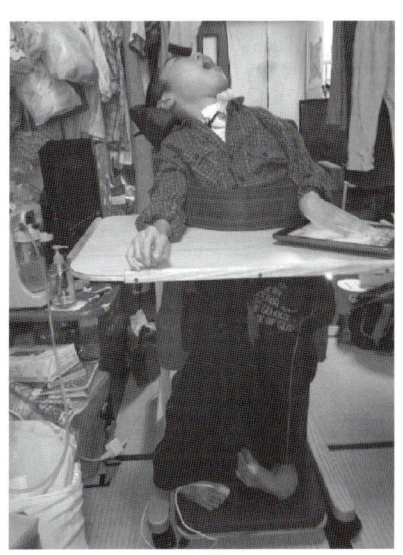

写真3-11　以前の座位姿勢は右に傾いていた

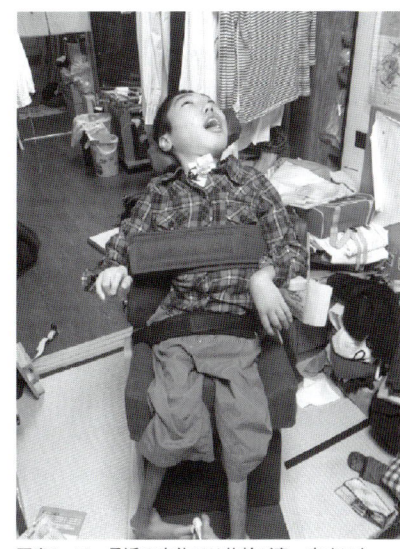

写真3-12　最近の座位では体幹が真っ直ぐになってきた

引用文献
1) 直井寿徳：家だからしなくてはいけない楽なポジショニング，第3回日本小児在宅医療支援研究会一般演題，2013.

6.強い反り返りのため安楽に過ごせない青年へのリハビリテーション

7 療養通所介護での子どもの預かりの実践と家族へのかかわり

> **事例紹介**
> **本人の状況**：G君（男児）、3歳。溺水により心肺停止、脳死状態となる。医療的なケアおよび管理として、気管切開部ケア、吸引、吸入、人工呼吸器管理、在宅酸素管理、経管栄養管理が必要である。
> **病歴**：特になし。
> **身体的状況**：ADL自立度はC。排泄は全介助（おむつ）、経管栄養、移動・寝返り・座位保持・更衣・清潔のいずれも全介助が必要な状態。
> **家族の状況**：両親、兄（4歳）との4人家族。兄は知的障害で支援が必要。

■ 事例

　G君は風呂で水遊びをしていましたが、音がしたので母親が行ったところ、仰向けにG君が浮かんでいました。母親は直ちに心臓マッサージを行いながら、救急車を要請。救急車の到着時には心肺停止状態で、治療を行いながら搬送されました。入院後、C-ICUにて治療となりました。

　家族には、G君の脳は広範囲のダメージを受けていること、今後、G君が目を覚ますことはないこと、さらに、呼吸器の補助がないと自分では呼吸ができない状況等の病状説明があり、家族はG君が回復する見込みがないことを受け入れることになりました。その後、G君の呼吸状態は安定し、入院から4か月後に退院となりました。

　退院後の支援については、図3－3に示すような関係機関によるサービス担当者会議が開かれ、知的障害のある兄の支援も考慮したサービス調

図3-3 G君の支援体制および関係機関

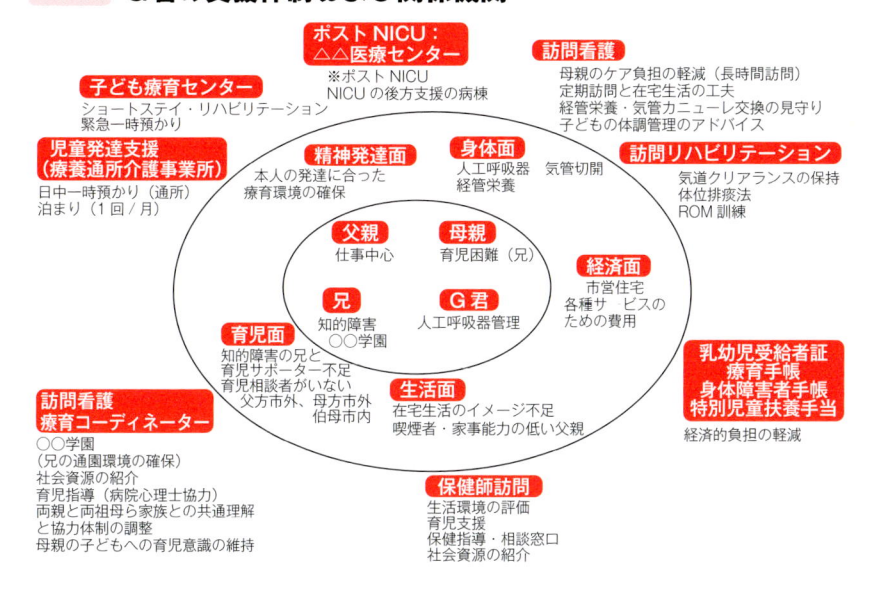

ポストNICU：△△医療センター
※ポストNICU
NICUの後方支援の病棟

子ども療育センター
ショートステイ・リハビリテーション
緊急一時預かり

児童発達支援（療養通所介護事業所）
日中一時預かり（通所）
泊まり（1回／月）

訪問看護
母親のケア負担の軽減（長時間訪問）
定期訪問と在宅生活の工夫
経管栄養・気管カニューレ交換の見守り
子どもの体調管理のアドバイス

訪問リハビリテーション
気道クリアランスの保持
体位排痰法
ROM訓練

精神発達面
本人の発達に合った療育環境の確保

身体面
人工呼吸器
経管栄養
気管切開

父親 仕事中心
母親 育児困難（兄）
兄 知的障害 ○○学園
G君 人工呼吸器管理

経済面
市営住宅
各種サービスのための費用

育児面
知的障害の兄と育児サポーター不足
育児相談者がいない
父方市外、母方市外
伯母市内

生活面
在宅生活のイメージ不足
喫煙者・家事能力の低い父親

**乳幼児受給者証
療育手帳
身体障害者手帳
特別児童扶養手当**
経済的負担の軽減

**訪問看護
療育コーディネーター**
○○学園
（兄の通園環境の確保）
社会資源の紹介
育児指導（病院心理士協力）
両親と両祖父母家族との共通理解と協力体制の調整
母親の子どもへの育児意識の維持

保健師訪問
生活環境の評価
育児支援
保健指導・相談窓口
社会資源の紹介

整が行われました。

　特に母親のレスパイト支援が重要で、その支援サービスとして、療養通所介護における児童発達支援（**Column**（p250）参照）を週2〜3回利用し、ショートステイや緊急一時預かりは、子ども療育センター等が支援することになりました。

■ アセスメントのポイント

・両親の介護・療育に対する意向
・家庭の環境
・本人の身体状況と発達状況

　G君は回復の見込みがないとされていますが、アセスメント・支援を行うにあたっては、G君の思い（反応）や家族の意向を踏まえることが大切です。

■ 児童発達支援計画

　療養通所介護における児童発達支援の利用開始までの流れ（**図3-4**）にのっとって、支援計画を立てることになりました。具体的には、G君の障害児支援利用計画（**図3-5**）に沿って、児童発達支援計画（**図3-6**）を立案しました。

■ 看護の展開

　G君の児童発達支援の1日の流れを**表3-4**に示します。

　G君の児童発達支援（以下、通所）は、朝9時に看護師が送迎車に同乗し、迎えに行きます。そして、看護師がG君の状態を確認し、通所利用を決定します。その後、状態を観察しながら通所します。通所中のケアは、**表3-4**に示す内容で、ケア時には、G君からサインを発していないか観察しています。

　最近、入浴後の気管切開部のケアや拘縮している手を洗うときに、G君の顔が紅潮することがわかりました。G君から「嫌だ」というサインが出ているとを受け止め、それからは必ず、ケアを始める際には、「ごめんね。少し嫌なことをするよ」等と声かけを行い、実施しています。また、人工呼吸器関連肺炎（VAP）等の予防のために、訪問看護と連続して、理学療法士や看護師による呼吸リハビリテーションも実施しています。

図3-4　療養通所介護における児童発達支援の利用開始までの流れ

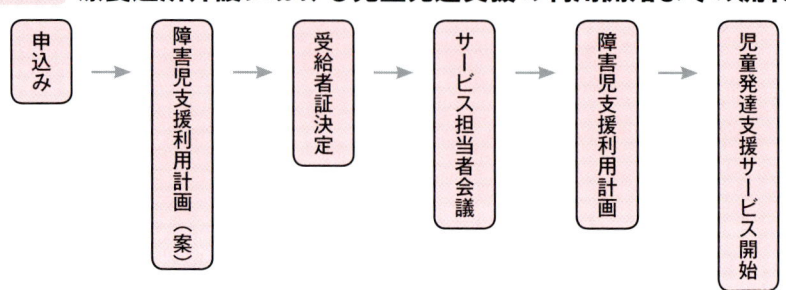

申込み → 障害児支援利用計画（案）→ 受給者証決定 → サービス担当者会議 → 障害児支援利用計画 → 児童発達支援サービス開始

図3-5 G君の障害児支援利用計画

利用者氏名（児童氏名）	G	障害支援区分		相談支援事業者名	
障害福祉サービス受給者証番号		利用者負担上限額		計画作成担当者	
地域相談支援受給者証番号		通所受給者証番号		利用者同意署名欄（または保護者）	○
計画開始年月					

時間	月	火	水	木	金	土	日・祝	主な日常生活上の活動
5:00								・経管栄養からの注入6回／日（6, 10, 14, 18, 22時） ・人工呼吸器管理 ・気管切開部の消毒、ガーゼ交換 ・適宜吸引
6:00								
7:00								
8:00								
9:00	未就学のためサービス利用なし							
10:00		児童発達支援 10:40〜16:50	児童発達支援 10:10〜16:20		児童発達支援 10:40〜16:00			
11:00								**週単位以外のサービス** ・県病院受診 休園不具合時の受診介助：必要時 受診後の身体介護：必要時 ・水曜日は児童発達10日／月の範囲で利用 ・通園日中一時利用 ・医療センター短期入所、他、急な予定に備えて利用予定
12:00								
13:00								
14:00								
15:00				身体介護 15:00〜16:00				
16:00				訪問看護と同行訪問		訪問看護		
17:00								
18:00								
19:00								
20:00								
21:00								
22:00								
23:00								
1:00								
2:00								
3:00								
4:00								

サービス提供により実現する生活の全体像	・医療的サービスや福祉サービスを利用しながら、自宅で落ち着いて生活が継続できる。 ・緊急時（母の体調不良などを含む）の支援体制が整い、安心して在宅療養が送れる。

図3-6 G君の児童発達支援計画

利用者名　　G　　様　　　　　　　　　　　　　作成年月日：　　　　　○年○月○日

本人(家族)の希望	家で医療や福祉サービスを利用しながら家族で暮らしたい(家族) 家族の用事があるとき対応してほしい(家族) 身体的にきれいにしてほしい(家族)
長期目標(内容・期間等)	医療的サービスや福祉サービスを利用しながら、在宅サービスが継続できる
短期目標(内容・期間等)	低体温予防や排痰援助により排痰が促が促せ呼吸器感染予防ができる(2か月)

○支援目標及び支援計画等

支援目標	支援内容 (内容・留意点等)	支援期間 (頻度・時間・期間等)	サービス提供機関 (提供者・担当者等)	優先順位
安全な医療的管理や援助により安定した時間を過ごす(特に排痰援助により呼吸状態の安定)	状態観察、気管カニューレ管理、人工呼吸器管理、経管栄養管理、体位交換、排痰援助、おむつ交換(交換時膀胱部を軽く圧迫し残尿を出す)、入浴援助、低体温予防など訪問看護と十分連携を図る	H○.○.○〜H○.○.○(2か月)	看護師　介護職員	1
皮膚トラブルの予防	入浴援助時観察を十分行いトラブルの早期発見。保湿剤や保護示の軟膏処置、訪問看護との連携	H○.○.○〜H○.○.○(2か月)	看護師　介護職員	2
スタッフとのかかわり、音楽、タッチングなどにより心身への刺激を行う	タッチングやマッサージにより触覚刺激を行う 声かけや音楽により聴覚刺激を行う 入浴援助により気持ちよい感覚を得られるよう援助する	H○.○.○〜H○.○.○(2か月)	看護師　介護職員　理学療法士　指導員	3

平成　　年　　月　　日　　利用者氏名　　　　　　　　印　　　児童発達支援管理者　　　　　　　　印
　　　　　　　　　　　　代理人(続柄)　　　　　　　　印

表3-4　G君の児童発達支援の1日の流れ

9：00	自宅（迎え）
9：35	到着 バイタル測定・人工呼吸器の確認
10：00	入浴 入浴後ケア、気管切開部ケア等 点眼・眼軟膏 口腔ケア
10：50	ソリタ300mL（胃内容確認）、漢方薬注入
11：30	吸入
11：40	ソリタ終了
12：45	おむつ交換、陰部洗浄、軟膏塗布 リハビリテーション（PT）
13：40	カフアシストによる排痰・吸引
13：55	おむつ交換、陰部洗浄、軟膏塗布
14：00	定期の内服薬注入 エンシュア50mL＋白湯100mL 吸入
15：10	終了
15：30	おむつ交換、陰部洗浄、軟膏塗布
15：40	送り
15：50	自宅

童謡のCDを流す、本を読む 等

■ 看護の振り返り

　本通所の効果として、母親から、信頼している医師を中心に、同法人内の訪問看護と通所によるサービスに、安心してケアを任せることができる、そして、通所の時間を利用して、子どもを連れ、家族で外出や久しぶりに友人と時間を過ごすことができたと話を聞くことができました。

　このような医療的なケアが必要な子どもに対して、安全・安心なケアの提供ができることは、療養通所介護における児童発達支援が、訪問看護と一体的に提供する仕組みにより、利用者の生活状況や家族の介護状況を共有でき、連続した看護・ケアの提供ができるからだと考えます。

Column

　療養通所介護における児童発達支援の仕組みについては、第2章Q17の図2-15を参照してください。医療的管理が必要な障害児が利用する児童発達支援等においては、訪問看護のように医師からの指示書はありません。そのため、安全・安心な医療ケアを提供できるように、筆者のいる事業所では、主治医と医療管理に必要な内容を連携用紙にて確認しています。

8 医療的なケアが必要な子どもの セルフケア確立までの支援
——普通小学校への訪問看護を通して

> **事例紹介**
> **本人の状況**：Hちゃん（女児）、12歳。脳幹部腫瘍。
> **病歴**：妊娠39週、3900ｇで出生。アプガースコア９点、発育は順調だっが１歳で気管支炎になり、クループ症状で総合病院小児科入院。喘鳴、陥没呼吸が続き、頭部MRIにて脳幹部にグリオーマがみつかり、両反回神経麻痺のため気管切開施行され、吸引等医療的なケアが必要になった。
> **身体的状況**：入院中に９か所の専門病院を受診したが、いずれも積極的な治療は困難であるとの診断がなされ、様子観察していくとの治療方針が説明される。気管切開しているため、吸引のケアが必要。
> **家族の状況**：両親、兄２人、祖父（要介護４）と同居している。

■ 事例

　Hちゃんに医療的なケア（気管切開・吸引）が必要となったため、入院中から在宅移行に向けて病院内では両親を交えた話し合いが何度も行われました。その後、在宅生活に向けての支援体制についての話し合いが関係機関により行われ、病院からは主治医・小児科病棟看護師・外来看護師・退院調整看護師、在宅側からは訪問看護師・市の担当保健師・市の福祉課担当者が参加し、両親も交えて話し合いがされました。ここでは、今後の在宅生活の環境整備や緊急時の体制についての検討と、家族が正しく医療的ケアが行えること、不安な気持ちに寄り添うことなどについて、関係機関が情報を共有しました。

　このような話し合いが行われたことにより、Hちゃんは在宅生活へス

ムーズに移行することとなり、入院から3か月後に退院し、在宅で訪問看護等の利用が始まりました。

■ アセスメントのポイント

① Hちゃんが在宅での生活や環境に適応し、病状の安定を図ることが必要である。
② 家族が在宅での介護に自信をもち、医療的なケアを正しく不安なく行えることが必要である。
③ 緊急時の対応方法を理解し、対応することが必要である。
④ Hちゃんの成長・発達段階での課題に対応することが必要である。
⑤ きょうだいへの精神面でのフォロー体制をとる必要がある。
⑥ かかわる関係機関が、今後の連携の充実を図ることが必要である。

■ 看護の目標と具体策

①**目標**：病状の観察と異常の早期発見ができる。
　具体策：
　・バイタルサインのチェックを行う。特に、発熱、呼吸状態、喀痰の観察を行い、異常時にはすぐに医療機関への受診を勧める。
　・感染防止につとめる。
②**目標**：学校等での安全が確保される。
　具体策：急変時の対応・搬送を含むネットワーク体制を図式化する。
③**目標**：喀痰吸引のセルフケアを確立する。
　具体策：
　・家族指導を行い、不安なく安全にできるよう指導する。
　・自己吸引の指導（自己吸引チェックリスト・鏡を使っての指導）。
④**目標**：Hちゃんが悩みを表出できる。
　具体策：子どもの思いや悩みを聴き、受け止める。
⑤**目標**：家族の不安が減る。

具体策：家族成員の発達課題を理解し、不安・恐怖となっていることに関して、それぞれ解決策を一緒に探す。

⑥**目標**：Hちゃんの成長発達が促される。

具体策：
・成長段階に応じた教育を受けることのできるネットワークづくり。
・学校訪問時の友人関係の観察と見守り

⑦**目標**：Hちゃんと家族が切れ目のない支援を受けることができる。

具体策：
・行政（学校・教育委員会・子育て支援課・福祉課等）の垣根を越えたメンバーでの定期会議の開催。
・必要時には、関係者を招集して会議を開催する。

■ 看護の展開

第1期：訪問看護開始から保育所入所まで（2年7か月間）

　主治医からは、疾患による病状悪化が予測できるとの説明を受け、両親は不安のなかでの在宅生活がスタートしました。初めて行う気管切開の管理や吸引等に対する不安と戸惑い、先の読めない恐怖があり、訪問看護師は病状の安定と安心できる在宅の環境づくりへの支援に取り組みました。

　訪問看護では、まず、家族による確実な吸引の確立を目標として、家族への吸引指導や器具備品の購入や清潔ケアのアドバイスを行いました（週1～2回の定期訪問のほか、必要時には適宜に訪問しました）。同時に、家族への精神的支援を考慮し、臨機応変に訪問看護が支援できる体制づくりに取り組むため、家族の同意を得て、市の福祉課や地域の保健師へ情報提供し、制度の申請やサービスの紹介等にかかわりをもってもらいました。こうした関係がその後、保育所入所、普通小学校入学に向けて、行政のもつネットワークとして強力な支援となりました。

　その後、2歳になった頃には病状も安定し、主治医の許可も出たため

に保育所入所の調整となりました。ここで問題になったのは、自宅近くの保育所は看護師が不在であり、通所できないことでした。

そこで訪問看護師が行政に相談し、看護師のいる保育所への通所が決まりましたが、決定までにはかなりの時間を要しました。前例がないことに対する保育所の不安やそれを管轄する行政側の責任問題も強くありましたが、以前からかかわっていた市の保健師や福祉課の協力もあり、訪問看護師が保育所の看護師と連携を行うことで、無事に入所が可能になりました。

第2期：保育所入所から小学校入学まで（3年間）

保育所入所にあたっては、他の園児や保護者への説明が必要となりましたが、園児たちはHちゃんを素直に受け入れたようでした。

痰の吸引については、保育所では休み時間のほか、Hちゃんが痰が出ると感じたときに自分で保健室に行くよう、保育所看護師・訪問看護師・家族でHちゃんに説明しました。

保育所に順調に通うようになってからは、主治医への通院は月1回、耳鼻科での気管カニューレ交換は月2回、訪問看護師の自宅訪問は月2回程度になりました。時折、インフルエンザや気管支炎などのために保育所を休むこともありましたが、比較的順調に保育所生活を送ることができました。

この時期の訪問看護師の役割としては、自宅訪問時に病状の観察と家族支援を行い、連携の必要な保育所看護師や所長、市の福祉課、保健師に対し、情報提供や調整を継続して行っていました。

そして、Hちゃんの小学校就学が近づいてきた頃、家族から今後の相談がありました。家族は普通小学校への通学を希望していましたが、教育委員会からの通達は特別支援学校が適当であるとの判断でした。直接、教育委員会に相談にも行きましたが、訪問看護の存在は当時、ほとんど知られておらず、前例がないことはできないとの返答で、家族以外とは面会もしてもらえませんでした。

図3-7 Hちゃん家族を支援するネットワーク会議（小学校入学前）

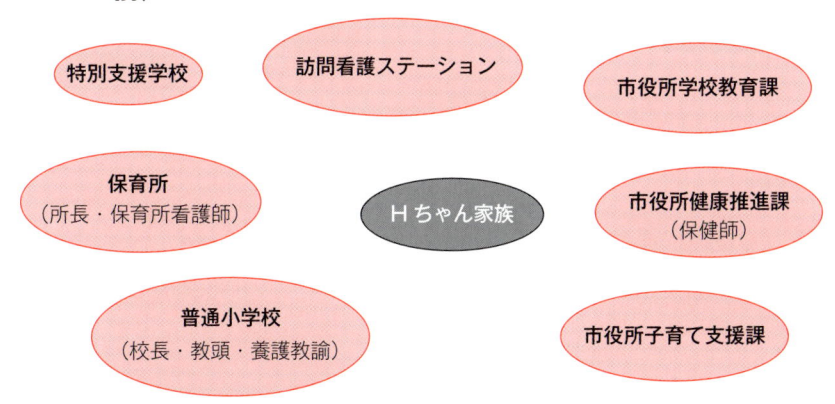

- 特別支援学校
- 訪問看護ステーション
- 市役所学校教育課
- 保育所（所長・保育所看護師）
- Hちゃん家族
- 市役所健康推進課（保健師）
- 普通小学校（校長・教頭・養護教諭）
- 市役所子育て支援課

　市福祉課も教育委員会の決定は重要だと判断していましたが、訪問看護師は両親や保健師、保育所看護師とも連携し、県の福祉課や厚生労働省看護担当官等に相談し、取り組みの方向性への助言も受けました。Hちゃんは大好きな兄と一緒に学校に行くことをとても楽しみにしていました。その願いをかなえたいという関係者の思いのもと、市の子育て支援課等新しい部署にも働きかけ、ネットワーク会議（図3－7）を、定期的に開催することになりました。ネットワーク会議では、Hちゃんにとって安全で、最もよい小学校の教育環境と体制をどうすれば提供できるかなどについて検討しました。そして、会議での議論を経て、日頃から自宅へ訪問している看護師が学校に訪問してケアすることで学校側の了承が得られました。

　普通小学校入学の決定が下りたときには、家族や市の担当者とともに喜び合いました。また同時に、入学後の生活に向けた準備が始まりました。特に、緊急時には消防署の協力を得る必要があるため、緊急時搬送を含むネットワーク体制を構築しました（図3－8）。

第3期：小学校入学から卒業まで（6年間）

　小学校入学後は、PTA総会や地域の懇談会時に、両親からHちゃん

8.医療的なケアが必要な子どものセルフケア確立までの支援　　255

図3-8 緊急時搬送も含むHちゃんの支援ネットワーク体制

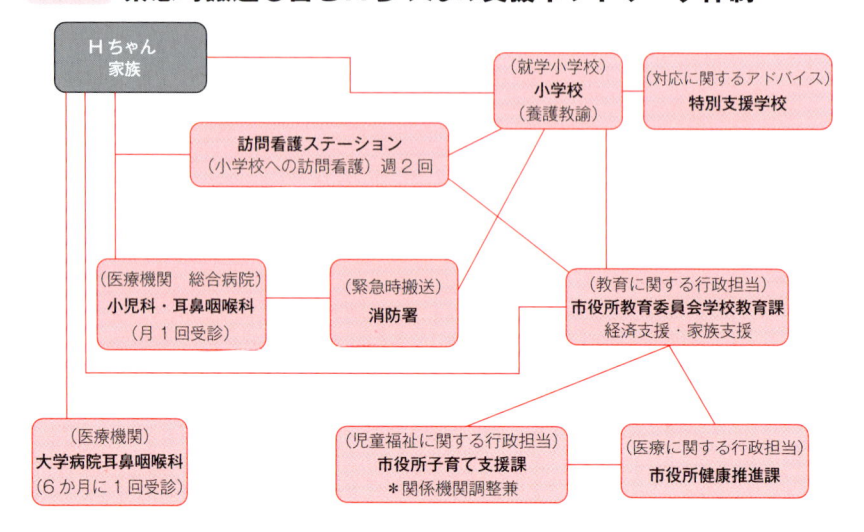

```
Hちゃん家族 ─── (就学小学校)小学校(養護教諭) ─── (対応に関するアドバイス)特別支援学校
         │
         訪問看護ステーション
         (小学校への訪問看護) 週2回
         │
(医療機関 総合病院)  (緊急時搬送)   (教育に関する行政担当)
小児科・耳鼻咽喉科 ─ 消防署       市役所教育委員会学校教育課
(月1回受診)                経済支援・家族支援

(医療機関)      (児童福祉に関する行政担当)  (医療に関する行政担当)
大学病院耳鼻咽喉科  市役所子育て支援課       市役所健康推進課
(6か月に1回受診)  ＊関係機関調整兼
```

の病気の説明が行われました。全校児童には校長から説明がされ、小学校ではHちゃんへの具体的な対応方法が検討されました。

　訪問看護師は小学校で吸引をする部屋の準備や、担任教師や養護教諭との連絡ノートの使い方の確認をしました。保育所のときより行っていたネットワーク会議はメンバーを変更し継続しました（図3−9）。このネットワーク会議は、卒業まで1年に2〜3回開催し、その時々の課題

図3-9 Hちゃん家族と支援するネットワーク会議（小学校入学後）

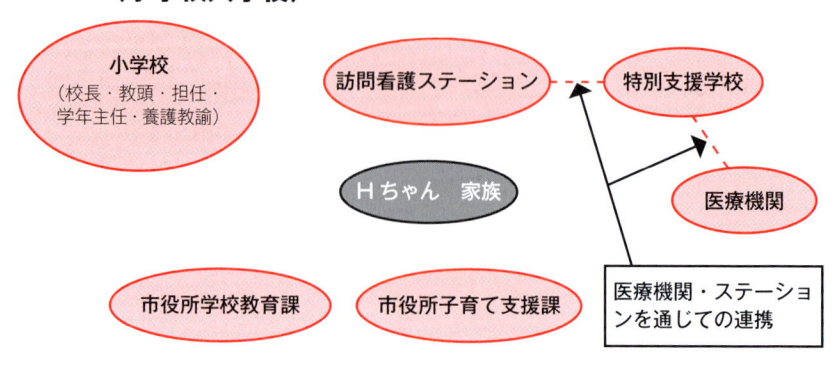

```
小学校                訪問看護ステーション ---- 特別支援学校
(校長・教頭・担任・
学年主任・養護教諭)                        医療機関

          Hちゃん　家族
                              医療機関・ステーション
                              を通じての連携
市役所学校教育課     市役所子育て支援課
```

や支援体制の確認を行いました。

　入学後は、母親と交代で学校への訪問看護が始まりました。Hちゃんが学校に慣れるまでは、他の子どもと遊ばず、昼休みに訪問看護師が来るのを待っている姿がみられましたが、少しずつ友達もでき、吸引後はすぐ友達のなかに入っていくことが多くなりました。

　この時期の訪問看護としては、①病状の変化や異常の早期発見を行い感染を起こさない、②小学校の療養生活の環境を整え楽しい学校生活を支援する、という二つの目標を立てました。また、これをネットワークチームのメンバーである医師、学校関係者、行政担当者等と確認し合いました。

　具体的な支援としては、学校訪問時に痰が多い場合には早退を勧めたり、微熱であっても発熱があるときには学校を休ませる等、両親とも相談しながら、慎重に登校についての是非を決定しました。しかし、3年生になる頃にはHちゃんの病状も安定し、熱を出すことも少なくなり、吸引回数も減っていきました。

　また、Hちゃんは以前から、中学生になる前に自分で吸引ができるようになりたいと話しており、両親からも自己管理の指導を依頼されていました。そのため、主治医と半年に1回診察を受ける大学病院の医師の意見を参考に、Hちゃん、家族の意思を確認し吸引が行えるよう指導を開始することになりました。この時期は、「呼吸器感染を起こすことなく自己管理ができるようになる」という目標をあげました。

　ネットワーク会議の意見により、安全に自己吸引が行える高学年になってから、訪問看護師と家族が、Hちゃんへの指導を行いました。このとき、鏡を使い自分の吸引部位を見ながら確実に行えるよう、チェックリストを作成しました（**表3－5**）。無理強いをせず、本人の意思に任せて時間をかけ、母親と相談しながら、同じ手順による吸引方法を指導するようにしました。

　6年生になる頃には自分でうまく行えるようになり、訪問看護師はH

表3-5 Hちゃんの自己吸引チェックリスト

○自分でできる　△声かけしてできる　×できない

日　付			
①手洗いをする			
②吸引用の水を準備する			
③カテーテルを準備し接続する			
④吸引器電源を入れ、吸引圧を点検する（150〜200mmHg）			
⑤左手でカテーテルを折り曲げ、右手でカテーテル先から10cmくらいのところを持ち、カテーテル先に水をつける			
⑥鏡を見ながらカテーテルを5cmくらい挿入する			
⑦左手の折り曲げを解いて、右手でカテーテルを左右に回しながらゆっくり引き抜く（10秒間くらい）			
⑧カテーテルについた痰をティッシュで拭き取り、水を吸い、カテーテル内に水を通す			
⑨カテーテルの接続を外し、ごみ箱へ捨てる			
⑩気管切開部のガーゼを外し、皮膚の観察をする。新しいガーゼを当てる			
⑪手洗いをする			

ちゃんが正しく吸引の技術が習得できているかのチェックのみの訪問となりました。そのため、小学校卒業と同時に訪問看護を終了することがネットワーク会議で了承され、Hちゃんと両親に説明し同意をもらい、本人のセルフケアの確立という目標が達成できたHちゃんの卒業時に、訪問看護は終了となりました。

■ 看護の振り返り

　普通小学校への訪問看護を経験し、吸引の必要なHちゃんと家族にかかわり、成長する過程において一緒に課題を克服し、また、Hちゃんが

自分で吸引手技を獲得し、訪問看護を終了できたことは、訪問看護師として大きな喜びです。Hちゃんの「中学生になったら、自分で吸引をしたい」との思いが、関係者間の支援を結びつけたと考えます。また、両親を含めた、小学校入学前後からの定期的なネットワーク会議の開催は、支援の方向性を関係者間で共有できる場でした。Hちゃんの自立に向けたネットワーク会議では、常に次の三つのことを確認するようにしていました。

①両親とHちゃんの自立に向けての思い
②関係機関がHちゃんの自立に向けて今後どのように支援していくか
③主治医や大学病院の小児科・耳鼻咽喉科医師の専門的な意見の確認

　子どもの場合、成長していく段階での教育はとても重要です。今回、経験したことのない機関との連携に戸惑い、時には激しく意見交換する場面もありました。しかし、かかわったすべての関係者が、Hちゃんの未来に向けて自立するための方策であることを常に確認し合ったことが、今回の成果につながったと考えます。

　Hちゃんの学校での訪問看護を開始してから2年後、今度は教育委員会から、次年度に入学予定の医療的なケアの必要なZちゃんについて相談がありました。Zちゃんは、慢性腎不全（腎移植後の膀胱拡大症）で膀胱皮膚瘻を造設しており、定期的な時間導尿の必要な子どもでした。Hちゃんのケースにならい、Zちゃんの普通小学校への訪問看護についても、入学前よりネットワークチームがつくられ、検討が積み重ねられています。その結果、市では医療的なケアを必要とする子どもの就学支援にあたってのフロー図（**図3−10**）を作成するまでになりました。

　Zちゃんの場合は、地域の診療所の小児科医が主治医となり、会議にも毎回参加してもらっています。今後はHちゃん同様、ネットワーク会議を重ねながら自立への取り組みの検討を行っていく予定です。

　地域に前例のない普通小学校への訪問看護が始まったことにより、2人の生活や環境が大きく広がっただけでなく、小学校や周りの子どもた

図3-10 医療的なケアが必要な子どもに対する就学支援のためのフロー図

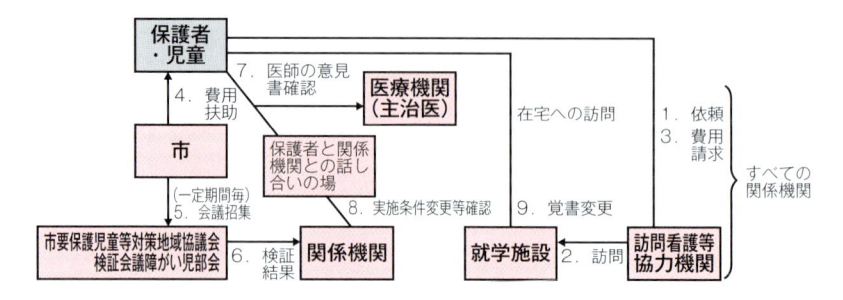

```
                    保護者
                    ・児童 ──7. 医師の意見──→ 医療機関
              ↑                書確認           (主治医)
        4. 費用                                          
           扶助      保護者と関係                              在宅への訪問    1. 依頼
              │      機関との話し                                          3. 費用
              市     合いの場                                                 請求
              │                                                              ↑
        (一定期間毎)                                                      すべての
        5. 会議招集                                                        関係機関
              ↓              8. 実施条件変更等確認    9. 覚書変更
       市要保護児童等対策地域協議会 ──→ 関係機関 ──→ 就学施設 ←2. 訪問─ 訪問看護等
       検証会議障がい児部会   6. 検証                                      協力機関
                              結果
```

ち、地域も変化しました。

今後も、医療的なケアが必要な子どもが普通に小学校に通える地域を継続していくためにも、訪問看護の役割は大きいと考えます。

参考文献

○ 日本重症児福祉協会：重症心身障害児施設に関連する説明資料及び要望事項，2008．(http://www.mhlw.go.jp/shingi/2008/08dl/s0820-2apdf)
○ 野崎加世子・森脇信子：訪問看護なら前例がなくても地域を変えられる，コミュニティケア，15（14），p54〜57，2013．

9 循環器疾患の子どもへのケア

> **事例紹介**
> **本人の状況**：Ⅰちゃん（女児）、1歳。動脈管（PDA）、心房中隔欠損（ASD）、肺高血圧。
> **病歴**：乳児健診で体重増加不良の指摘があり、病院受診をしたところ、上記疾患が発覚した。
> **身体的状況**：他病院で気管切開をした。泣くとチアノーゼ増強あり。肺高血圧が強いため、薬で肺高血圧をコントロールしている。PDAとASDの手術ができない状態。吸引、酸素、吸入、ミルクの注入などの医療的なケアが必要。
> **家族の状況**：両親と姉との4人家族。

■ 事例

　疾患の発見後、Ⅰちゃんは他病院で気管切開をしました。その退院時、姉が風邪をひいたため、自宅に近い病院に転院しました。Ⅰちゃんは退院できる状態にありましたが、母親の不安も強いことから、同法人の訪問看護ステーションから、状態観察、気管切開部ガーゼ交換、気管切開ベルト交換、入浴介助、排便コントロール、食事の介助、胃チューブの交換介助、留守番看護などのケアを目的に、訪問看護を提供することになりました。

■ アセスメントのポイント

① 肺高血圧、動脈管、心房中隔欠損症があり、肺高血圧性ショックを

起こす可能性があるため、異常を早期に発見する必要がある。
② 気管切開やカニューレ挿入による嚥下障害に関連した感染のリスクがあるため、異常の早期発見が必要である。
③ 気管カニューレの刺激に伴う分泌物の増加により効果的な気道浄化が保てない可能性があるため、十分な換気量が保てるよう分泌物の除去が促されるケアが必要である。
④ 母親が日中のほとんどを一人で姉とIちゃんの子育てをすることに不安を抱いているため、家族構成員の役割が遂行できているか、さらにきょうだいの成長発達が停滞していないかを観察する必要がある。

■ 看護の目標
① 低酸素状態にならず、ショックを起こさず過ごせる。
② 誤嚥せずに経口摂取が進む。
③ 肺炎やカニューレ閉塞を起こさず過ごせる。
④ 母親が不安を表出することができる。

■ 看護の展開
　循環器疾患の子どもの看護においては、子どもの循環動態を的確に把握することが重要です。以下に、Iちゃんの循環動態をどのようにフィジカルアセスメントするかについて示しました。
　特に、IちゃんのようにPDAを伴う場合は、SpO_2の上下肢差が特徴となります。基本的には、PDAやASDの血流の流れは「左→右シャント」ですが、肺高血圧

図3-11 **肺高血圧**

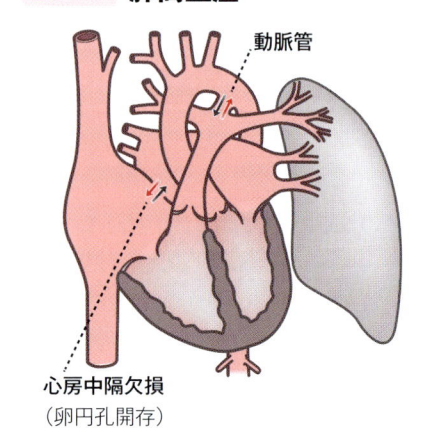

動脈管

心房中隔欠損
（卵円孔開存）

（図3-11）が強い場合は「右→左シャント」の流れが出てきます。その状態で循環状態が保たれている場合は、肺高血圧がとれてくると、肺うっ血になる場合があります。肺うっ血になると、肺出血の可能性を考えます。

　SpO_2の上下肢差（ただし、PDAの位置的には、右手とその他の差ということになります）を10以内が正常と考え、状態の観察をしていく必要があります。

　SpO_2の上下肢差が10以上あるということは、循環動態の変化と肺高血圧の上昇を意味しています。このときには、酸素飽和度の低い静脈血がそのまま全身へと送られるため、チアノーゼが出現します。その場合は、尿量の確認や肝腫大の確認、浮腫の増加、体重増加の有無の確認などが必要になります。

　Ｉちゃんへの訪問中にSpO_2の上下肢差が10程度みられたときは、翌日が受診予定だったため、病院への報告を行いました。

　循環器疾患の子どもをみるうえで、心雑音を聞いていくのは重要なこととなります。心雑音は、音の種類や大きさ、心雑音の聴取される場所、Ⅰ音で聞かれるものか、Ⅱ音で聞かれるものなのかも、アセスメントには欠かせないものとなります（表3-6、表3-7）。

表3-6 循環器疾患の特徴

体重が増えない
顔色が悪い
呼吸が速く、荒い
ミルクを飲む量が少ない
痰の増加

表3-7 循環器疾患の子どもの日常生活上の注意点

風邪をひかせないようにする
症状の重い子どもが風邪をひくと、呼吸器や心臓に大きな負担がかかる
大泣きをさせないようにする
大泣きを続けると心不全につながるため、早めに泣きやむようにする

■ 看護の振り返り

　常時医療者が観察をしている病院と違って、在宅では介護者（主に母親）からの情報収集が大切になります。呼吸、循環について、日常の活動でどのような変化があるのかは、24時間一緒に過ごす母親が観察をしています。それらの情報をもとに子どもの体調をフィジカルアセスメントして異常を早期に発見し、適切に医療機関へつなげることが必要です。

　子どもは成長発達するため、身体が大きくなることで循環器機能が拡大する必要が出てきます。子どもの成長に循環器機能が十分対応できるかどうかも観察する必要もあります。

10 痰の吸引を中心とした子どものケアと親への指導

> **事例紹介**
> **本人の状況**：Jちゃん（女児）、3歳。低酸素性脳症、気管支軟化症。
> **病歴**：早産に伴う低酸素脳症と気管支軟化症。1歳まで入院。
> **身体的状況**：気管カニューレと人工鼻を使用しており、適宜吸引が必要。経口摂取が難しく、経鼻栄養。発達の遅れがあり、主にベビーベッドで過ごす。
> **家族の状況**：両親と、6歳になる双子の兄との5人暮らし。父親は休日以外は仕事で不在のため、母親がケアの主な担い手。自宅から1時間ほどのところに母親の実家があり、Jちゃんの受診時などは祖父母が手伝いに来る。

■ 事例

1歳の退院時には訪問看護ステーションの利用に至っていませんでしたが、退院後、数か月して肺炎による入退院を繰り返した経過があり、最初の退院から4か月ほど経ってから病院の依頼で訪問看護を開始することになりました。訪問開始から現在までに2年近くが経過しています。

■ アセスメントのポイント

退院直後からの医療的なケア

まず、子どもの体調や発達についてアセスメントし、必要な医療的なケアと日常生活上のケアを考えます。病院からの情報と実際の状況を照

らし合わせ、特に緊急度・必要度の高い医療的なケアについて、訪問看護師による介入が必要な点をアセスメントしていきます。子どもの状態だけでなく、家族の思いや対応能力も重要な要素です。家族の一人ひとりが子どもの病気や障害についてどう考えているか、退院して医療的なケアを担うことに対してどう感じているか、実際の手技については誰がどのくらい実施できるのかを査定していきます。医療的なケアについては、まずは病院で指導されたとおりに実施することをサポートしたほうがよい場合もあれば、病院と連携したうえで手技をシンプル化し、あらためて指導することが必要な場合もあります。

　Jちゃんの場合、退院後に肺炎による入退院を繰り返すという経過があったため、特に、吸引や経管栄養の実施状況についてのアセスメントがポイントと考えられました。

日常生活上のケアの見直し

　生命に直結する医療的なケアと、日常生活上のケアは密接に関連しています。退院当初は生命の維持に必要な医療的なケアの確保が優先され、日常生活上のケアも体調を保つことに重点がおかれます。しかし、ある程度在宅での生活が落ち着くと、その子のQOLの向上や発達への働きかけという視点で日常生活上のケアを見直す必要があります。

　Jちゃんは5人家族であり、母親は双子の兄たちの世話もあるため、家族全体を視野に入れた養育状況のアセスメントがポイントとなりました。

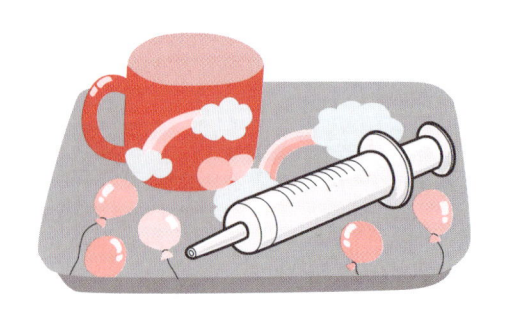

発達面へのアプローチ

　疾患や障害によって発達の個別性が高い子どもには、より注意深いアセスメントとかかわりが必要です。家族や看護師による日常的な働きかけの工夫だけでなく、専門職によるリハビリテーションの適否なども検討していきます。

　Jちゃんの発達についての専門職の見立てと、母親の見方・考え方をすり合わせ、どのようなアプローチがよいのかをアセスメントすることがポイントとなりました。

■ 看護の目標と具体策

目標：母親が適切に医療的なケアを行えるようになる。
具体策：母親が実施するケアの状況を確認しながら、訪問看護師として必要な支援を提供していきます。また、父親や祖父母などによる支援状況を聴きとり、母親の負担が過剰になっていないかなどを確認していきます。

目標：Jちゃんのケアが生活スタイルに則した形で行われる。
具体策：栄養、排泄、清潔、整容、移動といった日常生活上のケアについて、母親をサポートする形で直接的なケアや指導を行い、Jちゃんに

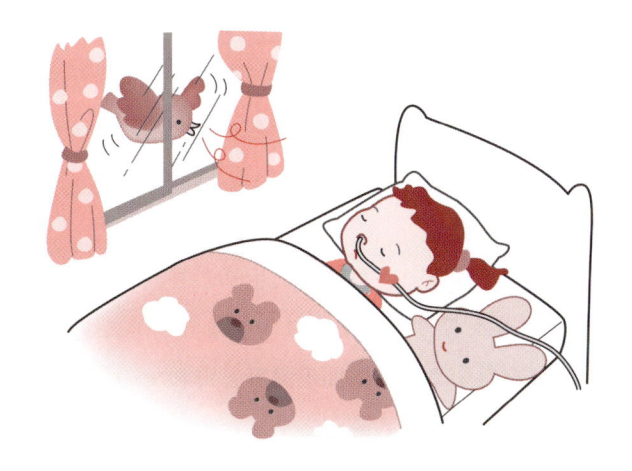

必要なケアが提供されるよう、適宜他職種とも連携していきます。
目標：Ｊちゃんの発達が促される。
具体策：看護師にできること、母親にできること、リハビリテーションの専門職にできることを検討し、それぞれの特徴を活かしてアプローチしていきます。

■ 看護の展開

退院直後からの医療的なケア

　訪問を開始した際、母親の吸引や経管栄養の手技を確認しましたが、病院で指導を受けたとおりの方法で実施できていました。

　しかし、その後訪問するたびＪちゃんは痰がからんでいることが多く、微熱が出ることもありました。母親は吸引することに緊張感があり、Ｊちゃんは泣き声をあげたり、アラームが鳴ったりすることもないため、痰の量に対する吸引の頻度が低かったのです。また、そっと寝かせておくことが多いために痰が動かず、貯留してしまっていると考えられました。

　そこで、吸引が必要なサイン（痰がらみの音）を母親と一緒に確認し、吸引の回数を増やすことを提案しました。また、ベビーベッドに寝かせきりにせず、抱っこしたりベビーラックに移したりするなど、身体を動かすと痰が上がってくること、それが肺炎予防になることを伝えました。その際、母親の負担の増強とならないよう、一日の生活の流れを聴きとりながら、痰がらみをチェックする具体的なタイミングなどを検討しました。

日常生活上のケアの見直し

　肺炎による入院が予防され、自宅での生活が長期化してきた頃、ややアトピー体質のみられるＪちゃんのスキントラブルが悪化してきました。訪問時に清拭を行いつつ、訪問看護師と母親での入浴介助を提案しましたが、母親は夜に双子との入浴もあるため積極的ではありませんで

した。

　そこで、母親への家事支援も含めてホームヘルパーを利用することを提案し、ケアを分担していくことにしました。ケアの際は音楽をかけたり積極的に話しかけたりして、Jちゃんの反応をみていきました。

発達面へのアプローチ

　Jちゃんは当初、音のするほうへかすかに目や顔を向ける様子がありましたが、2歳を過ぎた頃からその反応が著明になってきました。母親は悪感情ではなく、「この子は元気な双子たちとは異なり、今の状態のままで生きていくのだろう」と受け止めている様子があり、Jちゃんの反応の変化に懐疑的なところがありました。

　そこで、Jちゃんが反応する様子を母親と積極的に共有し、Jちゃん固有の発達があることを伝えていきました。訪問リハビリテーションの利用を勧め、日々のかかわりで工夫できることについての助言を、家族や看護師、ホームヘルパーで共有しています。

■ 看護の振り返り

　病棟看護師として子どものケアにかかわった経験のあるスタッフがおらず、ステーションとしても子どもの受け入れは少ないため、実際はか

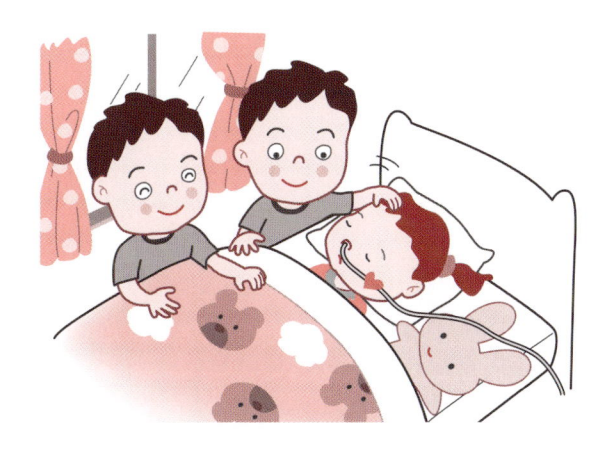

かわる側も手探り状態でした。

　ただ、病気や障害をもって自宅で暮らすことや、家族を支える訪問看護師としての経験は各メンバーとも豊富であり、母親として子育ても経験している者も多くいました。訪問看護師としてのかかわりが家族へのプレッシャーにならないよう配慮しつつ、看護師として、また子育ての仲間として、必要なことは提案し、Jちゃんと家族がよりよい状態で暮らせるための支援を心がけています。

11 成人になった脳性麻痺患者とその家族への支援

事例紹介

本人の状況：Kさん（男性）、30歳。脳性麻痺（痙性四肢麻痺）の状態であり、てんかん、知的発達障害（10歳程度）、慢性呼吸不全（20歳で気管喉頭分離術施行）、摂食障害がある。

病歴：誤嚥を繰り返し、20歳のときに気管喉頭分離術の施行と気管切開が行われた。併せて経口摂取は不可能となり、経鼻経管栄養となった。

身体的状況：嚥下障害があり、経鼻栄養により1日3回栄養を注入。扁桃肥大や胸郭の変形により喉頭分離術を受け、永久気管孔を造設している。筋緊張が強く、体幹は左凸に変形しており（**写真3-13**）、ADLは自力での体位変換は不可能な状態。筋緊張による体幹の変形が進んでいる。声かけに笑顔を見せることはある。

家族の状況：50歳代の両親と20歳代の弟、妹との5人暮らし。弟は後天的な障害を抱えており、社会的自立の訓練をしている。妹は結婚を控えている。主に母親が養育しており、父親は会社員。家族成員は協力的である。

■ 事例

30歳を過ぎたKさんは、緊張による体幹の変形が進行していることと、腸の蠕動運動の低下により便秘になることが増えていました。また、それに伴い、経管栄養で注入した栄養剤が胃に残っていることが多く、嘔吐するようになりました。

休日に嘔吐が激しくなり、救急搬送することになりましたが、いつも通所している療育施設は救急搬送を受け付けておらず、救急搬送先を探すことになりました。搬送先がなかなか見つからず、やっと見つかった

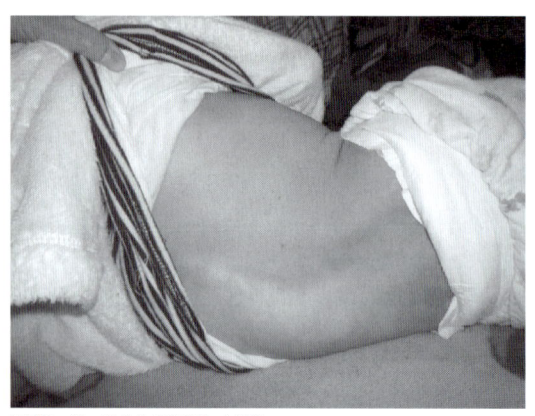

写真3-13　Kさんの変形した体幹

　受け入れ病院では点滴を1日行い、平日に転院という形になりました。
　母親は、「便は今まで座薬で出ていたから、便秘とは思っていなかった。医師から下剤を使うように言われたが、下痢をしてしまうと思います。このまま座薬だけの使用ではだめでしょうか？」「点滴をするために休日救急搬送先を探さねばならず、なおかつ、すぐに療育施設に転院をしなくてはならない。この先よくなっていくことはないとわかっているので、休みが来るたびに不安です」「弟のこともあるし、妹は結婚していきますし、私も年をとります。この頃、血圧が高いと言われたことも気になっています。夫にはまだ働いてもらわないといけないし、Kと二人きりのときに具合が悪くなったらどうしようかとか、いろいろ考えてしまいます」と話しました。

■ アセスメントのポイント

Kさんの健康上の問題

　重症心身障害児の消化管活動に影響する因子として、抗てんかん薬や筋弛緩薬などの副作用や、筋緊張亢進による交感神経優位な状況の持続や有効な腹圧負荷がかけられないことなどがあげられます。便秘により胃底部に食物が長く貯留し、嘔吐の原因につながってしまいます。注入

が困難となれば、脱水となってしまいます。重症児は抵抗力が弱く、脱水などでも容易に循環や呼吸に変調をきたしてしまいます。また、成長した重症児の体幹変形の増強は胸郭も変形させ、肺を圧迫したり胃の形状に変形をもたらすなど、さまざまな弊害を引き起こします。Kさんに起こる便秘のアセスメントを行い、栄養や水分が適切量安定して注入ができるようにしていく必要があります。

Kさんの家族の問題

Kさんの両親は、家族の発達段階において壮年期にあり、通常、親の役割を果たし終え、夫婦二人の生活を再構成する段階といえます。また、壮年期は自らの老いを感じ、自らの健康についても不安を感じ始める年齢です。この家族には子ども（弟や妹）を巣立たせる役割も存在しているとともに、母親としてKさんの世話をし続けるという、子育ての継続という役割も存在します。

そのようななかで、親は自らの老いという健康上の問題にも直面していくことになります。Kさんの便秘、嘔吐という健康上の問題が家族のストレス因子として出現してきました。家族のストレス理論から考えると、ストレス脅威にさらされた状態の対処が、今までの適応方法で可能かどうかのアセスメントが必要となります。

■ 看護の目標と具体策

便秘

目標 排便が2日に1回はある。

具体策

観察）腸の動き、腹部の張り、腸のガスの有無、便の性状、排便の間隔、胃残の量、緊張の度合い、睡眠状態

看護）リラクゼーション、腹部のマッサージ、必要時浣腸

指導）安楽な体位の工夫、下剤の使用方法の相談指導、就寝時は電気を消し、毎日日光を浴びる時間をつくる

Kさんの不安定な病状をこれから老いていく両親が療育していくことへの不安

目標

①Kさんの療育が安心してできる医療体制の確保ができ、不安感が軽減する。

②両親が老いていく自らの健康不安を相談でき、不安感が緩和する。

具体策

観察）母親の健康状態（眠れているか、気になる健康不安はないか、顔色、話し方の変化等）

室内環境の変化はないか（家事機能がとどこおっている様子はないか等）

父親は安心して仕事に行くことができているか

看護）傾聴（家族成員の健康状態で不安はないか、母親は困っていることを夫に相談できているか等）

母親の血圧測定

指導）救急搬送時の必要な情報提供書を持つことの提案

往診医導入の提案

訪問介護導入の提案

■ 看護の展開

　便秘が及ぼす消化管への影響の説明を行い、母親は定期的に下剤を使用するようになり、排便間隔や排便量に注意を払うことができるようになりました。また、筋緊張の強さに対してリラクゼーションやマッサージなど、Kさんが心地よいと感じるケアへの関心も高まり、「Kはベビーマッサージをすると喜びます。大人になっても気持ちいいんですね」という発言が聞かれました。

　Kさんの病状変化への不安に対し、どのような社会資源を使っていくかを話し合いました。社会資源として提供できる支援内容を情報提供す

ると、「ヘルパーさんはまだいいけど、往診の先生は入れてみたい」と話し、往診医の導入をすることを決めました。

　母親自身の健康不安については、訪問時に血圧測定をし、「睡眠不足だと血圧が高くなりますね。ちゃんと寝ないとだめですね」という発言も聞かれ、自らの健康管理方法に留意する姿勢がみられています。また、弟の疾病や社会的自立への支援について母親の話を傾聴し、不安や疑問点について母親とともに考えていきました。弟も困ったことがあると、自ら相談に来るようになりました。そのことで母親は、「弟が自分で伝えることができるようになりよかった」と話し、弟が自己の問題を母親にすべて依存するのではなく、自らの意思で行動できるという発展がみられました。弟を社会的に自立に導くことも、この家族にとっては大切な課題であるといえます。

■ 今後の課題

　Kさんに今後起こってくる健康上の課題として、加齢に伴う問題が出現してくることが考えられます。一般に、重症児の加齢に伴う変化は健常児に比べると早く訪れるといわれ、高齢化による生理的老化、恒常性機能の低下、生体防御機能の低下を併せ持っていくことになります。

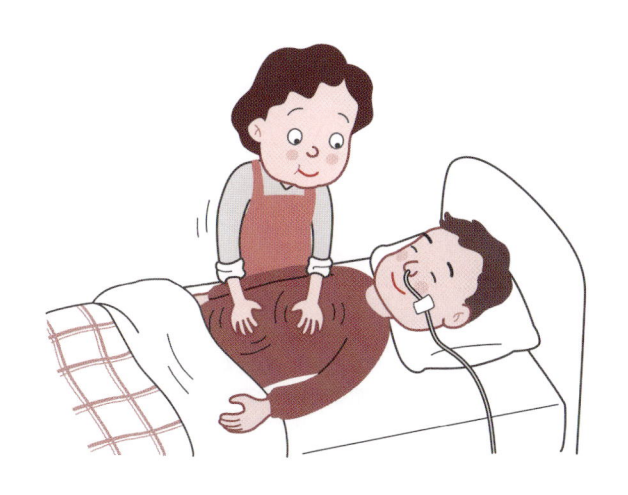

成人期以降の家族のなかには、それまで家族のみで頑張ってきて、訪問系の支援を使わずに過ごしてきている人たちがいます。近年では医療の進歩により、重症児は高齢化し、加齢に伴う変化と相まって重症化しています。年をとっていく親が無理をせずに介護していくためには、訪問系の医療的支援や介護支援、レスパイトの充実が必要となります。その導入時期を逸しないことが必要です。

　また、Kさんの家族には成人した弟の問題もあり、家族内で解決ができるためには、親が抱え込まず、相談できる存在が必要となります。訪問看護師は家族全体とケアの体制を整え、家族システムが円滑に機能するようかかわっていく必要があります。

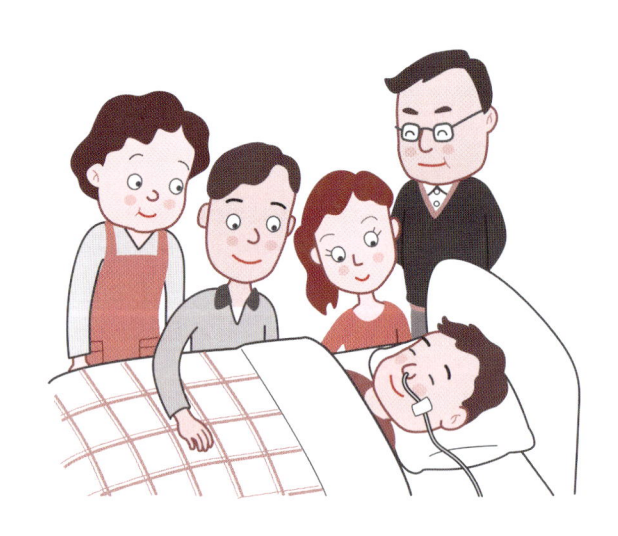

参考文献
○ 東京都福祉保健局障害者施策推進部居住支援課編：訪問看護師のための重症心身障害児在宅療育支援マニュアル，東京都生活文化局広報広聴部都民の声課，2013.
○ マリリン.M.フリードマン，野嶋佐由美監訳：家族看護学―理論とアセスメント，へるす出版，1993.

12 訪問看護ステーション間の連携——ステーション連携の取り組み実践

　在宅における子どもの在宅療養にかかわる基盤の脆弱さは、多くの訪問看護師が周知している現状です。在宅療養の要となるべき訪問看護ステーションにおける小児訪問看護の受け入れ数は、全国の訪問看護ステーションの37％程度にとどまっています。

　しかし、近年の調査では、子どもへの訪問看護を提供している事業所は、少しずつではありますが、増加傾向となってきています（図1−1参照）。ここでは、小児訪問看護の実践者を増やしていくための試みを紹介していきたいと思います。

■ 小児訪問看護の実践から気づいたこと

　筆者は東京都北区において活動をしていますが、子どもへの訪問看護を実践していくなかで気づいたことをまとめると、次のようになります。

① 区内の訪問看護ステーションでは子どもの訪問看護の受け入れが少ない。
② 医療機関は受け入れ可能な訪問看護ステーションがなくて困っている。
③ 多職種との情報共有ができていない。
④ 親は訪問看護の存在をあまり知らない。

　これに対して、地域の訪問看護ステーションが小児訪問看護に消極的な理由は以下のようなものといえます。
① 小児看護が未経験であることに対する不安がある。病態がわからな

い、急な変化が予測できない、母親とのかかわりに不安がある。
② 人員不足。
③ 相談場所がない。

■ 試行的な取り組み

そこで、実践のなかから気づいたこと、地域のステーションからの意見を踏まえて、小児訪問看護を提供しているステーションと提供していないステーションが一緒になって訪問看護を提供することで、今まで提供していなかったステーションの不安の軽減等を図ることができないか、試行的に取り組んでみることにしました。

導入

まずは導入にあたって、次のような子どもへの訪問看護に関する基礎的な知識を、今まで提供していなかったステーションの看護師に得てもらうようにしました。

① 小児訪問看護の基礎的知識の学習（ⅰ小児在宅療養を取り巻く現状について、ⅱ障害児の基礎的疾患の理解、ⅲ事例紹介）
② 研修機関や参考文献の紹介
③ 実地研修（小児訪問看護の同行研修）

実践

実際に訪問看護を提供するにあたっては、以下のような手順を踏みました。

① 退院前カンファレンスにともに参加する（依頼時の注意として、導入時は2か所の訪問看護ステーションが同時に訪問することを承諾してもらう。両親の承諾を得ることが必要）。
② 初回訪問から2週間は同行訪問を行う。
③ 看護計画を双方で立案する。
④ 2週目以降は同行訪問せず、わからない点などについて随時相談に乗る。

⑤ 1か月後に再び同行訪問を行う。この際には、子どもと家族の状態が安定しているか、訪問看護師として困ったことはないか、などについて確認する。

結果

四つのステーションに対し、この試みを行ったところ、いずれのステーションとも最終的に自立した小児訪問看護の提供が可能になりました。

初めての小児訪問看護を経験した看護師の意見は以下のようなものでした。

「実践前の同行訪問で、子どもの訪問も成人の訪問も同じだと感じた」
「小児訪問看護の経験者と実践をともにすることで不安なく訪問ができた」
「精神科の患者さんや難病の患者さんを初めて受け持ったときもわからないことがたくさんあったが、学びながら実践していったことを思い出しました」

このような試みを行ったことから、地域において小児訪問看護を提供できるステーションは六つに増加しました。実際に見ること、触れること、そしてステーション同士が協力し合うことが必要であることがわかりました。この経験をさらに発展させるべく、次の段階として、子どもへの訪問看護を実践しているステーションの看護師の有志を募り、「小児訪問看護を支える会」を発足させました。

■ 小児訪問看護を支える会の活動

活動の始まり

平成24年に、小児訪問看護を行っている区内の七つの訪問看護ステーション（平成24年当初、区内のステーションは全部で16か所）のうち、五つの訪問看護ステーションをコアメンバーとして、「小児訪問看護を支える会SUKUSUKU」を発足させました。

第1回目の会議では、会の目的を明らかにし、区内の小児訪問看護の実態を明らかにする必要があることが話し合われました。会議の結果、会の目的を「地域の障害をもつ子どもたちおよびその家族が、安心して地域で生活できるために、区内のどの訪問看護ステーションでも小児訪問看護が提供できる」としました。

　また、区内の訪問看護ステーションにおける小児訪問看護の実態を明らかにするため、区内のステーションの訪問看護師が、小児訪問看護に対してどのように考えているかを知ることを目的とし、区内16か所の訪問看護ステーションにアンケート調査を実施しました。12か所のステーションから回答が得られました。

　アンケート結果によると、小児訪問看護を行っていないステーションは、今後も子どもの受け入れを考えていないという回答でした。その理由として、「スタッフ一同経験がない」「状況に応じて検討したいが、スタッフの事情により難しい」「小児の経験がない」「スタッフ不足」「不安である」「体制がない」とのことでした。

　このようなことから、会では、回答のなかった四つのステーションや小児訪問看護を行う意向のない訪問看護ステーションに対して、どのように支援することで小児訪問看護の実践が可能となるか、検討しました。

活動の柱の決定

　アンケートの結果から、まずは、小児訪問看護を知ってもらうことが必要であること、区内の訪問看護ステーションが小児訪問看護をともに学ぶ場をつくることが必要であるということが話し合われました。この2点を会の活動の柱とし、具体的な活動内容を検討していきました。

活動内容

　会では、具体的に**表3－8**のような活動をしていくこととしました。

表3-8　小児訪問看護を支える会 SUKUSUKU の活動内容

小児訪問看護を知ってもらう	○機関紙（**写真3-14**）の発行 年間計画：年3回発行 配布方法：会の活動周知が促進するように、各ステーションに直接持参する 構成要素： 　・学習会のお知らせと学習会のアンケート結果を掲載する 　・目を引き、ステーション内に掲載できるA3用紙2枚の大きさとする 　・写真など、目で見て小児訪問看護がイメージしやすいものを掲載する
	○区内の訪問看護ステーション連絡協議会のホームページ内への掲載 　月1回の会の議事録の掲載と学習会の案内
学習の機会をつくる	○学習会（**写真3-15**）の開催 年間計画：年3回の開催 開催方法：訪問看護師同士が話しやすい環境をつくる（いすだけの研修スタイル）とともに、学習会ごとにアンケートを行い、参加者のニーズを把握する 構成要素：参加型の研修スタイル（「触れてみる」「やってみる」）を中心にする
	○体験学習の受け入れ 　小児訪問看護の実践を行っているステーションでの体験学習の受け入れ

■ 今後の課題

　区内の訪問看護ステーション連絡協議会の会合では、毎月、会の活動報告がされており、区内でこのような取り組みが行われていることは周知されました。今後は、機関紙の発行や学習会の開催を通じて、区内の訪問看護ステーションの認識に変化がみられるかについての評価が必要となっています。

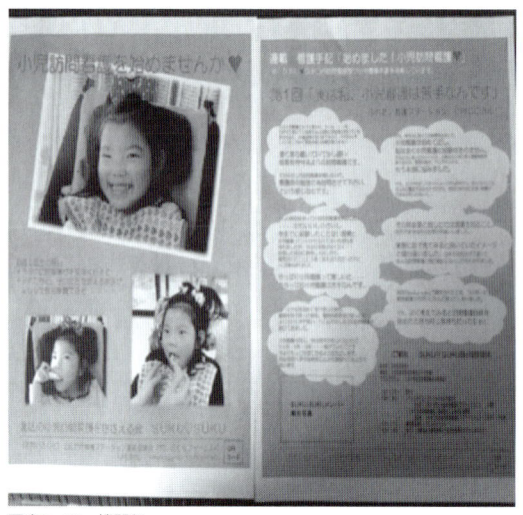

写真3-14　機関紙

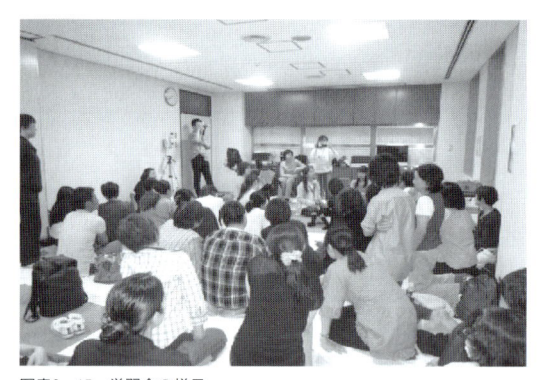

写真3-15　学習会の様子

参考文献
○ 全国訪問看護事業協会：障害児の地域生活への移行を推進するための調査研究事業報告書，平成21年度厚生労働省障害者保健福祉推進事業（障害者自立支援調査研究プロジェクト），2010.
○ 中山美由紀ほか：NICU長期入院児の在宅移行を支える訪問看護師に対する教育プログラムの検討，2010年度在宅医療助成（後期）報告書，2012.

13 多職種連携
――地域連携の取り組み実践

　子どもの在宅療養を支える多職種連携は、高齢者と異なり、コーディネート機能の不十分さや連携する機関が多岐にわたるなど、多くの問題を抱えています。特に子どもやその家族に危機が出現したときや生活スタイルの変換期など、そのときにかかわる個々の職種が単独で機能していては十分なケアは提供できません。子どもとその家族の生活全般を支援者全員が知り、同じ目標をもち、進んでいくことがチームケアの大切な点といえます。

　そのためには、各々の職種がどのような機能をもち、どのようなケアを提供しているかを知ることが必要です。

　ここでは、実践を通してわかった地域の各職種の声をもとに、顔の見える連携をめざした取り組みを紹介します。

■ 実践からわかった各職種の声

　子どもの在宅療養支援にあたって連携した各機関・職種から寄せられた声をまとめると、図3-12のようになりました。

■ 小児連携会議の発足

　このような各職種等からの声を受け、筆者らは、活動をしている東京都北区において、「小児連携会議」を発足させました。この会議は、子どもの在宅療養を支える多職種が集まり、より充実した連携を図るために立ち上げました。

　医療者を中心とした関係機関に声かけを行い、継続して開催すること

図3-12 連携した機関・職種等からの声

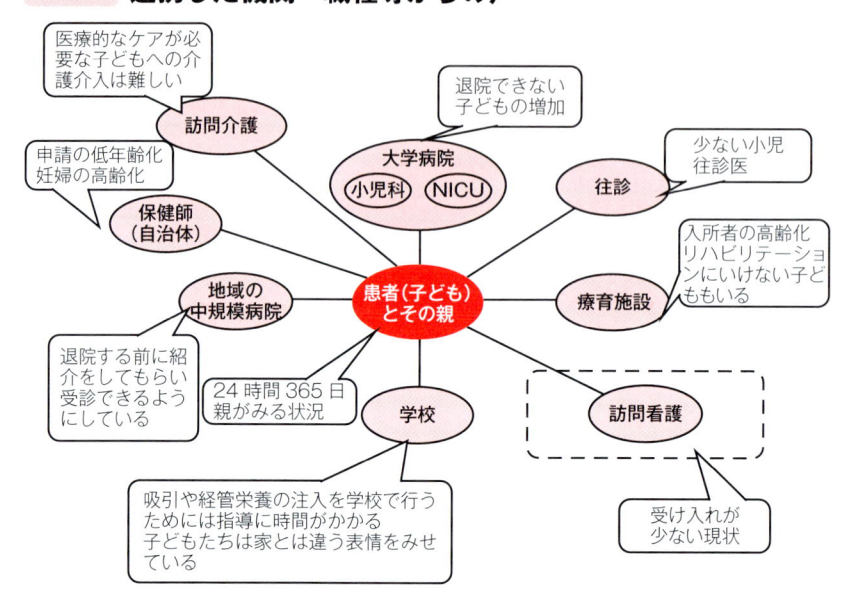

- 訪問介護：医療的なケアが必要な子どもへの介護介入は難しい
- 保健師（自治体）：申請の低年齢化 妊婦の高齢化
- 大学病院（小児科・NICU）：退院できない子どもの増加
- 往診：少ない小児往診医
- 療育施設：入所者の高齢化 リハビリテーションにいけない子どももいる
- 地域の中規模病院：退院する前に紹介をしてもらい受診できるようにしている
- 患者（子ども）とその親：24時間365日親がみる状況
- 学校：吸引や経管栄養の注入を学校で行うためには指導に時間がかかる 子どもたちは家とは違う表情をみせている
- 訪問看護：受け入れが少ない現状

で、顔の見える連携が図れるよう、取り組みを進めています。各回では、次のようなことが話し合われています。

第1回

各々の自己紹介から始まり、自部署での取り組みや問題点などが話されました。意見をまとめると、最も認識が高かった点は「連携への期待」となりました（図3-13）。

第2回

第1回の「連携への期待」という結果から、さらに互いの機関の実践を報告してもらう機会をつくりました。また、連携機関は医療だけでなく、福祉職にも拡大し、参加職種を増やしていきました。

第3回

互いの機関が実際どのような実践を行っているかを知るために、多職種間の相互体験研修を提案しました。また、職種をさらに広げ、区内の小児科医院の医師や特別支援学校の教員の参加も促し、会に参加する職

図3-13 代表的な発言と気づき

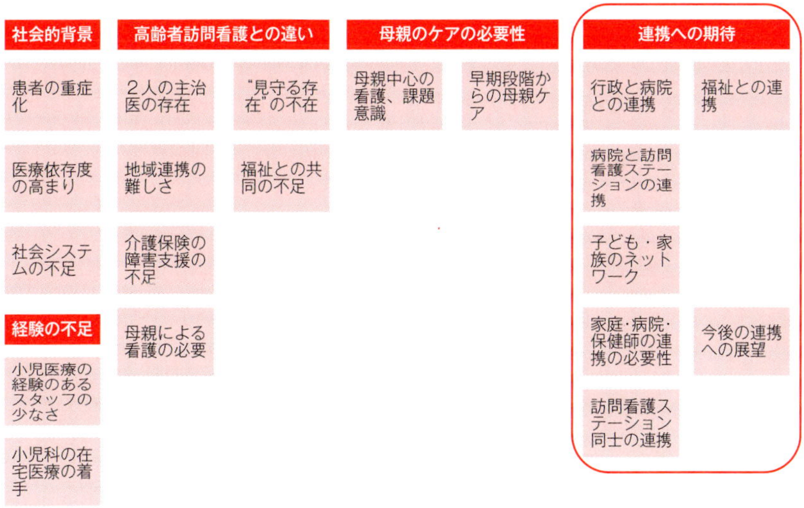

社会的背景	高齢者訪問看護との違い		母親のケアの必要性		連携への期待	
患者の重症化	2人の主治医の存在	"見守る存在"の不在	母親中心の看護、課題意識	早期段階からの母親ケア	行政と病院との連携	福祉との連携
医療依存度の高まり	地域連携の難しさ	福祉との共同の不足			病院と訪問看護ステーションの連携	
社会システムの不足	介護保険の障害支援の不足				子ども・家族のネットワーク	
経験の不足	母親による看護の必要				家庭・病院・保健師の連携の必要性	今後の連携への展望
小児医療の経験のあるスタッフの少なさ					訪問看護ステーション同士の連携	
小児科の在宅医療の着手						

種は増えていきました。

第4回

　第3回の会議の後、表3-9のような形で相互体験研修を行いましたが、その報告会を行いました。

　相互体験研修により、自身が情報として知り得ていたことを目で見た各機関の様子と照らし合わせることによって具体的にイメージ化でき、より理解を深めることができるようになりました。また、互いの顔を知ることで、相談しやすい関係性が生まれました。

表3-9 相互体験研修の例

- 区内の小児科医院の医師が小児専門の往診医療機関のもとへ
- 24時間在宅支援診療所の医師が療育施設へ
- NICUを保有する病院の看護師が訪問看護ステーションへ
- 訪問看護ステーションの看護師が地域の中核有床病院小児病棟へ

■ 今後の課題

　今後は、通所施設や保育所など、さらに多くの機関にも参加を呼びかけ相互交流できる場としていくこと、互いの機関の専門性の理解のもと、ともに事例を検討するなどの機会をもち、実践の場で協働できる学びを深めていく必要があると考えています。

参考文献
- 全国訪問看護事業協会：障害児の地域生活への移行を推進するための調査研究事業報告書，平成21年度厚生労働省障害者保健福祉推進事業（障害者自立支援調査研究プロジェクト），2010.
- 丸山朋子：小児在宅医療における地域連携，小児保健研究，72（1），p.88〜96，2013.

母親の手記
──先天性の脳性麻痺の子どもをもつ母親の思い

■ 切迫流産

　私は妊娠21週のときに切迫流産と診断され、救急搬送されました。搬送先の先生方が手を尽くしてくれましたが、3週間後に長男が生まれてしまいました。赤ちゃんはどんな姿をしているの？　生きていけるの？

　面会までは、底知れない不安と恐怖でいっぱいでした。

　生まれた我が子は体重803ｇ、夫の片手に乗るくらい小さく、ガリガリにやせた赤ちゃんでした。

■ ズシリとした重量感

　生まれて間もなく脳室内出血があり、それはとても重く、主治医から重篤と告げられました。何が起きたのか理解できないまま、私はただ泣くだけでした。

　その日から、長男が無事に私たちの元に帰るまで、面会に行くことと母乳を届けることが日課となりました。

　容体は一進一退で、毎日毎日「頑張れ、負けるな、生きて」と泣きながら保育器に張りつき、言い続けていました。今でも昨日のことのように、鮮明に覚えています。

　大変ななか、うれしいこともたくさんありました。母乳の量が増え、体重が増えました。伸びやあくびをする姿はとても可愛らしく、ほっぺたがぷっくりするたびに、愛しさも増していきました。

　なかでも一番記憶に残っているのは、カンガルーケアです。待ちに

待った初めての抱っこ。酸素のチューブを付けて胸元に置かれた我が子は、柔らかくとても温かでした。そして、意外にもズシリとした重量感がありました。抱っこした瞬間に彼はニコニコと何度も笑ってくれたのです。私が母親とわかるの？　驚きと感動で涙が出ました。

■ 2年に及ぶ入院生活

　彼が危険な状態を過ぎ、ほっとしたのも束の間、次から次へと本当につらいことばかりが続きます。未熟児網膜症、水頭症など、どれも程度は重く治療や手術が続きました。一時帰宅などもありましたが、入院は約2年に及びました。

■ 自宅生活の始まり

　ようやく自宅での生活が始まった喜びの反面、また違う大変さも出てきました。まず、通院です。当時は酸素を使用していたため、酸素ボンベを引きながら子どもを抱き、おむつ等の荷物を持っていました。ベビーカーに乗せても筋緊張が強く、反り返って泣くばかりでだめだったのです。この頃は叔母に付き添ってもらい、なんとか通院していました。

　家では、起きている間中ずっと泣き続け、やっと寝たと思っても30分足らずで起きてはまた泣く、の繰り返しでした。夜間もほとんど寝ることができなくなり、今度は私が泣きながら先生に電話していました。

■ 同じ境遇の母親との出会い

　そして始まった療育施設への通園。私が本来の自分を取り戻し始めたのは、通園を始めてからです。子どもたちが先生と遊ぶ間、お茶をいれ、持ち寄ったお菓子をいただきながらのおしゃべりが、私の気持ちを潤し、活気を与えてくれたのです。何より、同じ障害児をもつ母親として、悩みを分かつことができ、たくさんの刺激を受けました。ここでの

出会いは私の宝物です。

　療育施設では、先生が元気に子どもたちを盛り上げてくれました。長男は療育施設が大好きで、先生の声を聞くと、満面の笑みを見せるようになりました。先生方は子どもたちだけでなく、母親たちをも笑わせ、時には一緒に泣いてくれました。療育施設では母親も元気をもらっていたのです。

■ 支えてくれる人たち

　長男が生まれてから、言葉では言い表せない気持ち、たくさんの大変な出来事がありました。でも、支えてくれる人たちが必ずいました。私たちは本当にたくさんの人たちに支えられ、ここまでくることができたのです。

　つらいとき、不安なとき、担当看護師さんとの交換ノートがどれだけ救いになったでしょう。長男のいろいろな姿・シーンを写真に撮り、ノートで教えてくれるのです。容体の思わしくないときには頑張っている様子を、そして生命力を感じると伝えてくれたこと。面会のたびに泣く私に滅菌ガーゼを手渡しながら、いつか必ず笑える日が来ます、と言ってくれたこと。今は大変でも喜びは倍になって返ってきます、と教えてくれたこと。その言葉はどれも本当でした。

　就学前まで長くお世話になった訪問看護師さんは、外出が難しい時期の唯一の私の話し相手でした。初めての子育てが重度障害児となった私に、明るく楽しくいろいろなことを教えてくれ、頼りにしていました。

　本当にたくさんの方々にお世話になりました。会えなくなっても、支えてくれたことはずっと忘れません。今でも、心から感謝しています。いつかまた、成長した長男に会ってもらえる日が来ることを楽しみにしています。

■ ただ笑ってくれるだけで…

　私は今でも葛藤します。疲れ果て、限界を感じることもあります。こんな母親の元で長男は頑張っているのです。今年、10歳になります。

　そして、夫。あの日、どんな子でも一緒に育てようと言ってくれました。私と同じように傷つきながらも、ずっと私を支えてくれました。今では子どもたちのお世話は完璧です。次男もいます。小さいけれど、明るく頼れるサポーター。しかし、家族の中心はまぎれもなく長男です。ただ笑ってくれるだけで、心から幸せなのです。そのままでいい、これからもずっとそばにいてほしい。生まれてからずっと頑張ってくれて、本当にありがとう。

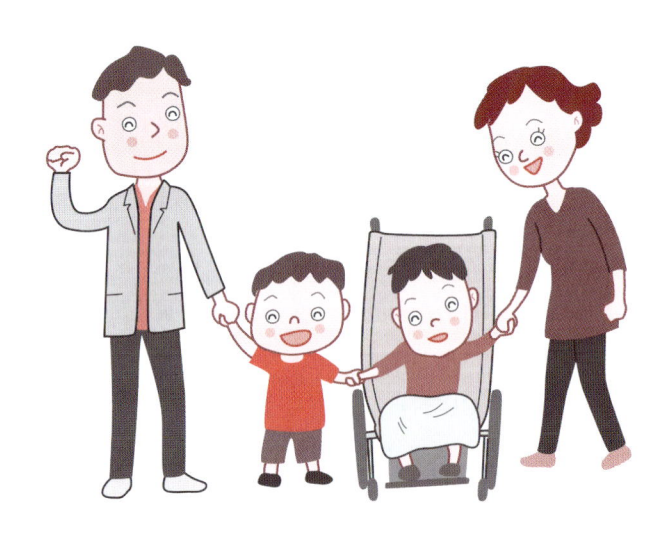

第4章

資料

1 手帳制度

1 身体障害者手帳

内容・対象

　身体障害児者が各種サービスを受けるために必要な手帳（障害者の日常生活及び社会生活を総合的に支援するための法律（障害者総合支援法）のサービスでは不要）。障害の状態別に等級（1級～7級）が分かれている。申請には、都道府県知事の指定する医師の診断書および意見書の添付が必要。

申請先

　福祉事務所（福祉事務所を設置していない町村では町村）

2 療育手帳

内容・対象

　知的障害児者が各種サービスを受けるために必要な手帳（障害者総合支援法のサービスでは不要）。法上で定められた制度ではなく、都道府県（政令指定都市）が発行している。各自治体によって名称も異なり、基準・等級も異なる。

申請先

　福祉事務所（福祉事務所を設置していない町村では町村）

6 義務教育就学児医療費助成

内容・対象

6歳に達する日の翌日以後の最初の4月1日から15歳に達する日以後の最初の3月31日までの期間における児童の各種医療保険の自己負担分を助成する制度。都道府県や市町村が実施しており、名称および対象となる範囲や助成内容も各自治体によって異なる。

申請先

都道府県・市町村

7 指定難病医療費助成

内容・対象

支給認定を受けた指定難病の患者が、特定医療のうち指定難病にかかるものを受けたときには、都道府県は特定医療費を支給する。この助成制度により、指定難病の医療費の自己負担割合は原則2割となる。また、所得に応じた医療費の自己負担上限額（月額）が設定されている。

難病対策については、2015（平成27）年1月に「難病の患者に対する医療等に関する法律」（難病法）が施行されている。これにより、医療費助成の対象難病（指定難病）が、2015年7月現在、306疾病（**表4-1**）に拡大された。

申請先

都道府県（指定医の診断書を添える必要がある）

8 小児慢性特定疾病医療費助成

内容・対象

児童福祉法では小児慢性特定疾病について、児童または児童以外の満

20歳に満たない者が当該疾病にかかっていることにより、長期にわたり療養を必要とし、およびその生命に危険が及ぶおそれがあるものであって、療養のために多額の費用を要するものとして厚生労働大臣が社会保障審議会の意見を聴いて定める疾病と定義し、小児慢性特定疾病児童が医療支援を受けたときに、要した費用について都道府県が保護者に小児慢性特定疾病医療費を支給することとなっている。この助成制度により、医療費の自己負担割合は一律2割となる。小児慢性特定疾病は、14疾患群（**表4－2**）、760疾病が指定されている。

申請先

　都道府県（指定医の診断書を添える必要がある）

表4-1 指定難病

番号	病名	番号	病名
1	球脊髄性筋萎縮症	29	ウルリッヒ病
2	筋萎縮性側索硬化症	30	遠位型ミオパチー
3	脊髄性筋萎縮症	31	ベスレムミオパチー
4	原発性側索硬化症	32	自己貪食空胞性ミオパチー
5	進行性核上性麻痺	33	シュワルツ・ヤンペル症候群
6	パーキンソン病	34	神経線維腫症
7	大脳皮質基底核変性症	35	天疱瘡
8	ハンチントン病	36	表皮水疱症
9	神経有棘赤血球症	37	膿疱性乾癬（汎発型）
10	シャルコー・マリー・トゥース病	38	スティーヴンス・ジョンソン症候群
11	重症筋無力症	39	中毒性表皮壊死症
12	先天性筋無力症候群	40	高安動脈炎
13	多発性硬化症／視神経脊髄炎	41	巨細胞性動脈炎
14	慢性炎症性脱髄性多発神経炎／多巣性運動ニューロパチー	42	結節性多発動脈炎
15	封入体筋炎	43	顕微鏡的多発血管炎
16	クロウ・深瀬症候群	44	多発血管炎性肉芽腫症
17	多系統萎縮症	45	好酸球性多発血管炎性肉芽腫症
18	脊髄小脳変性症（多系統萎縮症を除く。）	46	悪性関節リウマチ
19	ライソゾーム病	47	バージャー病
20	副腎白質ジストロフィー	48	原発性抗リン脂質抗体症候群
21	ミトコンドリア病	49	全身性エリテマトーデス
22	もやもや病	50	皮膚筋炎／多発性筋炎
23	プリオン病	51	全身性強皮症
24	亜急性硬化性全脳炎	52	混合性結合組織病
25	進行性多巣性白質脳症	53	シェーグレン症候群
26	HTLV-1関連脊髄症	54	成人スチル病
27	特発性基底核石灰化症	55	再発性多発軟骨炎
28	全身性アミロイドーシス	56	ベーチェット病

番号	病名	番号	病名
57	特発性拡張型心筋症	87	肺静脈閉塞症／肺毛細血管腫症
58	肥大型心筋症	88	慢性血栓塞栓性肺高血圧症
59	拘束型心筋症	89	リンパ脈管筋腫症
60	再生不良性貧血	90	網膜色素変性症
61	自己免疫性溶血性貧血	91	バッド・キアリ症候群
62	発作性夜間ヘモグロビン尿症	92	特発性門脈圧亢進症
63	特発性血小板減少性紫斑病	93	原発性胆汁性肝硬変
64	血栓性血小板減少性紫斑病	94	原発性硬化性胆管炎
65	原発性免疫不全症候群	95	自己免疫性肝炎
66	IgA 腎症	96	クローン病
67	多発性嚢胞腎	97	潰瘍性大腸炎
68	黄色靱帯骨化症	98	好酸球性消化管疾患
69	後縦靱帯骨化症	99	慢性特発性偽性腸閉塞症
70	広範脊柱管狭窄症	100	巨大膀胱短小結腸腸管蠕動不全症
71	特発性大腿骨頭壊死症	101	腸管神経節細胞僅少症
72	下垂体性 ADH 分泌異常症	102	ルビンシュタイン・テイビ症候群
73	下垂体性 TSH 分泌亢進症	103	CFC 症候群
74	下垂体性 PRL 分泌亢進症	104	コステロ症候群
75	クッシング病	105	チャージ症候群
76	下垂体性ゴナドトロピン分泌亢進症	106	クリオピリン関連周期熱症候群
77	下垂体性成長ホルモン分泌亢進症	107	全身型若年性特発性関節炎
78	下垂体前葉機能低下症	108	TNF 受容体関連周期性症候群
79	家族性高コレステロール血症（ホモ接合体）	109	非典型溶血性尿毒症症候群
80	甲状腺ホルモン不応症	110	ブラウ症候群
81	先天性副腎皮質酵素欠損症	111	先天性ミオパチー
82	先天性副腎低形成症	112	マリネスコ・シェーグレン症候群
83	アジソン病	113	筋ジストロフィー
84	サルコイドーシス	114	非ジストロフィー性ミオトニー症候群
85	特発性間質性肺炎	115	遺伝性周期性四肢麻痺
86	肺動脈性肺高血圧症	116	アトピー性脊髄炎

番号	病名	番号	病名
117	脊髄空洞症	143	ミオクロニー脱力発作を伴うてんかん
118	脊髄髄膜瘤	144	レノックス・ガストー症候群
119	アイザックス症候群	145	ウエスト症候群
120	遺伝性ジストニア	146	大田原症候群
121	神経フェリチン症	147	早期ミオクロニー脳症
122	脳表ヘモジデリン沈着症	148	遊走性焦点発作を伴う乳児てんかん
123	禿頭と変形性脊椎症を伴う常染色体劣性白質脳症	149	片側痙攣・片麻痺・てんかん症候群
124	皮質下梗塞と白質脳症を伴う常染色体優性脳動脈症	150	環状20番染色体症候群
125	神経軸索スフェロイド形成を伴う遺伝性びまん性白質脳症	151	ラスムッセン脳炎
126	ペリー症候群	152	PCDH19関連症候群
127	前頭側頭葉変性症	153	難治頻回部分発作重積型急性脳炎
128	ビッカースタッフ脳幹脳炎	154	徐波睡眠期持続性棘徐波を示すてんかん性脳症
129	痙攣重積型（二相性）急性脳症	155	ランドウ・クレフナー症候群
130	先天性無痛無汗症	156	レット症候群
131	アレキサンダー病	157	スタージ・ウェーバー症候群
132	先天性核上性球麻痺	158	結節性硬化症
133	メビウス症候群	159	色素性乾皮症
134	中隔視神経形成異常症／ドモルシア症候群	160	先天性魚鱗癬
135	アイカルディ症候群	161	家族性良性慢性天疱瘡
136	片側巨脳症	162	類天疱瘡（後天性表皮水疱症を含む。）
137	限局性皮質異形成	163	特発性後天性全身性無汗症
138	神経細胞移動異常症	164	眼皮膚白皮症
139	先天性大脳白質形成不全症	165	肥厚性皮膚骨膜症
140	ドラベ症候群	166	弾性線維性仮性黄色腫
141	海馬硬化を伴う内側側頭葉てんかん	167	マルファン症候群
142	ミオクロニー欠神てんかん	168	エーラス・ダンロス症候群

番号	病名	番号	病名
169	メンケス病	198	4p欠失症候群
170	オクシピタル・ホーン症候群	199	5p欠失症候群
171	ウィルソン病	200	第14番染色体父親性ダイソミー症候群
172	低ホスファターゼ症	201	アンジェルマン症候群
173	VATER症候群	202	スミス・マギニス症候群
174	那須・ハコラ病	203	22q11.2欠失症候群
175	ウィーバー症候群	204	エマヌエル症候群
176	コフィン・ローリー症候群	205	脆弱X症候群関連疾患
177	有馬症候群	206	脆弱X症候群
178	モワット・ウィルソン症候群	207	総動脈幹遺残症
179	ウィリアムズ症候群	208	修正大血管転位症
180	ATR-X症候群	209	完全大血管転位症
181	クルーゾン症候群	210	単心室症
182	アペール症候群	211	左心低形成症候群
183	ファイファー症候群	212	三尖弁閉鎖症
184	アントレー・ビクスラー症候群	213	心室中隔欠損を伴わない肺動脈閉鎖症
185	コフィン・シリス症候群	214	心室中隔欠損を伴う肺動脈閉鎖症
186	ロスムンド・トムソン症候群	215	ファロー四徴症
187	歌舞伎症候群	216	両大血管右室起始症
188	多脾症候群	217	エブスタイン病
189	無脾症候群	218	アルポート症候群
190	鰓耳腎症候群	219	ギャロウェイ・モワト症候群
191	ウェルナー症候群	220	急速進行性糸球体腎炎
192	コケイン症候群	221	抗糸球体基底膜腎炎
193	プラダー・ウィリ症候群	222	一次性ネフローゼ症候群
194	ソトス症候群	223	一次性膜性増殖性糸球体腎炎
195	ヌーナン症候群	224	紫斑病性腎炎
196	ヤング・シンプソン症候群	225	先天性腎性尿崩症
197	1p36欠失症候群	226	間質性膀胱炎（ハンナ型）

番号	病名	番号	病名
227	オスラー病	253	先天性葉酸吸収不全
228	閉塞性細気管支炎	254	ポルフィリン症
229	肺胞蛋白症（自己免疫性又は先天性）	255	複合カルボキシラーゼ欠損症
230	肺胞低換気症候群	256	筋型糖原病
231	α1-アンチトリプシン欠乏症	257	肝型糖原病
232	カーニー複合	258	ガラクトース-1-リン酸ウリジルトランスフェラーゼ欠損症
233	ウォルフラム症候群	259	レシチンコレステロールアシルトランスフェラーゼ欠損症
234	ペルオキシソーム病（副腎白質ジストロフィーを除く。）	260	シトステロール血症
235	副甲状腺機能低下症	261	タンジール病
236	偽性副甲状腺機能低下症	262	原発性高カイロミクロン血症
237	副腎皮質刺激ホルモン不応症	263	脳腱黄色腫症
238	ビタミンD抵抗性くる病／骨軟化症	264	無βリポタンパク血症
239	ビタミンD依存性くる病／骨軟化症	265	脂肪萎縮症
240	フェニルケトン尿症	266	家族性地中海熱
241	高チロシン血症1型	267	高IgD症候群
242	高チロシン血症2型	268	中條・西村症候群
243	高チロシン血症3型	269	化膿性無菌性関節炎・壊疽性膿皮症・アクネ症候群
244	メープルシロップ尿症	270	慢性再発性多発性骨髄炎
245	プロピオン酸血症	271	強直性脊椎炎
246	メチルマロン酸血症	272	進行性骨化性線維異形成症
247	イソ吉草酸血症	273	肋骨異常を伴う先天性側弯症
248	グルコーストランスポーター1欠損症	274	骨形成不全症
249	グルタル酸血症1型	275	タナトフォリック骨異形成症
250	グルタル酸血症2型	276	軟骨無形成症
251	尿素サイクル異常症	277	リンパ管腫症／ゴーハム病
252	リジン尿性蛋白不耐症	278	巨大リンパ管奇形（頚部顔面病変）

番号	病名	番号	病名
279	巨大静脈奇形（頸部口腔咽頭びまん性病変）	293	総排泄腔遺残
280	巨大動静脈奇形（頸部顔面又は四肢病変）	294	先天性横隔膜ヘルニア
281	クリッペル・トレノネー・ウェーバー症候群	295	乳幼児肝巨大血管腫
282	先天性赤血球形成異常性貧血	296	胆道閉鎖症
283	後天性赤芽球癆	297	アラジール症候群
284	ダイアモンド・ブラックファン貧血	298	遺伝性膵炎
285	ファンコニ貧血	299	囊胞性線維症
286	遺伝性鉄芽球性貧血	300	IgG4関連疾患
287	エプスタイン症候群	301	黄斑ジストロフィー
288	自己免疫性出血病XIII	302	レーベル遺伝性視神経症
289	クロンカイト・カナダ症候群	303	アッシャー症候群
290	非特異性多発性小腸潰瘍症	304	若年発症型両側性感音難聴
291	ヒルシュスプルング病（全結腸型又は小腸型）	305	遅発性内リンパ水腫
292	総排泄腔外反症	306	好酸球性副鼻腔炎

表4-2 小児慢性特定疾病（14疾患群）

番号	疾患群
1	悪性新生物（白血病、リンパ腫、組織球症等）
2	慢性腎疾患（ネフローゼ症候群、慢性糸球体腎炎、腎奇形等）
3	慢性呼吸器疾患（気道狭窄、気管支喘息、気管支拡張症等）
4	慢性心疾患（洞不全症候群、ファロー四徴症、心室中隔欠損症等）
5	内分泌疾患（成長ホルモン分泌不全性低身長症、甲状腺機能亢進症等）
6	膠原病（若年性特発性関節炎、強皮症等）
7	糖尿病（1型糖尿病、2型糖尿病等）
8	先天性代謝異常（フェニルケトン尿症、ウィルソン病等）
9	血液疾患（血友病A、再生不良性貧血等）
10	免疫疾患（複合免疫不全症、慢性肉芽腫症等）
11	神経・筋疾患（レット症候群、先天性無痛無汗症等）
12	慢性消化器疾患（胆道閉鎖症、ヒルシュスプルング病等）
13	染色体または遺伝子に変化を伴う症候群（18トリソミー症候群等）
14	皮膚疾患群（眼皮膚白皮症、表皮水疱症等）

3 手当

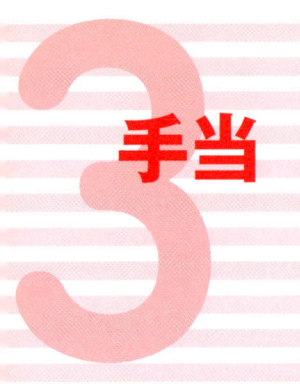

1 特別障害者手当

内容・対象

　20歳以上で重度の障害のため常時特別な介護を要する人に支給される。身体障害者手帳1・2級程度、療育手帳1・2度程度の障害の重複、またはこれらと同程度の疾病、精神障害を有する障害者が対象となる。1人につき月額2万6620円（平成27年度）で、年4回に分けて支給される。本人、配偶者および扶養義務者の所得制限あり。

申請先

　市町村

2 障害児福祉手当

内容・対象

　20歳未満で精神または身体に重度の障害があり、常時介護を必要とする状態にある児童に支給される。身体障害者手帳1・2級程度、療育手帳1・2度程度の障害の重複、またはこれらと同程度の疾病、精神障害を有する障害者が対象となる。1人につき月額1万4480円（平成27年度）で、年4回に分けて支給される。本人、配偶者および扶養義務者の所得制限あり。

申請先

　市町村

3 特別児童扶養手当

内容・対象

　20歳未満で精神発達が遅滞しているか精神障害があり日常生活に著しい制限がある児童や、身体に重度、中度の障害や長期にわたる安静を必要とする病状があり、日常生活に著しい制限がある児童を養育する父母もしくは養育者に支給される。1級（重度障害児）と2級（中度障害児）があり、平成27年度は障害児1人につき、月額5万1100円（1級）、3万4030円（2級）で、年3回に分けて支給される。請求者本人等の所得制限あり。

申請先

　市町村

4 重度心身障害者手当

内容・対象

　心身に重度の障害を有するため、常時複雑な介護を必要とする人に対して支給される。都道府県や市町村が実施しており、名称および対象となる障害の程度や助成内容も各自治体によって異なる。東京都では、月額6万円が支給される（所得制限あり）。

申請先

　都道府県・市町村

5 心身障害者手当

内容・対象

　身体障害者手帳1・2級、療育手帳所持者等に支給される。都道府県や市町村が実施しており、名称および対象となる障害の程度や助成内容

も各自治体によって異なる。東京都では、市区町村においてそれぞれの基準を設けて運用されている（所得制限あり）。

申請先

　都道府県・市町村

6 児童育成手当（障害手当）

内容・対象

　身体障害者手帳1・2級、療育手帳所持者等を扶養している者に支給される。都道府県や市町村が実施しており、名称および対象となる障害の程度や助成内容も各自治体によって異なる。東京都では市区町村において行われている（所得制限あり）。

申請先

　都道府県・市町村

7 国民年金（障害基礎年金）

内容・対象

　国民年金に加入している間に初診日のある障害者（初診日が20歳前にある病気や怪我による障害者が20歳になった場合含む）で、国民年金法施行令に基づく1・2級の状態にあるときに支給される。

申請先

　市町村

索 引

あ

アーノルド・キアリ奇形	008
アシドーシス	036
アデノイド	009
アラーム	012, 042, 133, 135
アルカローシス	035
息詰め	156
息止め	225
育児不安	206
育成医療	115, 293
意識障害	029
胃食道逆流	014, 026, 212, 220
移動	069
移動支援	108, 117, 196, 225
医療型児童発達支援	119
医療型障害児入所施設	119
医療機関連携	122
医療機器	006, 053
医療ケア	005, 037, 075, 251
医療ソーシャルワーカー	165, 194
医療的管理	212
医療費助成	293
胃瘻	014, 046, 072, 106, 219, 234, 240
インクルーシブ教育	198
院内連携	072
うっ血	023
うつ熱	059
うつぶせマット	066
永久気管孔	011
栄養管理	220
栄養基準	144
栄養剤	142
栄養障害	013
栄養内容の変更	142
栄養評価	025, 145
嚥下機能障害	010, 024
嚥下協調障害	219
嚥下障害	061, 271
嘔吐	271
お悔やみ訪問	231

か

介護給付	117
外出	060, 088, 169
外泊	172
開放性脊髄髄膜瘤	219
過緊張	027, 225, 229
喀痰吸引	252
下肢装具	190
下垂体機能低下症	219
家族アセスメント	238
家族看護	092
家族ケア	231
家族指導	099
カテーテル	105, 127, 157
カニューレ	156, 214
カニューレバンド	012
カニューレホルダー	129
加齢	275
感覚過敏	062
感覚鈍麻	062
カンガルーケア	287
換気障害	009
換気不全	008
換気モード	133
環境整備	053, 079, 110
感染	014, 032
感染経路別予防策	033
感染予防	034, 037
乾燥	037, 179
肝脾腫大	225
カンファレンス	211
緩和ケア	015, 217, 231
気管カニューレ	006, 011, 037, 129, 156, 215, 265
気管吸引カテーテル	127
気管狭窄	019
気管支炎	012
気管支狭窄	019
気管支軟化症	156, 265
気管切開	006, 011, 037, 057, 107, 134, 225, 240, 244, 251, 261
──の合併症	012
気管軟化症	009
気道確保	021, 037
気道狭窄	008, 009
気道軟化症	008, 009
気道の乾燥	012
気道閉鎖	009
吸引	010, 021, 038, 105, 159, 212, 225, 234, 244, 251, 265
吸引カテーテル	039, 128
吸引器	054

索 引　307

吸引チューブ	127		呼吸困難	019, 022, 059
吸入	021, 039, 212, 244		呼吸障害	019
吸入器	054		呼吸停止	155
教育機関	082		呼吸不全	009, 037
胸郭変形	009, 011		呼吸リハビリテーション	065
狭窄	009		国民年金	306
強直間代発作	029		子育て支援機関	082
居宅介護	082, 118, 165, 193		骨折	031, 060
緊急一時預かり	245		コミュニケーション	100
緊急時の対応	155		コミュニケーション支援	117
筋緊張	009, 027, 048, 057, 068, 215, 271		コルセット	191
筋弛緩薬	272			
筋ジストロフィー	008		**さ**	
空気嚥下	011, 026		サービス担当者会議	244
グリオーマ	251		サービス等利用計画	162, 166
車いす	242		座位	069
訓練等給付	117		災害時個別支援計画	043, 136
計画外抜去	012		災害対策基本計画	216
計画相談支援	119		在宅移行	071
経管栄養	006, 013, 025, 044, 072, 137, 142, 244		在宅酸素	244
経管栄養剤	221		在宅支援コーディネーター	078
痙性四肢麻痺	271		在宅支援チーム	081
傾聴	208, 274		座位保持用具	181
経腸栄養剤	143		サイレントアスピレーション	025, 061
経鼻胃管	014		酸塩基平衡	035
経鼻栄養カテーテル	212		酸素療法	021, 225
経鼻経管栄養	044, 137, 234		散歩	169
痙攣	029, 234		歯科訪問診療	082
ケース会議	229		自己吸引	257
欠神発作	029		事故抜去	037, 045, 054
欠乏症	014		四肢麻痺	212
抗痙攣薬	150		姿勢	182
高終末呼気圧療法	009		姿勢管理	021, 026
拘縮	028, 137		姿勢保持	068
恒常性	034		肢体不自由	234
更生医療	293		室温	177
更生用装具	189		湿度	177
高体温	035, 178		指定難病	295, 297
抗てんかん薬	149, 272		児童相談所	082, 120
行動援護	118, 196		児童発達支援	119, 175, 245, 250
喉頭気管分離術	011		児童発達支援計画	246
喉頭軟化症	009, 020		児童発達支援事業	174
誤嚥	037, 061, 137		児童発達支援センター	082, 176
誤嚥性肺炎	219		児童福祉法	004, 083, 116, 174, 295
コーディネートする者	210		社会的障壁	195
呼気終末陽圧呼吸	136		シャワーキャリー	160
呼吸器	019		シャワーチェア	057, 159
呼吸器感染症	127		重症心身障害児	018, 272

重症心身障害児者	074, 083
重度障害者等包括支援	118
重度訪問介護	165, 196
18トリソミー	009
重複障害	122
終末期	005, 015, 231
就労移行支援事業所	201
就労継続支援事業所	201
循環器	021
循環器疾患	263
準超重症児	002
障害基礎年金	306
障害児支援利用計画	082, 119, 162, 166, 176, 246
障害児相談支援	119
障害児相談支援事業者	193
障害児相談支援事業所	176
障害児通所支援	083
障害児福祉手当	120, 304
障害者自立支援法	004, 083, 114, 174
障害者総合支援法	114, 117, 162, 174, 293
障害者手当	305
障害者の権利に関する条約	194, 198
障害者の日常生活及び社会生活を総合的に支援するための法律	004, 114, 162, 174, 293
障害受容	094
障害福祉サービス	082, 083, 117, 162, 176
消化管障害	024
消化器	024
上気道感染	219
上気道閉塞性呼吸障害	026
小児感染症	034
小児緩和ケア	232
小児在宅医療	005
小児等在宅医療連携拠点事業	083
小児訪問看護	003, 016, 277
小児慢性特定疾患治療研究事業	116
小児慢性特定疾病	116, 295, 303
ショートステイ	082, 118, 162, 245
食事	061
食道閉鎖症	006
自立訓練事業所	201
自立支援医療	115, 117, 293
自立支援給付	117
シリンジ	140
神経因性膀胱	212
人工肛門	049
人工呼吸器	006, 041, 054, 058, 072, 107, 132, 212, 227
人工呼吸器管理	244
人工呼吸器関連肺炎	246
人工呼吸療法	006, 021, 041
人工鼻	265
侵襲的在宅人工呼吸療法	132
新生児特定集中治療室	071
身体障害者手帳	116, 292
身体障害者福祉法	116
心肺停止	244
心不全	022
心房中隔欠損	261
スキンケア	052, 215
スタンダードプリコーション	033
ステーション連携	277
ストーマ	049
スピーキングカニューレ	011
スピーキングバルブ	011
スピーチカニューレ	130
スピーチバルブ	010, 130
生活介護事業所	201
生活指導	219
脊髄性筋萎縮症	008
舌根沈下	009
セルフケア	251, 258
染色体異常	206
全人的ケア	217
先天性器質的通過障害	050
先天性機能的通過障害	050
先天性心疾患	006, 021
先天性代謝異常症	225
先天性中枢性肺胞低換気症候群	008
全般発作	029
喘鳴	009
早期発見	215
相談支援	076, 086, 117
相談支援事業	004, 083
相談支援事業者	162
相談支援事業所	082
相談支援専門員	004, 074, 082, 091, 163, 165, 194
側彎	009, 019, 137, 191
卒業	201
反り返り	240

た

体位排痰	066
退院支援	071, 078

退院調整会議	017
退院調整看護師	234
退院前カンファレンス	078, 123, 278
退院前訪問看護	017
体温異常	035
体幹装具	191
体幹変形	271
唾液	010
多職種連携	283
脱水	273
痰がらみ	268
短期入所	082, 118, 162
単純気管切開	011
単純部分発作	029
ダンピング症候群	045
チアノーゼ	009, 022, 148, 261, 263
チアノーゼ性心疾患	022
地域活動支援センター	201
地域生活支援事業	117
地域連携	283
チームケア	081, 283
窒息	127
知的障害	234
中枢性呼吸障害	225
中枢性尿崩症	212
中枢性無呼吸	008, 219
中途障害	076
長時間の見守り	165
超重症児	002, 006
腸瘻	014
直腸肛門奇形	050
治療用装具	189
通院	171
通院困難	005
通学	171, 197
手当	304
低栄養	179
低換気	008
低緊張	028, 057
低血糖発作	220
低酸素性脳症	008, 265
低酸素発作	022
低出生体重児	115
低体温	035, 059, 178
溺水	244
てんかん	025, 028, 146, 155, 234, 271
点頭てんかん	212
同行援護	118, 196

同行訪問	278
導尿	219
動脈管	261
特別支援学校	197
特別児童扶養手当	120, 305
特別障害者手当	304
トリロジー	007

な

難病	295
難病の患者に対する医療等に関する法律（難病法）	295
日常生活用具	117, 181
日中一時支援事業	082, 174
二分脊椎	219
乳酸アシドーシス	213
入浴	056, 158, 234
寝たきり	006, 068, 234
ネブライザー	225
脳炎	008
脳幹部腫瘍	251
脳死	244
脳症	008
脳性麻痺	009, 048, 068, 234, 240, 271, 287

は

肺炎	012, 266
肺高血圧	261
バイタルサイン	035
排痰	021, 039, 065, 215
排痰ケア	008
排痰補助装置	010
バイパップ	007
排便コントロール	048
肺理学療法	021
ハイリスク新生児	071
バッグバルブマスク	058, 060, 107, 129, 155, 172
発熱	155
バルーンカテーテル	212
鼻腔カテーテル	127
鼻呼吸	062
非侵襲的在宅人工呼吸療法	132
悲嘆	015
非チアノーゼ性心疾患	021
皮膚ケア	051
標準予防策	033
ヒルシュスプルング病	050
ピルビン酸脱水素酵素複合体欠損症	212

ファイティング	133	ミトコンドリア脳筋症	212
ファミリー・サポート・センター	117	看取り	225
ファロー四徴症	022	見守り	165
不安	076	ミルク	142
フィジカルアセスメント	034, 213	無呼吸	008
フォローアップミルク	142	無呼吸発作	219, 227
複雑部分発作	029		
福祉型障害児入所施設	119	**や**	
福祉事務所	292	養育医療	294
福祉用具	181	予防接種	034, 152
副腎皮質刺激ホルモン療法	212	予防接種法	153
不顕性誤嚥	061, 137		
不随意運動	057	**ら**	
物品管理	053, 055	リハビリテーション	065, 122, 185, 240, 246
部分発作	029	療育機関	083
噴門形成術	015	療育施設	074, 123, 288
閉塞性上気道呼吸障害	020	療育手帳	117, 292
ベビーバス	056, 158	両反回神経麻痺	251
ベビーベッド	265	療養通所介護	174, 244, 250
ベビーマッサージ	274	リラクゼーション	021, 028, 274
変形	068	リラックス	240
便秘	025, 048, 271	レスパイト	003, 074, 082, 123, 174, 217, 229, 245, 276
保育所等訪問支援	119	連携	085
放課後等デイサービス	082, 119, 175	連絡ノート	227, 256
膀胱直腸障害	219		
訪問看護	017, 081, 250	**欧文**	
訪問看護師	124	ACTH 療法	212
訪問看護ステーション	277	ASD	261
訪問診療	017, 081	dying spell	009
訪問入浴	160	High PEEP 療法	009
訪問薬剤管理指導	082	Leigh 脳症	212
訪問リハビリテーション	065, 081, 240	MAC	010
ホームヘルパー	193, 269	NICU	071
ホームヘルプ	082	NPPV	006, 041, 132, 134, 219
ボールポジション	057	PDA	261
保健師	074	PDHC 欠損症	212
保健所	082	PEEP	136
保健センター	082	PEG カテーテル	047
ポジショニング	027, 038, 068	pH 値	035
母子保健法	294	SpO_2	023, 155, 262
補装具	117, 181, 189	SpO_2 モニター	212
母乳	142	standard precautions	033
		TPPV	007, 041, 132, 133
ま		VAP	246
マッサージ	048, 274	West 症候群	212
ミオクロニー発作	029	Y ガーゼ	012, 037
ミオパチー	008		
未熟児養育医療	115		

索 引　311

監修・編集・執筆者一覧

■ 監修
公益財団法人日本訪問看護財団

■ 編集
田中道子（たなか・みちこ） ———————————— 第1章1, 5-1, 第2章1-3・4
　　　　　　　　　　　　　　　　　　　　　　　　　第3章11～13, 第4章
公益財団法人日本訪問看護財団立あすか山訪問看護ステーション所長

前田浩利（まえだ・ひろとし）———————————————————— 第1章2
医療法人財団はるたか会理事長

■ 執筆（執筆順）
川又協子（かわまた・きょうこ）———— 第1章3-1, 第2章2-8～10, 第3章4
前社会福祉法人全国重症心身障害児（者）を守る会東部訪問看護事業部

中澤真由美（なかざわ・まゆみ）———— 第1章3-1, 第2章2-8～10, 第3章4
社会福祉法人全国重症心身障害児（者）を守る会東部訪問看護事業部

石原道子（いしはら・みちこ）———— 第1章3-1, 第2章2-8～10, 第3章4
社会福祉法人全国重症心身障害児（者）を守る会東部訪問看護事業部

小松恭仁子（こまつ・くにこ）———— 第1章3-1, 第2章2-8～10, 第3章4
前社会福祉法人全国重症心身障害児（者）を守る会東部訪問看護事業部

川口智子（かわぐち・ともこ）———— 第1章3-2, 第2章2-6・7, 第3章3
株式会社TOMATO訪問看護ステーションベビーノ

小淵朋子（おぶち・ともこ）———— 第1章3-2, 第2章2-6・7, 第3章3
株式会社TOMATO訪問看護ステーションベビーノ

蘆田奈央子（あしだ・なおこ）———— 第1章3-2, 第2章2-6・7, 第3章3
株式会社TOMATO訪問看護ステーションベビーノ

古橋陽子（ふるはし・ようこ）———— 第1章3-2, 第2章2-6・7, 第3章3
株式会社TOMATO訪問看護ステーションベビーノ

寺本清乃（てらもと・きよの）———— 第1章3-2, 第2章2-6・7, 第3章3
株式会社TOMATO訪問看護ステーションベビーノ

駒井志野（こまい・ゆきの）———— 第1章3-2, 第2章2-6・7, 第3章3
株式会社TOMATO訪問看護ステーションベビーノ

平原真紀（ひらはら・まき）――――――――― 第1章3-2, 第2章2-6・7, 第3章3
株式会社TOMATO 訪問看護ステーションベビーノ
若林道代（わかばやし・みちよ）――――――――― 第1章3-3, 第2章2-18
有限会社オフィスエースマイル訪問看護ステーション
直井寿徳（なおい・としのり）――――――――― 第1章3-4, 第2章3, 第3章6
有限会社オフィスエースマイル訪問看護ステーション
山木勢津子（やまき・せつこ）――――――――――――――― 第1章4-1-1
東京都立大塚病院
澤田法子（さわだ・のりこ）―――――――――――――― 第1章4-1-2
前東京都立北療育医療センター
齊藤泰子（さいとう・やすこ）――――――― 第1章4-2, 第2章2-11・12, 第3章9
公益財団法人日本訪問看護財団立あすか山訪問看護ステーション
増田真樹子（ますだ・まきこ）――――――――――――――― 第1章5-2
社会福祉法人西宮市社会福祉協議会障害者総合相談支援センターにしのみや
梶原厚子（かじわら・あつこ）――――――――――――――――― 第1章6
医療法人財団はるたか会看護部
黒崎雅子（くろさき・まさこ）―――――――――― 第2章1-1・2, 第3章1
医療法人社団洋精会訪問看護ステーション星が丘
野崎加世子（のざき・かよこ）――――――――――― 第2章2-5, 第3章8
公益社団法人岐阜県看護協会立訪問看護ステーション下呂
柴田三奈子（しばた・みなこ）――――――――――― 第2章2-13, 第3章5
株式会社ラピオン山の上ナースステーション
李国本修慈（り・くにもと・しゅうじ）――――――――― 第2章2-14・15, 4
有限会社しぇあーど
宮田乃有（みやた・のあ）―――――――――――― 第2章2-16, 第3章10
医療法人社団恵仁会なごみ訪問看護ステーション
安藤眞知子（あんどう・まちこ）――――――――― 第2章2-17, 第3章7
公益財団法人日本訪問看護財団立在宅ケアセンターひなたぽっこ
平原優美（ひらはら・ゆみ）――――――――――――――――― 第3章2
公益財団法人日本訪問看護財団立あすか山訪問看護ステーション
彦田祥子（ひこた・さちこ）――――――――――――――――― 第3章14
母親

（所属は第1刷発行時）

Q&Aと事例でわかる訪問看護
小児・重症児者の訪問看護

2015年9月10日　初　版　発　行
2020年12月5日　初版第3刷発行

監修…………公益財団法人日本訪問看護財団
編著…………田中道子／前田浩利

発行者………荘村明彦
発行所………中央法規出版株式会社
　　　　　〒110-0016　東京都台東区台東3-29-1 中央法規ビル
　　　　　営　　業　　TEL03-3834-5817　FAX03-3837-8037
　　　　　取次・書店担当　TEL03-3834-5815　FAX03-3837-8035
　　　　　https://www.chuohoki.co.jp/

印刷・製本…株式会社アルキャスト
装幀デザイン……上村浩二
本文デザイン……荒井雅美（トモエキコウ）
本文イラスト……小牧良次（イオジン）

ISBN 978-4-8058-5151-7
定価はカバーに表示してあります。
落丁本・乱丁本はお取り替えいたします。

本書のコピー、スキャン、デジタル化等の無断複製は、著作権法上での例外を除き禁じられています。また、本書を代行業者等の第三者に依頼してコピー、スキャン、デジタル化することは、たとえ個人や家庭内での利用であっても著作権法違反です。
本書の内容に関するご質問については、下記URLから「お問い合わせフォーム」にご入力いただきますようお願いいたします。
https://www.chuohoki.co.jp/contact/